RÉPERTOIRE

DES

ÉTUDES MÉDICALES

EXPOSÉ ANALYTIQUE ET COMPLET

DE TOUTES LES MATIÈRES DE L'ENSEIGNEMENT OFFICIEL

ET DES COURS PARTICULIERS

Ouvrage destiné aux Élèves des facultés et des Écoles secondaires, aux Docteurs en médecine et en chirurgie, aux Officiers de santé, aux Sages-Femmes, aux Vétérinaires,
aux Pharmaciens, aux Jurisconsultes, aux Avocats et aux gens du monde qui désirent
acquérir des notions exactes sur l'une des parties des sciences médicales

PAR UNE SOCIÉTÉ DE MÉDECINS, CHIRURGIENS, CHIMISTES, ETC.

SOUS LA DIRECTION DE

M. E. BAZIN

MÉDECIN DE L'HOPITAL SAINT-LOUIS.

15 volumes in-8°, avec gravures dans le texte, et ornés de planches.

CHIMIE MÉDICALE.

PAR M. FERMOND,

Pharmacien en chef de l'hospice de la Salpêtrière.

TOME I.

1ʳᵉ LIVRAISON.

PARIS

AU BUREAU DU RÉPERTOIRE DES ÉTUDES MÉDICALES,

29, rue de Grenelle Saint-Honoré;

BLOSSE, LIBRAIRE, 7, COUR DU COMMERCE.

BRUXELLES

LIBRAIRIE ENCYCLOPÉDIQUE DE PERICHON.

1848.

"

RÉPERTOIRE

DES

ÉTUDES MÉDICALES

EXPOSÉ ANALYTIQUE ET COMPLET

DE TOUTES LES MATIÈRES DE L'ENSEIGNEMENT OFFICIEL

ET DES COURS PARTICULIERS

Ouvrage destiné aux Élèves des facultés et des Écoles secondaires, aux Docteurs en médecine et en chirurgie, aux Officiers de santé, aux Sages-Femmes, aux Vétérinaires, aux Pharmaciens, aux Jurisconsultes, aux Avocats et aux gens du monde qui désirent acquérir des notions exactes sur l'une des parties des sciences médicales

PAR UNE SOCIÉTÉ DE MÉDECINS, CHIRURGIENS, CHIMISTES, ETC

SOUS LA DIRECTION DE

M. E. BAZIN

MÉDECIN DE L'HOPITAL SAINT-LOUIS.

13 volumes in-8° avec gravures dans le texte, et ornés de planches.

CHIMIE MÉDICALE.

TOME PREMIER.

PARIS

AU BUREAU DU RÉPERTOIRE DES ÉTUDES MÉDICALES,

29, rue de Grenelle Saint-Honoré;

BLOSSE, LIBRAIRE, 7, COUR DU COMMERCE.

BRUXELLES

LIBRAIRIE ENCYCLOPÉDIQUE DE PÉRICHON.

1842.

IMPRIMERIE LANGE LEVY ET COMPAGNIE,
RUE DU CROISSANT, 16.

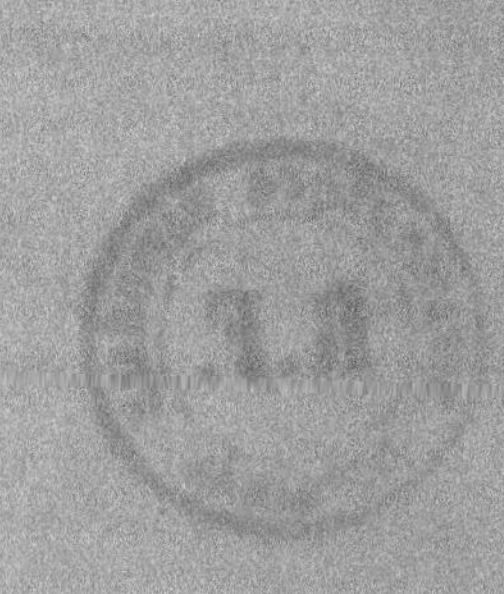

PRÉFACE.

Le *Répertoire des Études médicales* devait paraître il y a quinze ans. C'est l'un des éditeurs de cet ouvrage, qui à cette époque vit la nécessité de réunir en un seul corps toutes les parties des connaissances médicales et d'en faire un recueil élémentaire et nouveau à l'usage des élèves. On se demandera quel pouvait être le principal avantage d'un tel recueil ; le voici : il était destiné à tenir le milieu entre les traités de longue haleine, dont la lecture fatigue toujours quand elle ne vous répugne pas, et les manuels ou abrégés, dont le moindre défaut est de procurer une instruction insuffisante. L'idée était excellente ; mais le projet d'exécution avorta par des raisons indépendantes de la volonté de son auteur.

Aujourd'hui, la même lacune existant *encore* dans l'enseignement médical, nous venons essayer de la remplir.

Pour qu'un pareil ouvrage atteigne son but, il faut qu'il réunisse deux conditions principales : la première, c'est qu'il renferme tous les faits utiles acquis à la science ; la seconde, c'est qu'il les expose clairement et par une méthode courte, facile et supérieure, quant aux principes, à toutes les méthodes employées jusqu'à ce jour.

En confiant la rédaction de ce recueil à des hommes déjà connus, soit par des travaux antérieurs, soit par des marques de distinction obtenues dans les concours, nous avons voulu donner au public toutes les garanties désirables. Les noms de quelques-uns de nos collaborateurs marquent avec évidence que nous n'avons pas fait un mauvais choix. Il suffit de citer des hommes tels que MM. Fermond, Bouchardat, Jodin, Duplay, Bergeron, Beaugrand, Dumoulin, Rollet, etc., pour convaincre le lecteur qu'il s'agit ici d'une œuvre sérieuse, consciencieuse, et non d'une simple entreprise industrielle. C'est même, j'ose le dire, se renfermer dans une grande modestie que d'offrir au public, comme *résumé* des principaux auteurs, un ouvrage dans lequel on trouvera sans nul doute, avec un discernement exact, des remarques judicieuses, des aperçus originaux, de nouvelles manières de considérer les faits et aussi les fruits d'une expérience déjà longue pour quelques-uns d'entre nous.

Il est bon de remarquer encore que nous n'avons pas usé d'un stratagème fort à la mode aujourd'hui, c'est d'attribuer à des hommes occupant un rang plus ou moins élevé dans la science et dans le monde la rédaction d'une œuvre qui est entièrement due à la plume d'un élève ou d'un jeune médecin encore peu connu. Il nous serait facile de citer nombre d'articles, et des mieux faits, des dictionnaires de médecine ou de divers traités de pathologie, signés de professeurs ou de médecins des hôpitaux, qui sont restés tout-à-fait étrangers à la rédaction.

Notre maxime ne sera jamais celle-ci : « Le but justifie les moyens. » Nous croyons que le public ne doit jamais être trompé. Et d'ailleurs n'est-ce pas le plus sûr moyen d'obtenir un travail bien fait que d'y attacher le nom de son auteur, de lui en laisser toute la responsabilité et d'exciter par là son émulation ? C'est là ce que nous avons fait. Il est donc permis d'espérer que les diverses parties de l'ouvrage seront traitées avec tout le soin qu'elles méritent.

Mais notre livre ne doit pas être seulement un simple exposé de toutes les vérités acquises à la science, de toutes les opinions anciennes ou contemporaines sur quelque point que ce soit de l'art de guérir, il faut encore qu'il serve de *guide* au praticien ; nous serons donc plus d'une fois forcés de devenir juges, de porter une décision dans une question litigieuse en clinique. Or, dans ces cas, notre critérium sera toujours l'expérience traditionnelle appuyée par la statistique.

La statistique est un excellent moyen de vérification, mais il faut, pour qu'elle ait une certaine valeur, que le statisticien tienne compte de tous les éléments divers et si variés des faits médicaux. Il faut surtout qu'il évite de se mettre en contradiction avec la médecine traditionnelle.

Quant à la méthode, on sentira toute son importance si l'on veut bien réfléchir à la confusion qui règne aujourd'hui dans toutes les branches de la médecine. Ici des divisions anatomiques ou des théories physiologiques appliquées à la pathologie; ailleurs les causes confondues avec les lésions, les affections avec les maladies, les questions pathologiques confondues avec les questions cliniques, etc., etc. Il résulte de là qu'il n'existe point, à l'heure qu'il est, de pathologie générale; que ce qui a été publié sous ce nom est un véritable chaos à débrouiller.

Voyez, par exemple, deux traités de pathologie générale, celui de M. Chomel et celui de M. Frédéric Dubois, d'Amiens. Dans le premier, la séméiotique est confondue avec la pathologie générale. Dans le second, la pathologie générale est confondue avec la pathologie spéciale. Chacun de ces auteurs aperçoit bien le vice radical du livre dont il fait la critique; mais il ne saurait dire si son ouvrage est meilleur et pourquoi il est meilleur. « Ses opinions, » dit modestement M. Chomel en parlant de M. Dubois d'Amiens, « sur la « nature de la maladie, sur ses limites et l'étendue de la « pathologie générale, diffèrent beaucoup des nôtres. Il ne « nous appartient pas de les juger. »

Nous nous sommes conformé, pour la division de l'ouvrage, à la distribution des matières actuellement *encore* adoptée par les facultés enseignantes de la France. Ce n'est pas que nous trouvions cette distribution tout-à-fait irréprochable. Nous croyons, au contraire, qu'on pourrait avantageusement la modifier. Il nous semble, par exemple, que la matière médicale ne devrait pas être séparée de l'histoire naturelle médicale; que le troisième et le cinquième examen pourraient être réunis; que l'étude de l'hygiène est appelée à précéder immédiatement celle de l'étiologie morbide.

L'hygiène étudie non-seulement les causes pathologiques proprement dites, mais encore celles qui dérangent momentanément la santé, la troublent d'une manière quelconque. La pathologie étudie les causes des maladies du point de vue *effectif* seulement. L'hygiène les étudie d'une manière générale, sans avoir égard à la production morbide. Les connaissances accessoires tirées de l'histoire naturelle, de la physique, de la chimie appliquées, de l'anatomie et de la physiologie, sont indispensables à l'étude de l'hygiène. Il semble donc que la place de cette dernière vienne tout naturellement après l'anatomie et avant la pathologie et la thérapeutique, auxquelles elle conduit directement.

Il est bon d'observer, cependant, que l'ordre de succession des matières, si utile dans une école, ne l'est plus autant dans un livre, dont les diverses parties doivent paraître par livraisons alternatives, de manière à être toutes à peu près publiées et terminées en même temps.

La première partie de notre ouvrage se composera de la physique, de la chimie et de l'histoire naturelle médicale. Il importait peu de commencer par la physique ou par la chimie. Notre collaborateur M. Fermond a cru devoir donner la priorité à la chimie; c'est donc par une livraison de chimie que nous commençons la première partie.

La seconde partie, comprenant l'anatomie et la physiologie, la seconde livraison traitera de l'anatomie générale.

La troisième partie, c'est la médecine tout entière, à part l'hygiène. Nous avons divisé la médecine générale en deux branches : la première, où il sera traité de la pathologie générale; la seconde, où l'on fera la *clinique* ou *séméiotique*. C'est par là que commencera la troisième livraison. Puis viendront successivement une livraison de pathologie interne, une livraison de pathologie externe, d'obstétrique, etc., etc.

La quatrième partie renfermera l'histoire de la pharmacologie, de l'hygiène et de la médecine légale.

Cette division du travail aura le double avantage de faciliter la rédaction et de varier, pour les souscripteurs, les sujets d'étude.

Nous nous sommes par-dessus tout appliqués à traiter les spécialités avec le plus grand soin. Si notre ouvrage est appelé à rendre quelques services aux élèves et aux jeunes praticiens, ce sera surtout en leur facilitant l'étude des spécialités. On sait combien cette étude est de nos jours hérissée d'épines pour les élèves. Veulent-ils s'en tenir aux livres classiques ordinaires? ils n'y trouveront qu'une description sèche, imparfaite, et la plupart du temps écrite par des hommes, d'ailleurs fort habiles, mais étrangers aux connaissances spéciales dont ils traitent, et qui n'en parlent que pour rendre leurs livres *complets*. Aussi la description des affections spéciales manque-t-elle, dans ces ouvrages, d'un cachet particulier fort important pour le diagnostic. Les auteurs de ces livres, en s'imaginant donner une description abrégée des *tableaux*, prise dans les traités spéciaux, ont précisément passé sous silence des détails nécessaires, mais auxquels, par leur ignorance du sujet, ils étaient tout disposés à n'attacher aucune importance. On ne reconnaît plus la nature dans leurs descriptions.

D'un autre côté, les élèves veulent-ils recourir aux traités spéciaux? ils pourront à peine y débrouiller quelque chose. La confusion n'y manque pas, qu'elle s'y soit glissée sincèrement ou non. D'ailleurs, que de choses inutiles pour la pratique dans ces ouvrages, et que de temps perdu!

Il nous a paru utile de faire précéder la description des diverses branches médicales de quelques considérations générales sur l'histoire de la médecine et des sciences accessoires. Ce coup d'œil, quelque rapide, n'en aura pas moins son utilité. On se représentera la médecine telle qu'elle était chez les anciens. Nous l'avons prise au berceau et dès sa naissance, et nous l'avons conduite jusqu'au temps présent, où elle acquiert de si beaux et de si larges développements.

Les temps de crise et de trouble ne sont pas favorables aux études. Notre publication a été retardée de quelques mois par le fait de la révolution qui vient de s'accomplir en France; mais rien n'a été changé à notre rédaction. Aujourd'hui, comme avant la révolution, ami de la vérité, éloigné de toute prévention, notre dessein est d'écrire sincèrement, sérieusement, sans ménagement pour les fausses doctrines et les théories arbitraires, mais toujours en respectant les personnes.

Notre situation nous a permis et nous permet encore d'être impartial. Étranger à l'école, nous n'avons pas de préjugés de corps à ménager. Quelles que soient les réformes que l'Assemblée nationale apporte dans l'enseignement, notre Répertoire trouvera toujours sa place. Il n'est point fait à l'usage de telle ou telle École, de telle ou telle Faculté, mais à l'usage de toutes les personnes qui veulent étudier la médecine tant en France qu'à l'étranger.

ERNEST BAZIN.

CONSIDÉRATIONS GÉNÉRALES

SUR

L'HISTOIRE DE LA MÉDECINE

ET

DES SCIENCES ACCESSOIRES.

CHAPITRE PREMIER.

PREMIÈRE ÉPOQUE. — MÉDECINE GRECQUE DE L'AN DU MONDE 3550
A L'AN 550 DE L'ÈRE CHRÉTIENNE.

Nous donnons à la médecine ancienne le nom de médecine grecque, parce que c'est en Grèce qu'elle acquit son plus haut degré de perfection, tout à la fois comme science et comme art. L'Égypte, la Chine pourraient contester à la Grèce l'origine de la médecine ; mais elles ne peuvent lui ravir la gloire de l'avoir amenée, par des évolutions successives, au degré de développement où on la trouve dans les œuvres de Galien.

On peut dire, sans crainte d'erreur, qu'en Chine la médecine est restée à l'état de germe pour ainsi dire, et qu'à part quelques découvertes partielles dues au hasard ou quelques perfectionnements de peu de valeur, la médecine chinoise est encore aujourd'hui ce qu'était la médecine ancienne dans les premiers âges du monde. Cela tient, sans aucun doute, à la permanence de l'état primitif en Chine, tant sous le rapport du dogme religieux que sous le rapport philosophique. La médecine ne fait point exception à la règle générale ; elle est, comme tous les arts, comme toutes les sciences, sous la dépendance de la religion et de la philosophie.

On se perd dans les conjectures quand on veut curieusement étudier dans l'histoire la naissance de la médecine.

La tradition, cependant, nous apprend que l'art a précédé la science, que la science elle-même n'est venue qu'après la philosophie. Quant à l'art médical lui-même, deux manières de voir, différentes en apparence, absolument identiques en réalité, ont partagé les historiens médicaux sur son origine.

Les uns ont cru à une révélation primitive de la médecine ; les autres en ont attribué les premiers fondements à l'instinct. Or on sait comment se traitaient les malades dans l'antiquité la plus reculée. La maladie était considérée comme une punition céleste en expiation d'une faute commise ; la prière et le jeûne étaient les moyens d'apaiser la colère divine. Le malade, apporté dans les temples, était soumis à l'inspection du prêtre, qui inscrivait la maladie sur les tables votives ; par la prière et le jeûne, le patient fléchissait le courroux céleste, et la puissance divine se révélait par l'inspiration du malade qui déclarait lui-même quels étaient les moyens de le guérir. Mais qu'était-ce que cette inspiration, sinon le résultat de l'instinct ?

L'art médical, à son enfance, repose donc uniquement sur l'instinct des malades ou l'inspiration religieuse ; il se propage traditionnellement à travers les âges, se perfectionnant lentement par l'intervention la plus vulgaire du sens commun et l'observation la plus simple des analogies dans les symptômes, analogies qui devaient amener des règles identiques de traitement pour tous les cas pareils.

Cette médecine clinique, enrichie des seuls fruits de l'expérience, transmise dans une seule famille, la famille des Asclépiades, parvint ainsi, vierge de toute acquisition faite par la philosophie, de toute conception scientifique, à l'un de ses descendants les plus illustres. Hippocrate, que l'on a appelé à tort le père de la médecine clinique ou même le père de la médecine diététique, mais qu'à coup sûr on peut justement appeler le père de la médecine scientifique.

Hippocrate a construit le premier échafaudage scientifique en médecine. Il n'est pas le premier qui ait élevé la médecine au rang de science; mais il est le premier qui ait rattaché à une doctrine scientifique médicale tous les faits pratiques que lui avait légués la tradition asclépiadienne.

La philosophie d'Hippocrate est empruntée aux doctrines d'Héraclite, de Thalès de Milet, de Pythagore, d'Empédocle. Il convient d'ajouter cependant que les écrivains postérieurs à Hippocrate, aussi bien ceux des temps anciens que ceux des temps modernes, n'ont pas tous voulu reconnaître ce grand homme pour le père de la philosophie médicale. Ils ont soigneusement distingué dans ses œuvres des écrits apocryphes et des écrits légitimes, prétendant que dans ceux-ci il n'était question que de séméiotique et non de philosophie; mais ce qui nous porte à croire qu'ils se sont trompés, c'est que toutes les sectes, aussi bien celle des empiriques que celle des dogmatiques, se flattaient d'avoir Hippocrate pour chef. D'ailleurs Hippocrate ne se vante-t-il pas lui-même d'avoir fait entrer la philosophie dans la médecine et la médecine dans la philosophie (1)?

Pour se faire une idée juste de l'état de la médecine dans cette première période de l'histoire, il faut passer successivement en revue : 1° la philosophie, les théories médicales, les généralités; 2° la séméiotique, la médecine pratique; 3° l'anatomie et la physiologie, l'histoire naturelle médicale; 4° l'enseignement et l'exercice de la médecine ; puis rapprocher les évolutions progressives que ces diverses parties ont subies depuis Hippocrate jusqu'à Galien. Ces deux auteurs marquent pour ainsi dire les deux termes extrêmes de la médecine ancienne.

PHILOSOPHIE. — THÉORIES MÉDICALES. — GÉNÉRALITÉS.

La médecine, comme toutes les branches des connaissances humaines, se compose de phénomènes dont la science s'est proposé dans tous les temps de rechercher l'explication.

Le caractère général et dominant de la science antique, c'est l'acceptation comme axiome de l'hypothèse qui rendait compte de la coordination et de la succession des phénomènes physiques et physiologiques, puis l'application par déduction de cette hypothèse à tous les faits particuliers.

La théorie des quatre éléments telle qu'elle avait été formulée par Empédocle fut appliquée par Hippocrate et tous les médecins dogmatiques aux phénomènes de l'économie vivante.

Dans plusieurs endroits de ses ouvrages, Hippocrate ne parle que de deux éléments, le feu et l'eau : le premier, qui donne le mouvement; le second, qui nourrit. Dans d'autres endroits il admet quatre éléments dans la formation de tous les corps en général.

Il reconnaissait un *principe général* qu'il appelait *la nature*, à laquelle il donnait le titre de juste et qu'il semblait regarder comme intelligente, idée bien évidemment empruntée d'Anaxagore, qui admettait comme cause première de tous les phénomènes un *principe intelligent*. Cette nature a des facultés qui sont comme ses servantes (δύναμις). C'est par elles que tout est administré dans le corps des

____

(1) Liv. *De decenti habitu.*

animaux : ce sont elles qui font passer le sang, les esprits, la chaleur dans toutes les parties du corps.

Dans quelques endroits de ses ouvrages, Hippocrate semble entendre par nature cette chaleur immortelle, principe de toute chose, qui a formé l'éther, la terre, l'air et l'eau, les différentes parties du corps de l'homme ; d'où l'on voit qu'en ce sens la nature d'Hippocrate ne serait que le *principe sensible* d'Héraclite.

Ainsi donc il est bien évident qu'Hippocrate ne se faisait pas une idée exacte de sa nature, lui reconnaissant tantôt les attributs du principe d'Anaxagore, tantôt les attributs du principe d'Héraclite.

La théorie des quatre humeurs, sang, bile jaune, pituite et bile noire, et des quatre qualités, chaude, froide, humide et sèche, correspondant directement aux quatre éléments, existe bien dans les écrits d'Hippocrate ; mais on a prétendu qu'il n'était pas l'auteur des livres où elle se trouvait exposée. On en a fait honneur à Polybe, son gendre, à Thessalus, à Praxagoras de Cos, et il en serait de même de la nature des maladies, qu'Hippocrate a placée dans une altération des humeurs. Ce qui lui appartient en propre et d'une manière incontestable, c'est le mode suivant lequel se trouvent envisagés dans tous ses écrits l'action de la nature dans la guérison des maladies, les procédés qu'elle emploie pour parvenir à ses fins et les signes par lesquels elle manifeste ses opérations.

Il se représentait la maladie comme un ennemi dont la nature devait triompher. Le moyen que la nature employait, c'était la coction des humeurs. La nature agissait en ramenant les humeurs, dont le désordre constitue la maladie, à leur état ordinaire par rapport à leurs qualité, quantité, mélange, mouvement, lieux qu'elles occupent, etc. Le superflu est évacué par une perte de sang, un flux de ventre, un vomissement, une décharge d'urine, des gales, boutons, pustules, etc.

Il appelait crise le combat entre la nature et la maladie, quelle que fût d'ailleurs l'issue du combat ; mais comme la nature était juge et partie, elle devait presque toujours avoir le dessus [1], ce qui fait que le mot crise était presque toujours pris en bonne part. La crise était indiquée par un changement subit dans les maladies, soit en mieux, soit en pis ; elle avait lieu à certains jours donnés, les quatrième, septième, onzième, quatorzième, etc. Quant à la durée de la maladie, il la partageait en quatre périodes : 1° commencement ; 2° augmentation ; 3° plus haut degré ; 4° déclin ou mort. Hippocrate n'a nulle part donné une définition claire et nette de la maladie.

Pour ce qui était de la distinction des maladies, il reconnaissait, sous le rapport de la durée, des maladies aiguës et chroniques ; sous le rapport de l'origine, des maladies héréditaires et acquises ; mais on ne trouve dans ses œuvres ni division méthodique des maladies ni trace d'aucun système de classification [2].

Platon, philosophe illustre et en partie contemporain d'Hippocrate, s'est rapproché

---

[1] Foy. Daniel Leclerc, *Histoire de la Médecine d'Hippocrate.*

[2] La pratique d'Hippocrate devait être simple, le médecin n'étant que le ministre de la nature, ses maximes de thérapeutique générale étaient les suivantes :

1° Les contraires ou les opposés sont les remèdes de leurs opposés ;

2° Ajouter ce qui manque, soustraire ce qui est de trop ;

3° Ne pas vider trop tôt, trop vite, trop abondamment ;

4° Tantôt dilater, tantôt resserrer ;

5° Détourner les humeurs comme les eaux d'un ruisseau ;

6° Faire sortir par des voies convenables ce qui doit sortir ; prendre garde qu'une fois sorties des vaisseaux les humeurs n'y rentrent de nouveau ;

7° Quand on fait quelque chose suivant la raison et que le succès n'y répond pas, ne pas changer trop vite de manière d'agir, tant que les raisons que l'on a eues au commencement subsistent ;

8° Faire grande attention à ce qui soulage et à ce qui fait du mal ;

9° Ne rien faire témérairement : Si vous ne faites pas de bien, ne faites pas de mal ;

10° Aux maux extrêmes, des remèdes extrêmes ;

11° Ne pas entreprendre les maladies désespérées.

de ce dernier sous quelques rapports, dans sa théorie de la médecine ; sous d'autres rapports, il s'en est écarté. On trouve dans Platon, ce qu'on ne trouve pas dans Hippocrate, bien nettement posés les deux principes généraux, Dieu et la matière : l'âme raisonnable ayant pour siége le cerveau ; les liens qui l'attachent au corps ayant pour siége la moelle, et la partie de l'âme d'où dépendent la générosité, la valeur, la colère, ayant pour siége le diaphragme ou le cœur, opinion déjà émise par Pythagore.

Quant à la médecine en particulier, il croyait que tous les corps sont primitivement formés des quatre éléments ; que la santé dépend de la juste proportion de leur mélange, la maladie de l'excès ou du défaut de chacun de ces éléments, de la disproportion de leur mélange ou de leur déviation.

La cause prochaine des maladies, c'est l'altération des humeurs, leur déviation, l'aigreur et la salure qui résultent de la fonte des chairs et de l'introduction dans le sang des produits qui résultent de cette fonte.

Praxagore est, suivant Rufus d'Éphèse, le premier qui ait distingué avec exactitude les humeurs ou différents sucs du corps. — Il en admettait onze espèces, en y comprenant le sang, et regardait la maladie comme une mauvaise disposition de ces sucs.

Erasistrate explique les maladies par le passage du sang dans les réservoirs de l'esprit ; c'est à une déviation et non à une altération des humeurs qu'il les attribue.

Hérophile définissait la médecine *science ou connaissance de ce qui fait la santé, de ce qui fait les maladies, et d'une troisième sorte de choses qui sont neutres ou qui n'ont aucun rapport avec la santé ou la maladie.* Ces choses neutres n'étaient que les moyens de conserver la santé et de guérir les maladies. On verra que cette définition n'est pas celle de Galien, bien qu'elle semble à la première vue s'en rapprocher beaucoup. Hérophile était dogmatique et professait sur la nature des maladies les mêmes croyances qu'Hippocrate et Praxagore son maître.

On voit que jusqu'ici la plupart des écrivains postérieurs à Hippocrate ont placé la cause prochaine des maladies dans une modification des humeurs ; que presque tous en un mot méritent le titre d'Humoristes. Il faut cependant faire une exception pour Erasistrate, qui attribue les maladies à une déviation des humeurs consécutive, à une modification des parties contenantes. Erasistrate et l'école qu'il a fondée doivent donc être regardés comme les premiers solidistes, bien qu'ils tinssent plus de compte de la déviation humorale que de l'altération primitive des parois vasculaires.

Il n'en est plus de même des solidistes qui ont fondé l'école dite *méthodique*, Asclépiade de Bithynie et Thémison de Laodicée.

Asclépiade est le premier qui fit application du système atomistique de Démocrite à la médecine. — Les troubles de la santé, les maladies dépendent de l'altération du rapport des atomes avec les pores et de leur mouvement irrégulier : elle est la cause première des maladies ; le trouble des humeurs n'en est que la cause occasionnelle. Asclépiade faisait abstraction de toute autre force dans l'explication des phénomènes organiques ; il ne reconnaissait point la théorie d'Hippocrate sur les crises et les jours critiques.

Thémison de Laodicée, disciple d'Asclépiade, mais plus instruit que son maître, passe pour le véritable fondateur de l'école méthodique.

Le resserrement et le relâchement isolés ou combinés des pores, telle est la cause première de toutes les maladies, qu'on peut en conséquence rapporter à trois genres : le *strictum*, le *laxum* et le *mixtum*. Comme Asclépiade, il rejetait la théorie des crises et des jours critiques.

La thérapeutique des méthodistes découlait immédiatement de leur hypothèse sur la cause prochaine. Il fallait donc distinguer les maladies qui dépendaient du strictum et celles qui dépendaient du laxum, et comme le strictum et le laxum ne tombaient pas sous les sens, il fallait s'enquérir des phénomènes extérieurs qui étaient en rapport avec ces dispositions internes. Sur ce point il y a eu partage entre les méthodistes : les uns prétendaient connaître le strictum par la suppression des évacuations et le latum par leur grande abondance ; les autres, et en bien plus grand nombre, consultaient la tuméfaction et le relâchement des tissus.

Le méthodisme ne devait pas être encore le dernier mot de la science grecque sur la cause première des troubles organiques. Une autre hypothèse fut émise, celle de l'altération du pneuma ou des esprits par suite de l'action des quatre qualités élémentaires, la chaleur et le froid, le sec et l'humide. Cette hypothèse donna lieu à l'école *pneumatique* fondée par Athénée et qui compta au nombre de ses disciples Arétée de Cappadoce.

Enfin c'est de la réunion de ces différents systèmes que sortit le syncrétisme, qui porta le nom d'école éclectique et dont Galien fut le plus célèbre et le plus brillant représentant.

Claude Galien de Pergame a résumé et pour ainsi dire *systématisé* toute la science grecque. On peut dire même qu'il est le premier auteur des temps anciens où la science soit exposée dans tout son entier développement, analytiquement et synthétiquement. Il a pris pour bases de sa philosophie médicale les dogmes d'Hippocrate, de Platon et d'Aristote.

Comme Hippocrate, il admet un principe général, la nature. Comme la plupart des auteurs qui l'ont précédé, il admet la théorie des quatre éléments, des quatre qualités et des quatre humeurs cardinales. Il distingue avec Hippocrate dans le corps animal des parties, des humeurs et des esprits. Les parties sont similaires ou composées ; elles sont formées des quatre éléments, et tant que ces éléments ou leurs qualités s'y rencontrent dans une proportion conforme à la disposition naturelle des parties, il y a *juste température*, et les fonctions ne sont pas dérangées ; mais quand les qualités pèchent par excès ou par défaut, il y a *intempérie*, et par les progrès de cette intempérie, les fonctions se dérangent ou cessent tout-à-fait ; de là la maladie (1).

L'intempérie atteint aussi bien les parties similaires que les parties composées ; mais celles-ci peuvent encore pécher par rapport à leur *grandeur*, leur *figure*, leur *nombre*, leur *situation*, leur *union* ou leur *défaut d'union*.

De cette théorie de Galien sur la santé et la maladie découlent les deux indications générales qu'il devait se proposer de remplir au point de vue de l'hygiène et de la thérapeutique. 1° Pour l'hygiène, d'un côté, entretenir la température et corriger l'intempérie ; de l'autre, conserver la grandeur, la figure, le nombre, l'union, etc., des parties organiques ; d'où cette maxime : « qu'il faut entretenir les parties dans leur état par des moyens qui aient du rapport avec cet état ; » le chaud convient pour conserver la chaleur, le froid pour entretenir le froid, etc. 2° Pour la thérapeutique, il faut corriger l'intempérie et les désordres qui résultent d'altérations dans la situation, la grandeur, etc., des parties ; une partie devenue froide doit être réchauffée, une température trop élevée doit être abaissée (*contraria contrariis*).

Mais voyons maintenant comment avec ses idées philosophique et théorique Galien a construit sa synthèse médicale.

Il définissait la médecine, par rapport à son but : un art qui enseigne à conserver la santé et à guérir les maladies ; par son objet : une science qui enseigne à connaître ce qui est sain, ce qui n'est pas sain, ce qui est neutre.

Il y a trois choses qui sont l'objet de la médecine et qui peuvent être saines, non saines et neutres. Ces trois choses sont : le *corps humain*, les *signes*, les *causes*.

Le corps sain est celui dont toutes les parties sont bien tempérées ; les parties similaires étant disposées de manière qu'elles aient le degré de chaleur, de froid, d'humi-

---

(1) Galien n'est point d'accord avec Hippocrate. Il fait uniquement consister la maladie dans ce qu'il appelle les progrès de l'intempérie, tandis qu'Hippocrate admettait dans le corps de l'homme un principe mauvais, amer, salé, doux ou aigre, existant antérieurement à la maladie, et résultant de l'excès de l'une des qualités élémentaires. Ce qui est mauvais dans le *doux* c'est le *très-doux*, dans l'*amer* c'est le *très-amer*. Ce principe n'est nuisible que quand les humeurs viennent à se séparer ; quand elles sont mélangées, il n'a aucune action. Le père de la médecine établissait par ce principe morbifique existant dans le corps, à l'état latent, jusqu'à la production de la maladie, ce que depuis on a nommé *prédisposition*.

dité et de sécheresse qu'elles doivent avoir, sans prédominance d'aucune de ces qualités, et dont les parties organiques ont la grandeur, la figure, la situation, la connexion nécessaires.

C'est là le tempérament modèle qui est peut-être idéal. Il y a huit autres tempéraments : quatre pour la prédominance de chacune des qualités premières, quatre autres pour leurs combinaisons tempérées, chaud et sec, chaud et humide, etc. Les signes salubres indiquent une bonne santé pour le présent et pour l'avenir. Les signes insalubres indiquent la maladie présente ou à venir. Les signes neutres n'ont aucune valeur ni pour le présent ni pour l'avenir, ni pour la santé ni pour la maladie. Les causes saines conservent la santé ou la procurent quand on ne l'a pas. Les causes malsaines font et entretiennent la maladie. Les causes neutres n'ont aucune action ni quant à la santé, ni quant à la maladie.

Galien définissait la maladie : *une disposition ou une affection contre nature des parties du corps qui empêche premièrement et par elle-même leur action.* Il admettait trois genres de maladies : le premier affectant les parties similaires ; le second, les parties organiques ; le, troisième, les unes et les autres.

Il divisait les causes insalubres en externes et en internes. Les premières se rapportent aux six choses qui servent à la conservation de la santé, air, ingesta, etc. Ce sont les causes *procatarctiques* ou commençantes, parce qu'elles mettent en mouvement les causes internes, qui sont de deux sortes : la cause antécédente et la cause conjointe.

La cause antécédente consiste dans un vice des humeurs qui pèchent de deux manières, par la pléthore ou la cacochymie.

La cause conjointe est celle qui est immédiatement attachée à la maladie : ainsi, par exemple, la matière en contact avec la plèvre dans la pleurésie.

Le *symptôme* ou accident de la maladie est une *affection contre nature* qui dépend de la maladie ou qui la suit comme l'ombre suit le corps. La maladie et le symptôme sont deux affections contre nature, mais la maladie précède et joue le rôle de cause.

Il y a trois sortes de symptômes :

1° Action lésée ou empêchée des parties ;

2° Changement seulement de qualité des parties ;

3° Vices d'excrétion ou de rétention.

La lésion des actions a lieu de trois manières : par abolition, diminution ou dépravation.

Le *signe* est ce qui fait connaître une chose qui était auparavant inconnue.

Les signes *non sains* ou des maladies se divisent en signes *diagnostiques* et *pronostiques*.

Les signes diagnostiques sont *pathognomoniques* et *adjoints*. Les pathognomoniques sont propres à l'espèce, commencent et finissent avec elles ; les *adjoints* sont communs à diverses maladies.

Les signes diagnostiques se tirent de la constitution lésée des parties, ce qui est facile à constater quand la maladie est extérieure, plus difficile quand elle est interne.

Toutes les fois que les actions animales, vitales ou naturelles sont empêchées, l'organe qui correspond à ces actions est lésé ; mais une partie peut être affectée de deux manières : ou en premier lieu et par elle-même, ou seulement par consentement.

Après avoir bien reconnu quelle est la partie affectée, on recherche quelle est l'affection ou la maladie de cette partie.

Les signes s'en tirent : 1° de la *maladie elle-même* (intempérie ou mauvaise conformation qu'on peut reconnaître quelquefois de suite par l'application des sens) ; 2° des *causes* de la maladie ; 3° des *symptômes*.

Les signes des symptômes se rapportent aux trois sortes de symptômes.

Les signes des causes se rapportent à la *pléthore* et à la *cacochymie*. Cette dernière résulte de la prédominance de la *pituite*, de la *bile* ou de l'*atrabile*. Le *sang* ne peut déterminer la cacochymie par sa surabondance, parce qu'alors il dégénère en une autre humeur.

Signes pronostiques. Ce sont ceux qui servent à découvrir par avance ce qui doit arriver relativement à l'issue d'une maladie, au temps de sa durée, à la manière dont elle doit se terminer.

Galien admettait avec Hippocrate la doctrine des crises et des jours critiques, mais il rejetait les jours pairs, partisan qu'il était des idées pythagoriciennes.

Le *traitement* repose sur ce que la maladie, qui est quelque chose de contraire à la nature, doit être surmontée par quelque chose de contraire à la maladie, la santé conservée par quelque chose de semblable à la nature. La première indication générale se tire de l'affection contre nature; la seconde, de la constitution naturelle et des forces. Les forces donnent souvent une indication contraire à celle que donne la nature de la maladie; mais il faut aller à l'indication qui presse le plus.

Les descriptions que nous ont laissées des maladies les auteurs grecs sont frappantes de vérité. La plupart des maladies décrites à cette époque existent encore aujourd'hui. Quelques-unes semblent avoir disparu; peut-être n'ont-elles fait que changer de nom? En revanche nous avons des maladies fort communes qui leur étaient inconnues. Nous citerons pour exemple les fièvres éruptives et la syphilis.

Sous le rapport des causes appréciables, des symptômes, de la marche et du traitement, les modernes ont bien peu ajouté aux connaissances des anciens.

Quant à l'application de la chimie, à l'analyse des corps organisés, quant à l'anatomie pathologique, ce sont là des conquêtes de la médecine moderne. Les anciens ne pratiquaient pas d'autopsies cadavériques, et les expressions de *sphacèle du cerveau, tubercules du poumon* [Hippocrate], provenaient de l'analogie qu'ils supposaient exister entre les affections extérieures et les lésions internes.

Nous avons peu de chose à dire de leurs systèmes nosologiques.

On ne trouve aucune classification dans Hippocrate; on sait seulement qu'il admettait :

Des maladies *aiguës* ou courtes et violentes, *chroniques* ou longues; *endémiques, épidémiques, dispersées; héréditaires* ou *acquises; d'une bonne nature* ou *bénignes, d'une mauvaise nature* ou *malignes.*

Arétée traite à part des maladies aiguës et chroniques. Il les expose dans un ordre anatomique, faisant précéder sa description des maladies de quelques considérations anatomico-physiologiques sur les parties ou les organes qui en sont le siége.

Galien les partage en maladies des parties similaires, dissimilaires et communes ; les premières sont les huit dyscrasies; les secondes sont les vices de conformation; quant aux maladies communes aux parties similaires et aux organes, ce sont les solutions de continuité.

SÉMÉIOTIQUE. — MÉDECINE PRATIQUE.

La séméiotique occupe la plus large place dans les écrits des médecins de l'antiquité. C'est par elle en effet que la médecine a commencé. Elle ne constitue pas la science médicale; mais elle représente l'art. Dans les recueils hippocratiques, dans les plus anciens livres des médecins grecs, on ne trouve pour ainsi dire que de la séméiotique; mais aussi y est-elle exposée avec un soin et une précision de détails qu'on chercherait vainement dans les traités de médecine d'un âge moins éloigné de Galien. L'observation du malade est faite avec une exactitude minutieuse, comme on peut s'en convaincre en lisant les livres des épidémies. Le rapport des signes diagnostiques avec l'indication thérapeutique repose presque toujours uniquement sur l'expérience. Il n'en est plus de même dans la médecine galénique. Celle-ci n'invoque plus l'expérience traditionnelle, mais les données de la science telle que Galien l'avait comprise. C'est pourquoi le médecin de Pergame se faisait par-dessus tout honneur d'avoir le premier montré *une méthode juste et raisonnée de traiter les maladies, chose qui avait été omise par Hippocrate.*

Toute l'antiquité a reconnu qu'Hippocrate avait excellé dans la *doctrine des signes.*

Il s'était particulièrement attaché au pronostic, « sûr, disait-il, de capter par la la confiance du malade. » *Aphorismes*, *Prénotions* ou *Pronostiques*, *Prédictions*, *Prénotions de Cos*, *Maladies épidémiques*.

Les livres d'Hippocrate où il y a le plus de raisonnement et de philosophie sont précisément ceux qu'on a attribués à d'autres auteurs, comme le livre de la *Nature de l'homme*, de la *Nature de l'enfant*, celui des *Vents*, le 1er de la *Diète*.

Hippocrate examinait d'abord le visage du malade. Tout le monde connaît le tableau qu'il a tracé d'un homme mourant (*facies hippocratique*), les signes fournis par les yeux, le décubitus, etc. Toutes les circonstances relatives aux matières qui sortent du corps étaient étudiées avec un détail et un ordre qui n'ont point été dépassés. Galien n'a vraiment ajouté à la séméiotique d'Hippocrate que ses nombreuses distinctions du pouls, qui comprennent toutes celles admises encore aujourd'hui et beaucoup d'autres tombées dans l'oubli. Déjà longtemps avant Galien l'étude du pouls avait été de la part d'Hérophile l'objet de minutieuses recherches. Hérophile prétendait qu'il fallait être musicien et géomètre pour bien connaître le pouls.

Toutes les indications, qu'elles reposassent sur les données expérimentales ou sur les données scientifiques, se remplissaient par la diète, la pharmacie et la chirurgie.

La *diète* comprenait tout ce qui avait trait au boire et au manger, à la gymnastique, aux exercices et, en un mot, à tous les moyens hygiéniques. On sait que les anciens avaient bien plus de hardiesse que nous dans les maladies aiguës, quant à ce qui est de l'emploi de ces moyens ; ils ne soumettaient presque jamais leurs malades à une abstinence absolue, et souvent même ils leur recommandaient l'exercice dans des cas où nous prescrivons aujourd'hui le repos le plus absolu. Hippocrate cependant blâmait Hérodicus, son maître, d'ordonner l'exercice aux fébricitants.

Les bains, les demi-bains faisaient encore partie de la diète.

Les remèdes pharmaceutiques, presque tous connus des Asclépiades, au moins les principaux, et conséquemment découverts par le hasard ou par l'instinct, étaient scientifiquement distingués par leurs qualités élémentaires ou par l'action qu'on leur supposait sur les humeurs du corps ; de là les remèdes chauds et froids, rafraîchissants, dissolvants, fondants, etc.

Les purgatifs de l'estomac et des intestins les plus usités, l'ellébore blanc et noir, les baies cnidiennes, les semences du tyme-œa, le concombre sauvage, la coloquinte, la scammonée, l'élatérium, etc., étaient tous, comme on le voit, des purgatifs drastiques. Il ne paraît pas que les anciens médecins grecs connussent les laxatifs ou purgatifs doux. Les maladies chroniques exigeaient plus souvent que les maladies aiguës l'emploi des purgatifs, et dans ces dernières, c'était en général au déclin de la maladie qu'il convenait d'y recourir. Bien rarement devait-on les mettre en usage avant le quatrième jour. Hippocrate purgeait rarement les femmes grosses, les enfants et les vieillards. Avant de purger, il fallait détremper le corps et les humeurs pour les disposer à sortir avec plus de facilité.

Le vomissement, ou la purgation de l'estomac, était quelquefois employé par précaution dans l'état de santé ; mais le plus souvent c'était en maladie et surtout dans les maladies chroniques qu'on avait recours à ce moyen. On se servait le plus ordinairement dans ces cas de l'ellébore blanc.

Les purgations s'opéraient encore par les suppositoires et les lavements composés.

Les maladies de la tête, les affections chroniques de cette partie exigeaient la *purgation de la tête*, qui s'obtenait par des poudres sternutatoires, des trochisques diversement composés et introduits dans les narines.

Les maladies du poumon, l'empyème, donnaient quelquefois l'indication de *purger le thorax*, ce qui se faisait en introduisant des substances plus ou moins âcres dans la canne du poumon ou la trachée-artère.

Les maladies aiguës véhémentes, les inflammations viscérales, les douleurs violentes réclament l'emploi de la saignée. Cette saignée doit être pratiquée le plus près possible du siège de la douleur. Hippocrate saignait la linguale dans les affections de la tête, les veines du bras dans la pleurésie, et toujours du côté de la douleur. Si les douleurs étaient très-intenses, la veine devait rester ouverte et le sang couler jusqu'à production de la syncope ; mais ce n'était pas là le sentiment de Galien, qui pensait que la saignée ne devait jamais être de moins de 6 à 8 onces ni de plus de 18 onces. Dans les maladies de l'abdomen il saignait les veines des jambes.

Ces indications générales de la saignée, posées par Hippocrate, n'ont pas été adoptées par tous les médecins de l'antiquité. Ceux qui ne faisaient découler leur thérapeutique que de leur théorie médicale ne saignaient pas quand ce moyen ne concordait pas avec cette théorie. C'est ainsi qu'Erasistrate ne faisait jamais de saignée.

Quant à Galien, il saignait plus qu'Hippocrate. Il croyait la saignée indiquée dans des cas pratiques où Hippocrate la rejetait complétement. Les fièvres simples non symptomatiques de phlegmasies ne réclamaient point la saignée, suivant Hippocrate, quelle que soit d'ailleurs leur intensité. Ce médecin ne tirait jamais de sang dans la fièvre ardente.

La perte subite de la voix indique qu'il faut recourir immédiatement à la saignée.

Les maladies aiguës ne sont pas les seules où la saignée soit indiquée. L'hydropisie venteuse, l'engorgement de la rate, la sciatique et d'autres maladies chroniques exigent quelquefois l'emploi de ce moyen.

L'artériotomie, les ventouses simples ou scarifiées étaient employées dans les mêmes vues que la saignée par Hippocrate et ses successeurs ; mais les sangsues ne sont mentionnées pour la première fois que par Thémison. Il n'en est nullement question dans la pratique d'Hippocrate, de Dioclès, de Praxagore, d'Hérophile, etc.

Quant à Galien, il devait nécessairement connaître les sangsues, puisqu'il les voyait chaque jour employer devant lui par les méthodistes ; mais il n'en fait pas non plus mention dans ses ouvrages.

Provoquer la sueur et les urines était une indication assez commune dans la thérapeutique ancienne. Hippocrate avertit qu'il faut observer certaines précautions pour le temps, la manière et l'opportunité du moyen. On se servait pour provoquer la sueur de l'eau chaude sur la tête, de l'accumulation des couvertures, de l'usage intérieur de quelques plantes, parmi lesquelles Hippocrate indique le bulbe de narcisse ; pour provoquer les urines, c'était le vin doux, le melon, la citrouille, l'anis, etc., le bain tiède. Mais quand il voulait pousser fortement aux urines, Hippocrate employait les cantharides bouillies avec le vin et le miel.

La douleur, l'insomnie, les convulsions dans les maladies commandaient l'emploi des médicaments somnifères. Hippocrate cependant ne les employait que fort rarement dans les maladies aiguës. Ces médicaments étaient le mécon ou le méconium, qui n'était autre chose que le suc de pavot ; la mandragore, la jusquiame, etc.

Parmi les remèdes que la tradition médicale antique avait légués à Hippocrate, les uns, comme ceux que nous venons de citer, avaient des effets sensibles sur le corps : la soustraction du sang ou des humeurs, etc. Les autres n'exerçaient aucune autre action appréciable que celle de la curation de la maladie. Les premiers avaient été d'autant mieux acceptés par Hippocrate qu'il pouvait en expliquer l'action conformément à ses idées théoriques. Quant aux autres, il les employait empiriquement, se fondant uniquement sur son expérience et celle de ses ancêtres. Ces derniers moyens étaient les remèdes spécifiques. C'est à cette catégorie qu'il faut rapporter les médicaments composés qui ont joui d'une si grande vogue dans les temps anciens et qu'on connaissait sous le nom d'*antidotes*, parmi lesquels figurait au premier rang la *thériaque*.

Les maladies extérieures, les inflammations de la peau, les abcès, la chaleur et la sécheresse du corps dans les maladies internes demandaient l'application des remèdes externes :

Les *fomentations*, qui étaient humides ou sèches, de différentes natures, et appliquées au moyen d'une vessie ou d'une éponge.

Les *parfums, gargarismes, onguents, cataplasmes, collyres, pessaires*, etc., dans le détail desquels il serait trop long d'entrer.

Quand tous ces moyens ne réussissaient pas, Hippocrate avait recours au feu. (*Ce que les médicaments ne guérissent pas, le fer le guérit ; et si le fer ne sert de rien, il faut avoir recours au feu.*)

Les moyens chirurgicaux qu'Hippocrate mettait en usage, les opérations qu'il pratiquait, étaient exposés à propos des maladies qui les réclamaient. Mais quand, plus tard, la science se fut agrandie, que l'art se fut enrichi, et que les trois professions de médecin, chirurgien, pharmacien, furent exercées par des personnes différentes, les principes de l'art chirurgical furent étudiés à part ; les opérations furent rapprochées, groupées et rapportées à des indications générales. Ce fut là le fondement de la médecine opératoire.

Celse est de tous les médecins anciens celui qui a le mieux et le plus complétement formulé les règles de la chirurgie pratique.

Il rapportait à quatre indications toutes les opérations de la chirurgie.

1° *Ajouter ce qui manque.* Refaire le nez, les paupières, le prépuce, etc.

2° *Ôter ce qui est superflu ou étranger.* Amputation des membres, extraction des calculs vésicaux, taille périnéale, etc. Accouchement par les pieds avec le crochet, paracenthése, extraction des polypes et cataracte par abaissement, arrachement des dents, extraction des flèches des plaies, destruction des cils qui blessent l'œil par vicieuse direction.

3° *Rejoindre ce qui est divisé.* Réduction des luxations et fractures. Le trépan se rattache aux fractures du crâne. — La suture et la boucle qui ne paraît être autre chose que la suture entortillée. Cure des hernies, etc.

4° *Séparer ce qui est joint, ouvrir ce qui est clos.* On se servait pour remplir cette indication de *lancettes,* de *scalpels* ou *rasoirs,* et pour les os de *scies, trépans* ou *tarrières*; de toutes les manières de brûler ou de cautériser.

ANATOMIE. — PHYSIOLOGIE. — SCIENCES ACCESSOIRES.

L'anatomie présente dans cette période historique trois phases de développement : 1° transmise des Asclépiades et comme nous la trouvons dans Hippocrate ; 2° avec les progrès que lui fait faire l'école d'Alexandrie et particulièrement Hérophile et Érasistrate ; 3° telle enfin qu'elle se présente dans Galien.

Dans Hippocrate, ce ne sont que quelques vestiges d'anatomie descriptive. Les principaux organes du corps sont indiqués ; mais on remarque de nombreuses erreurs sur leur conformation, leurs rapports et leur structure.

Le mot *veine* est appliqué indistinctement à tous les conduits qui renferment du sang, des humeurs ou de l'esprit.

Le mot *nerf* (νεῦρον) signifie le plus souvent tendon ou ligament. Le mot τόνος paraît s'appliquer plus spécialement au nerf proprement dit.

Hippocrate ignorait très-probablement les usages des muscles, dont il ne parle pas ; son livre sur la nature des os est attribué à son gendre Polybe.

Le cerveau est une glande qui s'imbibe, comme toutes les autres glandes, de toutes les humidités du corps. Son tissu est spongieux. La tête est creuse et forme une espèce de ventouse qui attire toutes les humidités, les concentre et les renvoie en bas, ce qui forme les fluxions et les catarrhes. Deux enveloppes au cerveau, l'une épaisse, l'autre mince : c'est le siége de l'entendement et de la prudence.

La poitrine est séparée du ventre par une membrane, φρήν, nommée ainsi parce qu'elle est, comme le cœur qui l'avoisine, le siége de l'âme ; opinion qui d'ailleurs se trouve réfutée dans le livre de la maladie sacrée.

Les poumons ont cinq lobes ; ils sont caverneux, spongieux, communiquent avec l'air par la canne du poumon (*artère*), conduit par lequel passent les esprits dans les poumons et dans le cœur. Dans l'acte de la déglutition, une partie des boissons passe dans l'artère avec l'air, opinion reproduite par Platon.

Le cœur est assez bien décrit pour l'époque. Les colonnes charnues, les bandelettes tendineuses sont indiquées.

L'œsophage et l'estomac sont connus ; mais la séparation de ces deux portions du tube digestif n'est point indiquée avec précision. La digestion est une coction ou pourriture occasionnée par la chaleur provenant du foie.

Le conduit intestinal est partagé en deux parties. La première partie est le colon ; la seconde, le gros intestin (ἀρχός).

Le foie a cinq lobes : deux éminences qu'on appelle *portes*. Il a pour usages de faire la bile, dont il sépare les matériaux des aliments et qu'il attire par affinité. Il est l'origine des veines et chauffe l'estomac.

La rate est fibreuse, spongieuse.

Les reins sont des glandes qui attirent une partie de la boisson des intestins, l'autre partie passant directement dans la vessie.

Les vésicules séminales sont indiquées.

La semence descend de la tête par la moelle de l'épine. — Le fœtus se forme dans la matrice; il se nourrit par le nombril qui se continue avec le sang figé de la mère; mais il se nourrit aussi par la bouche; sans cela il n'aurait pas d'excréments en venant au monde et ne saurait pas sucer. — Le chorion est une pellicule qui se forme autour du mélange des semences dans la matrice. — La nature emploie un procédé uniforme dans la production des plantes, le développement de l'œuf et la formation des enfants.

Hippocrate, Platon surtout considéraient la matrice comme un animal qui se porte tantôt à droite, à gauche, remonte et va comprimer le foie, l'estomac et peut causer l'étranglement. Il est évident que cette opinion erronée était une manière d'interpréter les phénomènes hystériformes et particulièrement ceux de la boule hystérique.

La dissection des cadavres et peut-être même de quelques criminels en usage sous les Ptolémée opéra une véritable révolution dans les sciences anatomique et physiologique.

Érasistrate distingua les véritables usages du cerveau et des nerfs : il distingua les nerfs en ceux du sentiment et ceux du mouvement. Il découvrit les valvules artérielles du cœur et en indiqua les usages; mais c'est par erreur qu'il admit une valvule à trois pointes, triglochine à l'orifice de la veine cave, il distingua les artères qui contiennent de l'esprit des veines qui ne renferment que du sang. — La distinction de ces deux ordres de vaisseaux avait été établie par Praxagoras de Cos, il réfuta l'opinion d'Hippocrate et de Platon sur le passage des boissons dans la trachée pendant l'acte de la déglutition.

Hérophile est, au dire de Galien, le premier auteur qui ait traité avec exactitude de la névrologie, bien qu'il regardât encore les tendons et les ligaments comme des nerfs : il aperçut les vaisseaux chylifères qu'Érasistrate avait déjà signalés sous le nom de vaisseaux blancs dans le mésentère des chevreaux; il désigna le premier le duodénum; le premier, il s'aperçut de la différence de structure entre les vaisseaux cardio-pulmonaires droit et gauche, qu'il appella veine artérieuse et artère veineuse; il décrivit les deux tuniques internes de l'œil rétine et arachnoïde, la membrane choroïde, ainsi nommée parce qu'elle ressemble au chorion, le calamus scriptorius, le pressoir qui porte son nom, les parastates glanduleux ou glande prostate, les parastates variqueux ou vésicules séminales. Ce sont là des découvertes qui attestent tout le progrès qu'Hérophile imprima à l'anatomie descriptive.

Nous n'avons pas encore, dans cette longue période qui s'étend d'Hippocrate à Galien, mentionné Aristote, et cependant ce serait une étrange erreur de croire que le philosophe de Stagyre n'a exercé une si profonde influence sur son siècle que par ses travaux philosophiques. L'anatomie descriptive lui doit plusieurs découvertes importantes, entre autres celle de l'aorte qu'il désigna le premier sous ce nom. Mais un autre titre qui le recommande bien davantage encore à la postérité, ce sont ses recherches en histoire naturelle, en anatomie comparée. On peut dire avec Cuvier qu'Aristote est véritablement le créateur de l'anatomie comparée.

Théophraste, disciple d'Aristote, s'est aussi particulièrement livré à l'étude de l'histoire naturelle, de la botanique et aussi à la pathologie vétérinaire, et même aux maladies des végétaux.

Nous mentionnerons encore, avant d'arriver à Galien, Dioscoride d'Anazarbe, le meilleur auteur de botanique et de matière médicale dans les temps anciens, et Pline le naturaliste qui a tout embrassé, mais qui par cela même n'a perfectionné aucune des branches des connaissances humaines.

Galien partage le corps en quatre parties : ventre, poitrine, tête, extrémités.

Ventre. Il renferme les organes de la faculté naturelle.

On le divise en parties contenantes et parties contenues.

Les parties contenantes sont la peau, la *membrane collée immédiatement sous la peau* (Galien n'avait disséqué que des animaux), l'épiderme ou surpeau, les muscles, le péritoine et les os.

Parties contenues. Épiploon. — Ventricule composé de trois membranes. — Deux orifices, pylore en bas, œsophage en haut. — *Boyaux* Minces et crasses : les premiers comprennent le duodénum, le jéjunum, l'iléum ; les seconds, le cœcum, le colon et le rectum.

Ce sont les veines mésaraïques qui attirent le chyle et commencent à le changer en sang pour le porter au foie.

Le pancréas sert à appuyer les veines mésaraïques qui vont au foie.

La veine cave sort du foie, qui a pour principal usage de faire le sang, d'être l'origine de toutes les veines, de fournir la bile excrément du sang. Cette bile est versée dans la vésicule à la face concave du foie, et portée de là par un autre canal dans le duodénum. Un autre excrément du sang, la bile noire, va à la rate par un canal, et de là sa partie la plus grossière passe par les vaisseaux courts dans le ventricule ; elle est destinée à en provoquer le resserrement.

Deux reins avec les artères et veines ; ils attirent l'humidité du sang qui passe dans les uretères, puis dans la vessie.

Organes de la génération. — Verge, testicules, canaux déférents. Les vaisseaux viennent à gauche de l'aorte, à droite des vaisseaux rénaux. — Matrice, ligaments, vaisseaux et testicules de la femme qui ne sont que les ovaires. — Les parties des femmes sont analogues à celles des hommes, seulement elles sont en dedans. Les deux sexes ont une part égale dans l'acte de la génération.

Thorax. Borné en haut par les clavicules, en bas par le diaphragme, en avant par le sternum et les cartilages, sur les parties latérales par les côtes et les muscles intercostaux, en arrière par les vertèbres. Membrane qui tapisse les poumons et les côtes. — Division de la cavité thoracique par le médiastin et le cœur.

Le sang peut passer du ventricule droit au ventricule gauche par les trous de la cloison.

Le cœur est la source de la chaleur naturelle et des esprits vitaux, le siége de la colère et des passions violentes.

L'air passe de la trachée dans le poumon, est porté au cœur (ventricule gauche) par l'artère veineuse (veines pulmonaires), se mêle au sang, s'y élabore et devient la matière des esprits vitaux qui sont ensuite distribués par l'artère aorte dans toutes les parties du corps pour y entretenir la chaleur et la vie.

Le sang des veines caves est aussi porté dans toutes les parties du corps et sert à les nourrir.

Galien connaissait les dispositions particulières au cœur du fœtus ; il connaissait le canal artériel.

Les veines sont composées d'une seule tunique : les artères en ont deux ; il ne connaissait pas la membrane interne des vaisseaux.

Les vaisseaux exécutent deux mouvements : l'un de diastole par la contraction des fibres longitudinales, l'autre de systole par la contraction des fibres transverses.

Il décrit assez bien les phénomènes mécaniques de la respiration, les deux temps d'inspiration et d'expiration ; l'inspiration est ordinaire ou forcée : la première a lieu par le diaphragme, la seconde par les intercostaux et les autres muscles du thorax. Dans l'inspiration le poumon se dilate, et pour qu'il n'y ait pas de vide dans la poitrine, l'air s'y précipite. Le cœur attire l'air du poumon.

L'air inspiré sert :

1° A tempérer la grande chaleur du cœur ;

2° A la transpiration de tout le corps ;

3° A la formation des esprits vitaux.

Dans la systole artérielle une partie de l'air s'échappe par les pores de la peau.

Il décrit le thymus.

Tête. Cerveau. Deux membranes : 1° membrane dure ; 2° choroïde.

Il décrit le corps calleux, les ventricules au nombre de quatre. — La glande pituitaire. — Mouvement d'inspiration et d'expiration du cerveau.

L'air pénètre, chargé des molécules odorantes, par les trous de la lame criblée dans les ventricules. — Ces trous servent aussi à laisser passer les excréments du cerveau ; le reste des humeurs superflues se décharge par la glande pituitaire et le sphénoïde dans le palais.

Le cerveau est le siége de l'entendement et de l'âme raisonnable. — Quant aux esprits animaux, ils sont préparés dans le *reis admirable* et formés dans les ventricules cérébraux.

Les nerfs sont les organes du sentiment et du mouvement ; ils sont solides et sans cavité, excepté les optiques ; les esprits, cependant, les parcourent.

On en compte sept paires.

Première paire. Nerfs optiques. — Ils ne s'entrecroisent pas, ne font que s'adosser, ont une cavité intérieure très-petite.

Deuxième paire. Sert aux mouvements de l'œil (moteur commun).

Troisième paire. Trifacial. — Deux branches, maxillaire supérieur, maxillaire inférieur.

Quatrième paire. A l'organe du goût et au palais (glosso-pharyngien).

Cinquième paire. Auditif.

Sixième paire. Nerf vague (pneumo-gastrique).

Septième paire. Nerf du mouvement de la langue (hypoglosse).

Outre cela, il existe une production nerveuse sur la lame criblée, mais qui ne doit pas être regardée comme un nerf, parce qu'elle ne sort pas du crâne.

Soixante paires de nerfs naissent de la moëlle.

Organes des sens. OEIL. Galien décrit parfaitement les humeurs et les membranes. — La sclérotique et la cornée procèdent de la membrane dure du cerveau. L'uvée et sa portion réfléchie (l'iris) viennent de sa membrane mince, membrane réticulaire ou arachnoïde (rétine). — Dépendances de l'œil.

Il expliquait la vision au moyen des esprits animaux qui, sortant du cerveau par le nerf optique, se mettaient en rapport, hors de l'œil, avec l'air extérieur, lequel servait d'intermédiaire entre eux et les objets. La vision s'opère encore par réflexion quand les esprits visuels mêlés à l'air tombent sur un corps poli qui les renvoie vers l'œil, théorie conforme à celle de Platon, contraire à celle d'Aristote, qui voulait que la vision se fît par réception et non par émission.

Organe de l'ouïe. Il décrit avec exactitude seulement la partie extérieure : l'hélix, l'anthélix, le tragus, etc. Il indique des cavités *labyrinthiques* dans l'os pétreux, mais ne donne aucun détail précis.

Langue. Elle reçoit deux ordres de nerfs : les uns, durs, qui servent aux mouvements et se distribuent dans les muscles ; les autres, mols, qui servent au sentiment et se perdent dans son enveloppe extérieure.

La *luette* sert à couper l'air qui entre dans le poumon.

Extrémités. Os, muscles, etc. — Le tendon ou la queue du muscle a du sentiment, parce que les fibres qui le composent sont en partie nerveuses. Dans la description des muscles, il confond quelquefois le corps de l'homme avec celui des singes ; mais il décrit des muscles que personne n'avait indiqués avant lui, le poplité, le peaussier et beaucoup d'autres.

Les muscles ont quatre sortes de mouvements : un mouvement de *contraction*, un mouvement *d'extension*, un mouvement de *translation* et un mouvement *tonique*. Par ces mouvements on explique tous ceux que les muscles peuvent faire subir aux parties ; mais quant à la cause première de tous ces mouvements, il avoue que ni lui ni les philosophes n'en ont donné de bonnes raisons.

Galien s'était livré à des vivisections dans le but de démontrer l'action des nerfs et même de la moëlle sur la contraction musculaire et sur la sensibilité.

Nous avons dit que Galien admettait avec Hippocrate trois parties du corps animé : 1° les solides ; 2° les humeurs ; 3° les esprits.

Les parties solides se partageaient en similaires et composées : les premières partout homogènes, semblables à elles-mêmes, n'étaient que les tissus simples ; les parties composées étaient les organes. Galien avait donc posé les premiers rudiments de l'anatomie générale.

Les *esprits* se partageaient en naturels, vitaux et animaux.

L'*esprit naturel* est une vapeur subtile qui s'élève du sang, tire son origine du foie, de là se porte au cœur, s'y joint à l'air qui vient du poumon, et forme par ce mélange l'*esprit vital* qui se change en *esprit animal* dans le cerveau.

Les trois esprits correspondent à trois facultés : la *faculté naturelle* qui a son siége dans le foie et préside à la nutrition, à l'accroissement et à la génération de l'animal ; la *faculté vitale* qui siége dans le cœur et communique à tout le corps par les artères, la chaleur et la vie ; la *faculté animale*, la plus noble qui siége dans le cerveau et avec laquelle se joint la *faculté raisonnable ou régente :* elle distribue à toutes les parties le sentiment et le mouvement, et préside sur toutes les autres facultés.

Chacune de ces facultés produit trois sortes d'actions : naturelle, vitale, animale, qui chacune se subdivise en interne et externe.

Faculté animale. Actions internes. Imagination, raisonnement, mémoire.

Actions externes. Les sens externes. Sentiment et mouvement.

Faculté vitale. Actions internes. Passions violentes, colère.

Actions externes. Pulsations des artères. Distribution du sang artériel.

Faculté naturelle. Actions internes. Sanguification. Coction des aliments.

Action externe. Distribution du sang veineux.

Outre ces facultés générales, il admettait des facultés particulières pour chaque organe, ainsi pour le ventricule : facultés concoctrice, attractive, répultrice, etc., toutes facultés qui, disait-il avec Hippocrate, avaient pour mobile la nature. C'est par l'entremise de ces facultés ou forces qu'il expliquait les absorptions, sécrétions, etc.

De plus il admettait que la faculté d'attraction n'était jamais plus grande que dans les cas où les qualités élémentaires de la substance attirée ressemblent à celles du viscère attirant.

Telle est la théorie physiologique de Galien. On nous pardonnera de nous y être arrêtés si longuement dans cet aperçu historique, si l'on veut bien réfléchir un instant qu'elle est le résumé de toutes les doctrines anciennes et le dernier mot de la science grecque, et que durant les douze siècles qui s'ouvrent devant nous elle va passer sans contrôle.

ENSEIGNEMENT ET EXERCICE DE LA MÉDECINE.

Hippocrate est le premier médecin de l'antiquité qui ait véritablement enseigné la médecine. Jusqu'à lui l'art médical était resté secret et exclusivement confié aux membres de la famille des Asclépiades. Si l'on peut ajouter foi à ce que dit Galien, l'anatomie aurait été fort cultivée par les Asclépiades. Les pères enseignaient à leurs enfants l'art de la dissection.

Quant aux philosophes qui avaient enseigné et pratiqué la médecine avant Hippocrate, leurs connaissances se réduisaient à bien peu de chose devant les richesses expérimentales acquises dans la famille des Asclépiades. On sait du reste que ces Asclépiades avaient fondé trois écoles célèbres, celle de Rhodes, celle de Cnide et celle de Cos, la plus célèbre des trois, puisqu'elle produisit Hippocrate. Quant à l'école d'Italie d'où sont sortis Pythagore, Empédocle, etc., c'était plutôt une école philosophique qu'une école médicale.

Après Hippocrate, l'enseignement médical se partagea dans les sectes dogmatique et empirique fondée par Sérapion, et plus tard dans les écoles méthodique, pneumatique et éclectique qui divisaient encore tous les médecins à l'époque où parut Galien.

Les empiriques ne reconnaissaient comme bases de la médecine que l'observation, l'histoire et la substitution d'une chose semblable ou l'expérimentation.

Les dogmatiques admettaient de plus que les empiriques l'*indication*, c'est-à-dire l'insinuation de ce qui doit être fait pour guérir un malade, tirée de la nature de sa maladie, des causes de sa maladie, des diverses circonstances qui l'accompagnent sans avoir égard à l'expérience.

L'enseignement anatomique, qui avait singulièrement déchu après Hippocrate, se releva plus haut qu'il n'avait jamais été dans l'école d'Alexandrie.

Au trente-sixième et trente-septième siècle du monde, deux anatomistes célèbres de cette école, Hérophile et Érasistrate, fondèrent chacun une école à part et eurent de nombreux disciples.

Jusque-là la médecine n'était, pour ainsi dire, pas sortie du territoire de la Grèce et de l'Égypte ; mais au trente-huitième siècle elle fut introduite à Rome par Archagatus, et plus tard exploitée avec succès par le méthodiste Asclépiade, qui, bien qu'un peu jongleur, eut un immense crédit en Italie.

La profession médicale, dans le premier âge de la médecine, n'était pas divisée comme elle le fut par la suite. Hippocrate était tout à la fois médecin, chirurgien, pharmacien ; il pratiquait lui-même toutes les opérations de la chirurgie ; il préparait les remèdes pharmaceutiques : tout au plus pouvait-on à cette époque distinguer des *médecins architectes* et des *médecins manœuvres*. Il faut dire, cependant, que l'une des plus importantes opérations de la chirurgie, l'extraction des calculs vésicaux était déjà confiée à des mains spéciales. Aussi, Hippocrate faisait-il prêter serment à ses élèves de ne jamais se livrer à la lithotomie.

Ce ne fut qu'au temps d'Érasistrate et d'Hérophile que la médecine fut partagée en trois professions correspondant aux trois divisions : diététique ou médecine proprement dite, pharmaceutique et chirurgie.

Les rapports des médecins avec les gouvernements ne nous apparaissent guère dans l'histoire qu'au commencement de l'empire romain. Déjà sous Néron il y avait deux sortes d'archiatres : l'archiatre palatin qui était médecin de l'empereur, et l'archiatre de second ordre ou l'archiatre populaire qui ressemblait assez à ce qu'on appelle aujourd'hui médecin cantonal. Les archiatres, nommés par élection, formaient entre eux un *collège*. Ils étaient chargés d'instruire les élèves dans les *séminaires* attachés à ce collège, de leur délivrer le brevet de capacité et le permis d'exercer. En outre ils étaient astreints à donner leurs soins gratuitement aux pauvres, et recevaient de l'État pour ces soins une indemnité qui était payée par *les décurions* tous les six mois.

CHAPITRE II.

MÉDECINE DU MOYEN-ÂGE, DU CINQUIÈME AU SEIZIÈME SIÈCLE.

La philosophie scolastique n'était, comme on le sait, que la réunion de la doctrine chrétienne avec les méthodes péripatéticiennes ou la science grecque. Tout ce que ces méthodes avaient pu produire en médecine, il avait été réservé à Galien de le faire connaître : aussi les auteurs qui ont écrit postérieurement à ce dernier, Cœlius Aurélianus dans le troisième siècle ; Aëtius d'Amide, Alexandre de Tralles, Oribase, Paul d'Égine dans le quatrième siècle, ne sont-ils que des compilateurs et n'ont-ils rien ajouté à la science galénique.

Le moyen âge, en acceptant l'héritage de ces méthodes, se condamnait aussi à la stérilité en fait de science. En sorte que si nous n'avions eu dans cette longue période de dix siècles que des copistes d'Hippocrate ou de Galien, comme les auteurs que nous venons de citer ou comme les humanistes du seizième siècle, il eût été vraiment inutile de s'y arrêter et nous aurions glissé sur cette époque, nous bornant à signaler çà et là quelques découvertes plus ou moins importantes dans les sciences accessoires ; mais un caractère général distingue le moyen âge et lui donne un cachet particulier d'originalité, c'est le *mysticisme* dont sont empreints la plupart des écrits qui datent de ce temps, depuis les premiers écrivains arabes jusqu'à Van Helmont. Quelle est la source de toutes ces chimères, de toutes ces idées mystiques ? quelle influence ont-elles exercée sur la pratique de la médecine ? quel en a été le résultat ? voilà ce qu'il est intéressant de connaître et ce que nous allons essayer de mettre sous les yeux de nos lecteurs, en nous conformant à la division que nous avons adoptée pour la médecine ancienne.

PHILOSOPHIE. — THÉORIES MÉDICALES. — GÉNÉRALITÉS.

La philosophie grecque, peu de temps avant la naissance du christianisme, fut alliée à la théogonie orientale, et les néo-platoniciens qui avaient opéré cette fusion entre l'Orient et la Grèce furent les avant-coureurs de l'école éclectique et mystique d'Alexandrie. Le système des émanations de Zoroastre fut rapproché du dieu organisateur et des essences éternelles de Platon. L'analogie si frappante entre ces deux systèmes philosophiques ne doit pas nous étonner, puisque tous deux ne sont qu'une aberration du dogme de la chute.

Cette philosophie orientale appliquée aux phénomènes physiques et physiologiques ne tarda pas à engendrer les fausses sciences connues et cultivées dans l'Inde dès la plus haute antiquité : la magie, l'astrologie, la cabale, l'alchimie.

La *magie* consistait à admettre, comme émanations célestes, les bons et les mauvais génies qui remplissaient le monde et causaient les maladies. Dans l'*astrologie*, les émanations n'étaient que les constellations, les corps célestes qui correspondaient aux différentes parties de ce monde, aux objets animés ou inanimés. — Le corps de l'homme, ses différents organes avaient chacun un représentant ou une image dans le ciel. De là les expressions de *macrocosme* et de *microcosme*.

La *cabale* reposait aussi sur le système des émanations. On admettait un nombre illimité de mondes émanés du dieu créateur et infini, formant des cercles concentriques; il existait un rapport tel entre ces mondes, que tout ce qui arrivait dans le dernier existait déjà en image dans le premier. La cabale consistait à obtenir de Dieu par la piété, la contemplation, la connaissance de ce qu'il fallait faire pour mettre en activité les forces correspondantes des mondes supérieurs, à l'effet de guérir les maladies.

L'*alchimie* n'est point une science arabe comme le mot pourrait le faire supposer; elle était connue et cultivée dès la plus haute antiquité sous le nom de science hermétique, χυμεία des Grecs. L'article arabe *al* joint à sa première désignation forme un mot composé qui est passé dans notre langue et qui sert aujourd'hui à dénommer la chimie des Grecs, la chimie de l'Inde, la chimie du moyen âge pour distinguer ces différentes sciences, fausses dans leur origine, fausses dans le but qu'elles se proposaient d'atteindre, de la chimie dégagée de toutes les rêveries de la théosophie orientale, en un mot de la chimie actuelle.

La transmutation des métaux, tel était l'objet de l'alchimie; faire de l'or avec tous les métaux inférieurs, tel était son but; remonter des émanations inférieures aux émanations supérieures, tel était le moyen de parvenir à ce but. Cette extravagante idée découlait bien manifestement du panthéisme oriental; mais elle n'a pas été stérile, puisqu'elle a engendré la chimie moderne.

On peut, d'après ce que nous venons de dire, se rendre facilement compte de toutes les théories médicales qui ont été exposées pendant le moyen âge. Il n'entre pas dans nos vues de les passer toutes en revue, mais de les grouper de manière à faire saisir le fil qui les lie toutes entre elles. Eh bien, de la même manière que la philosophie grecque s'est insensiblement laissé envahir par la théosophie indienne, de même le galénisme s'est laissé attaquer par le panthéisme médical représenté par la magie, la cabale, l'astrologie et l'alchimie.

Nous voyons d'abord la théosophie se montrer faiblement, il est vrai, mais déjà assez bien dessinée dans les écrits d'Alexandre de Tralles, plus tard dans la médecine arabe; puis très-hardie, au commencement du quatorzième siècle, dans les œuvres de Raimond Lulle et d'Arnaud de Villeneuve, elle finit par triompher complètement du galénisme dans les écrits des réformateurs Paracelse et Van Helmont.

Alexandre de Tralles conseille de recourir à l'emploi de certains mots magiques dans le traitement des maladies.

Les auteurs arabes, qui ont d'ailleurs copié presque littéralement les livres grecs, sont tous plus ou moins imbus des idées magiques et cabalistiques. On sait à quel de gré ils portaient l'amour du merveilleux. Les plus savants cependant, comme Rhazès et Avicenne, ont peu altéré la science grecque; ils n'ont fait que multiplier les divisions galéniques. Avicenne admet quatre espèces d'humeur nutritive : il divise les facultés naturelles en administrantes et administrées, etc... Toutes ces divisions subtiles et beaucoup d'autres encore, notamment dans les calculs géométriques qu'ils appliquaient à l'action des médicaments simples et composés, toutes ces divisions, dis-je, s'accordaient parfaitement avec les subtilités de la scolastique; aussi furent-elles adoptées par tous les médecins du moyen âge.

Les traités de médecine les plus estimés des treizième, quatorzième et quinzième siècle sont tous plus ou moins souillés des principes de la théosophie. Fracastor attribue la sympathie non à l'attraction et à la répulsion des molécules similaires, mais comme les anciens éléatiques, au passage des atomes indivisibles d'un corps dans un autre. On explique de la même manière l'influence des constellations sur le monde. Les atomes de Démocrite deviennent des démons ou des esprits; c'est l'introduction de la cabale dans la physique.

Le cadre étroit dans lequel nous nous voyons à regret renfermés ne nous permet pas de donner de plus longues explications, mais ce que nous venons de dire suffira pour donner la clef de tous les systèmes médicaux du moyen âge, de toutes les opinions plus ou moins étranges des hommes qu'on s'est plu à regarder comme des insensés, parce qu'on n'a pas su retrouver le point de départ et reconnaître la filiation logique de leurs idées.

On pourra en juger par ces quelques extraits de Paracelse et de Van Helmont.

Paracelse, le *systematiseur* de toutes les fausses sciences, admet cinq espèces de causes morbifiques qu'il désigne par les expressions suivantes : *ens astrorum; ens veneni; ens naturale; ens spirituale; ens deale;* cette dernière est Dieu, dont il fait une cause agissante. Il est bon de remarquer que ce mot *ens* (1), traduit par *entité*, ne saurait être compris sans se reporter à ce que nous avons dit précédemment.

L'*archée* ou maître de l'estomac est le démon qui sépare le poison de l'aliment; il préside aux opérations alchimiques dans l'estomac. On lui donne aussi le nom de *nature.* Ce n'est autre chose que le *corps sidérique* de l'homme ou l'*esprit de la vie.*

C'est par les *signatures* ou *impressions* du corps sidérique ou spirituel qu'on arrive à connaître l'essence, la nature et les qualités d'un corps.

Le *paradigme* est l'image de l'objet terrestre dans le ciel. L'anatomie est la connaissance de cet objet. — La matrice est le *microcosme* du *microcosme :* c'est là l'idée de Platon en d'autres termes.

Isaac Hollandus et Basile Valentin avaient déjà prétendu que le sel, le soufre et le mercure sont les véritables éléments des choses : ces trois principes furent appliqués à la formation des corps par Paracelse.

Sa théorie pathogénique est presque entièrement chimique : les maladies résultent de l'effervescence des sels, de la combustion du soufre et de la coagulation du mercure.

Sa thérapeutique est entièrement fondée sur la cabale ou l'*harmonie* des astres avec les viscères, sur le diagnostic des paradigmes ou images astrales par le moyen des signatures ou impressions sidériques des plantes.

C'est Van Helmont qui a porté aux théories galéniques le dernier coup et le plus rude; ce réformateur, qui se vantait d'avoir démoli la science payenne, n'en a pas moins à son insu et malgré ses croyances catholiques édifié un système qui repose, comme celui de Paracelse, sur les conséquences de la théosophie orientale.

Il admettait aussi l'*archée* ou l'âme sensitive qui, au moyen du ferment, tire tous les corps de l'eau. Quand l'eau entre en fermentation, il se dégage une vapeur qu'il appelle *gaz,* expression qui est restée dans le langage scientifique. Il distingue le gaz de l'air. Il connaissait le *gaz sylvestre* ou acide carbonique et le gaz hydrogène.

Il désignait sous le nom de *blas* le principe du mouvement des étoiles qui a de l'influence sur les corps sublunaires. Le blas de l'homme c'est l'archée. — Il croyait à l'existence d'un remède universel qu'il appelait *liquor alkahest,* etc.; en faut-il davan-

____

(1) Van Helmont donne la maladie un *quodam* ens, etc.

tage pour justifier l'opinion que nous avons émise touchant les systèmes de Paracelse et de Van Helmont?

La plupart des écrits du moyen âge sont calqués sur les ouvrages grecs. — Les divisions sont les mêmes. Même méthode d'exposition, même ordre adopté pour l'étude des maladies. On suit toujours fidèlement la division anatomique en allant de la tête aux pieds; les différences sont établies d'après les qualités élémentaires, chaudes, froides, etc. — Il faut venir jusqu'à Félix Plater pour trouver un premier essai de classification. Cet auteur prend l'ensemble des symptômes pour base de sa classification.

SÉMÉIOTIQUE. — MÉDECINE PRATIQUE.

La séméiotique reste stationnaire entre les mains des successeurs de Galien. Chez les Arabes elle n'éprouve aussi que des changements à peu près insignifiants. Leur multiplication des symptômes et des signes conduisait nécessairement à une thérapeutique plus compliquée que celle des Grecs, et les avait obligés à des recherches de matière médicale et de pharmacologie. Ces recherches ont été productives. C'est aux Arabes que nous devons les purgatifs doux, la manne, le séné, la rhubarbe, le tamarin, les myrobolans, etc.; c'est dans leurs ouvrages qu'on trouve pour la première fois les mots *alcool*, *julep*, *sirop*, *looch*, *bézoard*, *camphre*. Quant à la séméiotique chirurgicale, elle ne fit aucun progrès chez eux, et cela tenait sans nul doute au peu de connaissances anatomiques qu'ils possédaient, leur religion s'opposant formellement à la dissection de cadavres humains.

La séméiotique a, comme toutes branches de l'art médical, subi l'influence pendant tout le moyen âge des fausses théories orientales. L'*ouroscopie*, la *sphygmomancie*, la *chiromancie* sont des divisions de la séméiotique qui prouvent par leur seule désignation combien cette science fut altérée par les rêveries des alchimistes et médecins théosophes.

Il faut arriver jusqu'à Forestus pour trouver quelque travail un peu marquant sur la séméiotique. On doit à cet observateur judicieux le meilleur traité d'ouroscopie pour le temps.

Joseph Struthius traita avec soin de la sphygmomancie. Il nomma *temps inférieur* le repos après la systole; *temps supérieur* le repos après la diastole.

Hercule Sassonia, professeur à Padoue, a écrit aussi sur le pouls. Il remarque que l'intermittence se rencontre souvent dans l'état naturel et n'est pas, comme le voulait Galien, toujours dangereuse.

Prosper Alpin, surnommé le père de la séméiotique, est celui qui a le mieux apprécié les travaux des auteurs grecs sur la symptomatologie.

La médecine et la chirurgie pratiques ont dû subir pendant le moyen âge des variations en rapport avec les théories régnantes. La substitution des pratiques religieuses ou des pratiques instituées par la cabale et le magnétisme aux moyens thérapeutiques enseignés par la véritable tradition médicale; c'est là le fait le plus remarquable du moyen âge.

Une autre raison qui n'a pas peu contribué à ébranler la médecine hellénique, c'est l'irruption des maladies nouvelles qui à des époques différentes sont venues jondre sur toutes les contrées de l'Europe.

Tout le monde sait que c'est aux écrivains arabes que nous devons la connaissance des fièvres éruptives, variole, rougeole et scarlatine. La variole a été pour la première fois décrite par Ahrun le plus ancien des auteurs arabes; Paul d'Égine son contemporain n'en parle nullement. La scarlatine se trouve inscrite dans le *canon* d'Avicenne entre la petite vérole et la rougeole. Ajoutons, cependant, que les Arabes ne parlent pas des fièvres éruptives comme de maladies nouvelles; ce qui porte à croire que ces fièvres existaient en Asie depuis un temps assez long.

Mais dans les quatorzième, quinzième et seizième siècles, de nombreuses maladies épidémiques vinrent fixer l'attention des observateurs: le scorbut, la syphilis, la coqueluche; la raphanie, les fièvres pétéchiales et toutes maladies qui ne se trouvent pas dans Galien , déconcertaient les médecins et concouraient à la chute du système.

Le moyen âge s'en était tenu pendant une longue suite de siècles à la pratique d'Avicenne, qui n'était que celle de Galien légèrement modifiée ; mais quand les traités originaux de la Grèce reparurent en Occident on en revint à la pratique d'Hippocrate. Pour ne citer qu'un fait, qui a eu assez de retentissement : c'était une règle donnée par Oribase, les Grecs modernes et les Arabes de saigner toujours du côté opposé à la maladie et le plus loin possible de son siége, pour ne pas attirer les humeurs sur la partie malade. Or nous avons vu qu'Hippocrate voulait qu'on saignât du côté douloureux et le plus près possible du siége du mal. On s'était conformé jusqu'alors au précepte des Arabes quand Pierre Brissot, dans une pleurésie, vint remettre en honneur l'ancienne méthode ; ce qui fit beaucoup de bruit. Les uns défendirent la règle des Arabes, les autres la règle d'Hippocrate, et ces derniers à la fin l'emportèrent, mais non sans beaucoup de peine et d'interminables discussions.

Plus nous nous rapprochons dans cette période de la grande réforme opérée par Bacon, plus nous voyons les médecins moins asservis au joug des anciens.

D'un côté Botal emploie la saignée dans des proportions démesurées. Il saigne dans toutes les maladies, même dans la fièvre hectique ; il saigne les viellards et les enfants ; répète la saignée quatre, cinq et six fois dans les maladies et tire chaque fois deux ou trois livres de sang.

D'un autre côté les médecins prescrivent, à l'instar de Paracelse, les médicaments chimiques tirés du règne minéral et les substituent aux médicaments simples spécialement tirés du règne végétal et préconisés par Galien.

ANATOMIE. — PHYSIOLOGIE. — SCIENCES ACCESSOIRES.

L'anatomie de Galien fut scrupuleusement conservée par les auteurs arabes, et cette conservation fait leur seul mérite, car ils ne rectifièrent aucune des erreurs que Galien avait commises.

Dans les auteurs grecs, successeurs immédiats de Galien, on ne cite que Théophile qui reconnut cinq os au métatarse là où Galien n'en avait reconnu que quatre.

L'anatomie resta donc stationnaire jusqu'au moment où un homme dont l'histoire a enregistré le nom avec honneur se livra publiquement à la dissection de cadavres humains. Cet homme était Mondini, professeur à Bologne en 1315.

Il publie un traité d'anatomie adopté dans l'enseignement jusqu'au seizième siècle ; mais il ne tire pas de la dissection humaine tout le fruit qu'on doit en attendre, et malgré les preuves matérielles que la nature lui met sous les yeux il reste invariablement attaché aux opinions de Galien, mais il marque une ère nouvelle. Au respect superstitieux pour les restes de l'homme, respect qui ne permettait aux Arabes les plus hardis que d'examiner la conformation des os épars dans les cimetières, va succéder une investigation anatomique qui dans son ardeur ne s'arrête pas à la mort, et se laisse entraîner jusqu'à usurper les fonctions du bourreau. Quand les anatomistes manquent de cadavres, ils prient les princes de leur accorder des criminels qu'ils font mourir à leur manière (avec de l'opium), pour les disséquer ensuite (1).

Dans cette carrière nouvelle se pressent en foule Gabriel Zerbi, A. Achillini, attachés tous deux à la méthode et aux préjugés de Mondini ; Jacques Béranger, de Carpi, qui fit ses premières démonstrations sur un cochon, et disséqua ensuite plus de 100 cadavres humains. On l'accuse même d'avoir ouvert des hommes vivants ; Jacques Dubois (Sylvius), maître de Vésale, le premier qui fasse mention de l'art des injections ; André Vésale, B. Eustache, Ingrassias, Fallope, Aranzi, Varole, et tant d'autres moins illustres qu'il serait trop long de citer.

Presque tous appartiennent à l'Italie par la naissance ou par les démonstra-

---

(1) Fallope, *De Humor. præter natur.*, cap. 41. p. 632.

tions qu'ils sont venus y faire pour y recevoir en quelque sorte leur consécration scientifique. Chose remarquable, les premiers qui ouvrirent des cadavres humains, et parmi eux nous citerons Sylvius, trouvant de la discordance entre ce qu'ils avaient sous les yeux et les descriptions de Galien, n'osèrent pas secouer le joug de l'autorité du maître. Ils aimèrent mieux considérer ce qu'ils voyaient comme une aberration de l'état naturel, comme une preuve de la dégénérescence de l'espèce humaine, que de porter atteinte à l'infaillibilité de Galien.

Vésale le premier osa lever l'étendard de la révolte, démontrer les erreurs de Galien et l'inconséquence des anatomistes qui, ayant sous les yeux la preuve des erreurs de ce maître, persistaient à les soutenir aveuglément. La vérité proclamée avec hardiesse par Vésale fit révolution, finit par triompher avec le temps, mais non sans avoir eu à lutter contre l'opposition suscitée chez son maître Sylvius par l'attachement à des opinions anciennes, ou par la jalousie, chez F. Puteus, de Verceil, qui, dans son ouvrage, s'efforce de prouver que Galien a réellement disséqué des cadavres humains, circonstance qui rendrait ses erreurs plus condamnables, et veut qu'avant d'admettre les découvertes de Vésale, on les dépose dans un édifice public pour y être soumises à un examen sévère.

Les travaux de ces grands hommes firent faire de grands progrès à l'anatomie et à la physiologie jusque-là stationnaires.

En ostéologie, la découverte de la structure de l'oreille interne, inconnue à Mondini et à ses imitateurs qui n'avaient jamais scié l'os temporal; de l'enclume et du marteau par Achillini en 1480; de la membrane du tympan par Bérenger de Carpi; du vestibule du labyrinthe par Vésale, de la trompe par Eustache, dont elle porte le nom, etc. Vésale démontre qu'il n'y a que trois pièces au sternum, contre Galien qui lui en avait accordé sept. Sylvius, fidèle à son système d'opposition, soutient que du temps de Galien les hommes, plus grands et plus gros, devaient en avoir sept, puisque Galien l'avait dit. Vésale encore découvre que le sacrum est composé de cinq et même de six pièces, qu'il n'y a pas d'os incorruptible dans le cœur, que les os du corps ne sont pas absolument dépourvus de moelle, rejette la grande courbure attribuée par Galien au fémur et à l'humérus, et découvre les cartilages d'incrustation. Ici il est attaqué encore par Sylvius.

En myologie, les fibres tendineuses, confondues par Galien avec les nerfs, sont restituées aux muscles et rapprochées de la nature des ligaments (Vésale).

Les fibres musculaires sont les seuls agents du mouvement; on ne peut admettre avec les anciens que les fibres obliques opèrent la rétention, et les fibres transversales l'expulsion (Fallope). Description plus exacte des muscles connus; découverte de muscles nouveaux. Nous ne pouvons entrer dans le détail de cette exposition.

En angéiologie ont lieu les découvertes les plus importantes : réfutation de Galien qui admettait la communication entre les ventricules par les porosités de la cloison; découverte ou description plus exacte des valvules aux orifices du cœur et de leur usage; soupçon et enfin découverte de la petite circulation, ou circulation pulmono-cardiaque, par Servet, 1553, revendiquée par Columbus, qui l'a exposée six ans plus tard. Découverte des valvules des veines ayant pour usage de s'opposer à la congestion du sang, dont le cours peut être dérangé par les mouvements dont les membres sont le siége. — Mais encore nulle idée de la circulation générale.—Système lymphatique déjà entrevu par Hérophile, faiblement perfectionné. Eustache découvre le canal thoracique chez le cheval, de couleur blanche, renfermant un fluide aqueux.

Splanchnologie. — Péritoine. Occupe beaucoup les anatomistes sans qu'ils puissent arriver à une description exacte. Estomac, rectification de l'erreur de Galien, qui admettait une glande destinée à fermer le pylore (Vésale). — Foie réduit à deux grands lobes avec un ou deux petits. —Intestins. —Description de leur membrane interne avec ses replis (Fallope).—Le cœcum n'est plus une espèce de second estomac. — Description plus exacte des reins et de la formation de l'urine (Bérenger, Eustache). — Organes génitaux. — Erreur qui admet la communication entre la cavité de la tunique vaginale et celle de l'abdomen par une ouverture qui ne s'oblitère jamais. — Analogie du clitoris avec le membre viril. — Persistance du préjugé ancien que les femmes ont de la semence aussi bien que les hommes. — Vésale décrit le médiastin ; tombe dans l'erreur en considérant comme ligaments du poumon les adhérences pleurétiques, pathologiques. — La caroncule lacrymale n'est plus considérée comme une seconde glande sécrétant les larmes.

Système nerveux. — Description plus exacte de l'intérieur et de la base de la portion encéphalique par les anatomistes qui y attachent leur nom. — La moelle se termine par un tubercule ovalaire vers la douzième vertèbre dorsale (Bérenger); la dure-mère a deux lames (Vésale, Massa). — Mais les ventricules du cerveau sont toujours le siège de la fabrication et de la conservation des esprits animaux. — Vésale réfute l'opinion que l'odorat a son siége dans la corne antérieure ; Servet pense que l'âme réside dans l'aqueduc de Sylvius. — Le nerf optique n'a pas la cavité que lui attribuait Galien (Vésale).

Parmi les sciences accessoires, nous ne voyons guère que la chimie, la pharmacie et la matière médicale qui s'enrichissent de quelques découvertes importantes dans le moyen-âge.

Les Arabes sont les premiers qui aient découvert le sucre. Le σάχχαρον des Grecs était une autre sorte de sucre qui ne ressemblait en rien à celui que nous connaissons aujourd'hui. Ils ont aussi les premiers indiqué plusieurs aromates : le musc, la noix muscade, le maris, les clous de girofle. Il se servaient de l'or et de l'argent en feuilles dans la préparation de plusieurs médicaments. Enfin ce sont eux qui ont aussi les premiers employé les médicaments chimiques. Il n'est nullement question de ces médicaments dans les livres grecs, dans Galien ou même dans les écrits qui datent du premier âge de leur médecine. L'Arabe Géber, qui vivait dans le huitième siècle, mentionne dans son ouvrage sur l'alchimie quelques préparations mercurielles, le sublimé corrosif et le précipité rouge, puis l'acide nitrique, l'acide nitro-muriatique, le nitrate d'argent, etc.

ENSEIGNEMENT ET EXERCICE DE LA MÉDECINE.

A partir de Galien, la médecine grecque déchut, et le niveau des sciences alla graduellement en s'abaissant jusqu'à la destruction de l'empire d'Orient. Paul d'Égine est le dernier médecin grec qui ait eu quelque célébrité. Il passait pour un accoucheur habile, et toutes les sages-femmes, qui seules à cette époque étaient en possession de la pratique des accouchements, venaient le consulter dans les cas difficiles.

Vers le milieu du cinquième siècle, l'Occident fut envahi par toutes les hordes barbares, les Huns, les Goths, les Suèves, et le flambeau des lumières s'éteignit complétement.

Des Grecs la science passa dans les mains des Arabes. Sapor Ier fonda l'école de Dschondisabour, où la médecine était enseignée par des professeurs nestoriens. Il y avait dans cette ville un hôpital public où les élèves étaient admis après avoir subi un examen. Plus tard s'éleva le collége de médecine de Bagdad. Les directeurs de ce collège examinaient les candidats à la profession médicale. Les califes établirent des hôpitaux et des pharmacies publiques pour favoriser l'étude de la médecine. Mais c'est en Espagne que la civilisation arabe acquit son plus haut degré de splendeur, sous le califat d'Abdalrahman, et ce pays s'en ressentit longtemps encore après la destruction de la puissance musulmane ; aussi garda-t-il plus longtemps que les autres contrées de l'Europe les préceptes de la médecine arabe.

Dès le seizième siècle, chez les chrétiens d'Occident, la médecine fut exercée par les moines comme une œuvre de piété et de charité. Ces moines n'avaient que des notions fort inexactes sur l'art de guérir; mais il est vrai de dire qu'ils avaient plus de confiance dans les prières et dans les pratiques religieuses que dans les moyens médicaux dont ils pouvaient disposer.

Les premières écoles de médecine que nous voyons apparaître chez les chrétiens dans le moyen âge sont celles fondées par les bénédictins dans le royaume de Naples et connues sous les noms d'écoles de Monte-Cassino et Salerne. Déjà brillante au huitième siècle, l'école de Salerne jouissait au onzième de la plus grande célébrité. Jean de Milan, directeur de cette école, a écrit en vers des principes de diététique qui ont été conservés. Dans le douzième siècle, Frédéric II décréta qu'aucun étudiant en médecine ne pourrait exercer dans le royaume de Naples sans avoir été examiné par le collège médical de Salerne. La faculté en le reconnaissant capable lui donnait le titre de *maître*, et les autorités lui délivraient un diplôme. Le titre de *docteur* existait déjà, mais servait à désigner un professeur public. L'élève devait consacrer d'abord trois ans à la logique, puis cinq ans à la médecine.

Vers le milieu du quatorzième siècle, l'école de Salerne était déchue de son ancienne splendeur et éclipsée par les écoles de Bologne et de Paris.

Les papes, et parmi eux au premier rang Honoré III, favorisèrent la formation d'un grand nombre de colléges et d'universités : écoles de Bologne, de Ferrare, Padoue, Pavie, Milan, Plaisance, etc.

Dans le douzième siècle fut fondée l'École de Paris, qui, dans le treizième, porta le nom d'*Université*, parce que le nombre des étudiants était si considérable qu'il surpassait celui des habitants, et que Philippe-Auguste fut obligé d'agrandir l'enceinte de la ville.

L'Université de Montpellier avait déjà acquis une célébrité extraordinaire vers le milieu du treizième siècle.

Sous l'influence du christianisme les hôpitaux se multiplièrent prodigieusement dans le moyen âge. Le nombre des léproseries devint à une époque véritablement effrayant. C'est surtout au retour des croisés d'Orient qu'on vit se former tous ces établissements publics.

Par suite de funestes préjugés auxquels l'Église eut la faiblesse de s'associer, la chirurgie subit dans le moyen âge une dépréciation telle qu'elle finit par tomber exclusivement dans les mains des barbiers et des baigneurs. La France eut la gloire de faire sortir la première, parmi toutes les nations de l'Europe, cette branche si intéressante et si utile de l'art de guérir, de l'état d'abjection où elle était réduite. Le collége de chirurgie de Paris fut fondé en 1271, et reçut en 1295 au nombre de ses membres Lanfranc de Milan. On jugera de l'état de pauvreté où était encore la chirurgie de cette époque en apprenant que le célèbre Lanfranc n'osait pratiquer ni le bubonocèle, ni la paracenthèse, ni la lithotomie. Mais l'enseignement chirurgical prit un grand éclat, environ un siècle plus tard, quand parut Gui de Chauliac, qui fut véritablement le restaurateur de la chirurgie. Remarquons qu'à cette époque il n'était pas encore question des plaies d'armes à feu, bien que la poudre à canon fût déjà connue. On ne parla de ces blessures dans les manuels de chirurgie que dans le courant du quinzième siècle.

Ce fut aussi dans le quinzième siècle que fut adoptée en France la coutume des Arabes de soumettre les apothicaires aux Facultés, et d'avoir des médecins salariés par l'État.

La découverte de l'imprimerie, la gravure sur bois donnèrent aux sciences physiques et médicales une impulsion toute nouvelle. On fit d'abord des planches représentant les plantes, et plus tard des planches anatomiques et des planches destinées à reproduire des instruments de chirurgie.

L'enseignement de la médecine se fit au moyen âge d'après les traductions arabes jusqu'à la prise de Constantinople par les Turcs en 1453; pendant toute cette période on ne voyait plus en Occident de livres grecs ou latins. C'est à cette époque seulement, à la renaissance, que quelques médecins sortis de Constantinople en répandirent en Italie, en France et en Allemagne. On consulta de nouveau les livres grecs, et l'on put rectifier les altérations que les Arabes y avaient introduites. De nouvelles écoles grecques hippocratiques et galéniques se formèrent au seizième siècle par les travaux de Léonicenus, Thomas Linacer, Gautier d'Andernach, Jean

Hagenbut, Jean de Gorris, Jacques Houllier, Louis Duret, Anuce Foës, Jean
Lange, etc. Mais tous ces commentateurs habiles ne purent tirer quelque chose
de nouveau des Grecs, quelque chose d'important omis par les Arabes.

Cependant une réaction, à la tête de laquelle marchait Pierre de la Ramée, se
manifesta contre la scolastique et contre la médecine des Arabes. Jean Fernel,
Rosenstein et Sylvaticus s'efforcèrent de faire disparaître les contradictions qui
pouvaient exister entre la science arabe et la science grecque ; mais malgré
toutes leurs savantes recherches la médecine grecque dut bientôt tomber sous
les coups de Paracelse et de Van Helmont.

CHAPITRE III.

MÉDECINE MODERNE, DU SEIZIÈME AU DIX-NEUVIÈME SIÈCLE.

Nous avons dit précédemment quel a été le caractère général de la médecine
ancienne, quel a été le caractère général de la médecine du moyen âge. Nous devons dire maintenant quel est le caractère de la médecine moderne.

Donner l'explication des phénomènes de la nature ou travailler à la recherche
des causes premières : telle a été la tendance générale imprimée par la philosophie ancienne aux études scientifiques. Négliger les causes premières qui nous
seront toujours dérobées, pour ne nous occuper que des rapports des phénomènes
entre eux, de leurs analogies et de leurs différences, afin de les rapprocher, de
les grouper et de les classer, de saisir, s'il est possible, la loi de leur succession
ou même de leur génération : tel est le but que doit se proposer la science moderne ou la science chrétienne.

Cette tendance nouvelle de la science ne pouvait avoir lieu qu'à l'aide d'une
méthode philosophique nouvelle. A Bacon appartient la gloire d'avoir indiqué
cette méthode : la méthode inductive.

Est-ce à dire, pour cela, que dans la multitude de travaux scientifiques mis au
jour depuis Bacon, nous trouverons toujours le caractère de la philosophie nouvelle? Non assurément : ce qu'il faut attribuer à l'influence toujours existante de
la philosophie ancienne et même de la théosophie orientale, ce qu'il faut rapporter aussi à l'influence de l'hypothèse cartésienne sur la cosmogonie et la physiologie, hypothèse donnée par Descartes avec l'esprit de la philosophie nouvelle,
c'est-à-dire comme une simple et pure hypothèse sans importance, et recueillie
par ses successeurs avec l'esprit de la philosophie ancienne, c'est-à-dire comme
une incontestable vérité.

PHILOSOPHIE. — THÉORIES MÉDICALES. — GÉNÉRALITÉS.

L'hypothèse cartésienne étant la source de presque toutes les théories médicales des dix-septième et dix-huitième siècle, c'est par elle que nous devons commencer l'exposé succinct de ces théories.

Descartes admet Dieu comme cause première des phénomènes, la cause secondaire ou prochaine réside dans la diversité de forme et le mélange de la matière.
Les atomes ou éléments primitifs des corps sont de deux sortes : les uns sphériques plus gros, les autres anguleux qui remplissent les intervalles que laissent entre eux les premiers, autour desquels ils tournent sans cesse et forment des tour-
billons. Bien que Descartes considérât l'âme comme une substance immatérielle
et différente de la matière corpusculaire, il ne laissait pas que de lui assigner dans
le cerveau un siége précis, la glande pinéale. Il expliquait les fonctions soit par la
fermentation au moyen de l'éther substitué au gaz de Van Helmont, soit par l'application des principes de Démocrite qui lui avaient suggéré sa théorie des cribles.

Le système chimiatrique de Sylvius repose bien évidemment sur les idées de
Descartes et de Van Helmont, c'est l'application la plus exclusive qui ait jamais été

faite de la chimie à la médecine, application qui a eu dans la pratique des conséquences désastreuses. Pour Sylvius tout est fermentation : les maladies tiennent à deux principes, l'âcreté acide, l'âcreté alcaline. La plupart des maladies sont dues à l'âcreté acide (les fièvres, les phlegmasies, etc.), quelques-unes à l'âcreté alcaline. Quant aux affections nerveuses, elles sont causées par l'action irritante sur les nerfs de vapeurs également acides ou alcalines.

Sylvius réduisait le corps à un appareil chimique ; l'école iatro-mathématique en fit un appareil hydraulique ; elle appliqua le calcul à l'étude des fonctions et des troubles morbifiques.

Les causes qui concoururent à l'établissement de ce système sont la découverte de la circulation du sang, la propagation de la philosophie cartésienne, les expériences de Sanctorius sur la transpiration, les travaux en physique, notamment ceux de Galilée ; la découverte des lois de l'attraction par Newton. Borelli fut le fondateur de cette école, qui compta de nombreux et illustres partisans. Les uns furent des mécaniciens purs ; les autres, comme Sauvages, Boerhaave, Hoffmann, admirent les principes de l'école iatro-mathématique dans l'explication des phénomènes physiologiques et pathologiques, consécutivement à l'action première d'une force ou d'un principe vital. C'est par la filtration des humeurs, par la pression exercée sur les parois des vaisseaux, par la stagnation des liquides, par l'attraction moléculaire à laquelle on appliquait, bien à tort sans doute, les formules de l'attraction des corps à de grandes ou à de moyennes distances, c'est par toutes ces interprétations mécaniques, dis-je, des phénomènes de la nature, qu'on expliquait les troubles morbifiques. Pitcarn, Cole et Keil, par l'application à l'étude des fonctions, des lois de la statique et de l'hydrodynamique ; Jean Bernoulli, par l'usage qu'il fit pour cette étude du calcul intégral et différentiel, donnèrent au système iatro-mécanique une apparence d'exactitude si séduisante qu'elle lui attira une foule de sectateurs.

Jusque-là le développement de l'hypothèse cartésienne n'avait eu lieu que pour une de ses parties : la partie matérielle ou la théorie corpusculaire. La partie spirituelle de l'hypothèse donna lieu plus tard aux systèmes dynamiques. Le stahlisme en est une des plus importantes déductions.

Stahl ne reconnaît d'autre force ou cause de mouvement dans le corps que l'âme : c'est l'âme qui préside directement et sans l'intervention d'aucune force secondaire à l'accomplissement de toutes les fonctions, de tous les phénomènes vitaux, de toutes les maladies. Le moyen dont l'âme se sert, c'est le mouvement de tension ou de relâchement des parties molles, la *tonicité* (1). La principale cause des maladies, c'est la pléthore ; elles résultent immédiatement de la dilatation ou du rétrécissement des vaisseaux, et par suite de l'accumulation du sang dans les parties malades. La nature, prévoyante et curative, agit en sens contraire de la maladie ; elle détermine les hémorrhagies, toutes les excrétions par le mouvement tonique des parties, dans le but d'arriver à la guérison du mal. Il faut donc la contrarier le moins possible dans le traitement. L'expectation est la meilleure médecine. L'association des théories chimique ou mécanique avec la théorie spirituelle de Stahl forma un éclectisme qui fut adopté par Georges Cheyne, Bryan et Robinson, Boissier de Sauvages, etc.

Le système de Frédéric Hoffmann est une combinaison de la théorie Stahlienne, des idées chimique et iatro-mécanique et d'une hypothèse empruntée aux monades de Leibnitz.

Les phénomènes physiologiques et pathologiques s'expliquent par les lois de la chimie et de la mécanique : l'âme n'intervient pas directement et par elle-même dans la production de ces phénomènes, mais au moyen d'une force secondaire, l'âme sensitive, qui n'est autre chose qu'un fluide éthéré ayant pour siège le système nerveux. Ce fluide éthéré si subtil est composé de molécules ayant chacune

---

(1) Cette tonicité de Stahl n'était autre chose que l'irritabilité de Glisson, irritabilité dont Stahl ne voulait pas faire une force propre à la matière.

l'idée du mécanisme et de tout l'organisme. L'hypothèse du fluide éthéré de Hoffmann, celle des monades de Leibnitz proviennent évidemment des idées théosophiques.

Un argument puissant avait été soulevé contre la théorie de Stahl : l'âme n'intervient pas directement et par elle-même dans la production des actes organiques, puisque ces actes existent aussi bien chez les animaux et sur les plantes que chez l'homme. Il y a une force intermédiaire. Quelle est cette force? Est-elle universelle ou propre et indépendante pour chaque partie?

Glisson, le créateur du mot *irritabilité* et le véritable fondateur du vitalisme moderne, avait admis cette force par suite de ce raisonnement : Dieu, dit-il, a créé tout à son image, tout parfait et bon. Il a donc donné l'activité à la matière, autrement un manque de réalité serait émané de Dieu qui est la source de toute réalité.

En 1739, Haller reconnut à la fibre musculaire trois forces : la *morte*, l'*intégrante*, la *nerveuse*. La morte, c'est l'élasticité. L'intégrante, c'est l'irritabilité qui est différente de la force que le muscle reçoit par le nerf. Cette irritabilité ne peut agir longtemps sans la force nerveuse ; elle ne se conserve que peu de temps après la mort, se manifestant par des oscillations alternatives. La *sensibilité* est une force propre aux nerfs ; elle est pour ces derniers ce que l'irritabilité est pour les muscles. En 1752 Haller étendit l'irritabilité à tous les tissus. Fabre en fit l'application à la théorie de l'inflammation.

Plusieurs systèmes médicaux furent établis sur cette force. — *Théories nerveuses*: de Cullen où la fièvre est attribuée au spasme de la peau et à la réaction vitale qui en est la suite ; de David Macbride, qui donne plus d'importance que Cullen aux changements immatériels de la force nerveuse et à l'influence de l'âme, de Gregory, Vacca Berlighieri etc. Gorter, le prédécesseur de Brown et de tous les partisans de la théorie de l'excitement, reconnaît une force spéciale ayant son siége dans toutes les parties, distincte des esprits vitaux ou du fluide nerveux, distincte aussi de l'élasticité, de l'irritabilité hallérienne et de toute force mécanique.

Bordeu accorde la tonicité stahlienne au tissu cellulaire. La maladie n'est qu'une exaltation des forces de la vie.

Barthez est plus explicite que Bordeu : il admet un principe vital, la cause inconnue, dit-il, des deux forces la sensibilité, la contractilité, dont il multiplie singulièrement les variétés. Ce principe vital ne peut s'expliquer par les forces chimiques ou mécaniques ; il n'est pas sous la dépendance immédiate de l'âme. Les maladies sont les suites ou les conséquences des affections de ce principe ; ce qui veut dire que Barthez avouait sa complète ignorance sur ce point. Mais si cette définition n'avait pas de valeur comme affirmation, elle en avait une grande comme négation.

La découverte des phénomènes du galvanisme, de l'électricité, du magnétisme, conduisit les physiologistes à tenter des expériences sur l'homme et les animaux, à l'effet de déterminer si les esprits vitaux, le fluide nerveux, ne seraient pas de même nature que le fluide électrique. On reconnut que l'application répétée de ce fluide sur les organes finissait par épuiser l'irritabilité, la névrosité. Brown s'empara de ce fait et renouvela par une théorie nouvelle la dichotomie ancienne du méthodisme. La vie est le résultat de l'action des stimulants ; la faculté d'en sentir l'impression est l'excitabilité ; tous les agents mis en contact avec elle augmentent cette excitabilité. L'incitabilité ou la faculté qu'a l'organisme d'être excité s'épuise par sa mise en action trop forte ou trop prolongée ; de là la faiblesse indirecte. L'incitabilité s'accumule au contraire par le défaut ou l'absence des stimulants ; de là la faiblesse ou asthénie directe dans laquelle les plus légers stimulants produisent une grande incitation. Les maladies sont produites par un excès ou un défaut d'excitabilité ; de là les deux diathèses sthénique et asthénique. Presque toutes les maladies entraînent bientôt l'asthénie ; la classe la plus nombreuse est celle des maladies asthéniques. Le système de Brown eut un grand retentissement ; il s'étendit bientôt en Europe et fut profondément modifié en Italie par Rasori, Buffalini, Tommasini, Rolando, etc. Cette modification fut appelée doctrine du contre-stimulisme ; elle ouvrit la voie à des recherches importantes en thérapeutique qui durent encore aujourd'hui. L'action première des agents morbifiques n'est pas toujours stimulante : il y a des contre-stimulants. — Les maladies ne sont pas, comme le professe Brown, presque toutes des asthénies ; la faiblesse indirecte n'existe pas ; les maladies sthéniques conservent pendant toute leur durée leur caractère sthénique. — La diathèse qui suit l'action des agents morbifiques ne participe pas toujours de la nature de ces agents : des causes déprimantes, le froid, les affections morales tristes, etc, peuvent amener des maladies sthéniques.

S'il est un système médical qui semble par son excentricité s'éloigner de tous les systèmes connus, c'est bien assurément celui de Hahnemann. Quelle est donc la pensée qui l'a enfanté ? Au premier abord cette doctrine ne paraît pas provenir comme toutes les autres de la considération des causes prochaines, puisque Hahnemann prétend qu'il ne faut pas en tenir compte ; mais si nous voulons bien croire aux propres paroles de l'auteur, nous verrons que sous ce rapport son système ne fait point exception à la règle générale.

La maladie étant considérée comme un effort de la nature pour se débarrasser d'un principe morbifique, l'ensemble des symptômes n'est que l'expression de cet effort, et en donnant au malade un médicament qui augmente ces mêmes symptômes, on favorise le procédé de la nature et on accélère la guérison. Le médicament doit être donné à très-faible dose, car il agit sur des parties déjà affectées, et ne doit pas avoir beaucoup de force pour surpasser la maladie. Telle est l'idée qui, au dire de Hahnemann lui-même, a donné lieu à la *doctrine homœopathique*. Les doses homœopathiques sont infinitésimales ; ce sont des millionièmes de milligramme.

La méthode analytique enseignée par Bacon devait naturellement appeler les observateurs à l'étude des organes malades, à l'étude aussi des deux expressions pathogéniques ordinaires, des maladies aiguës ou chroniques, la fièvre et l'inflammation. De là l'ensemble des recherches anatomo-pathologiques commencées avec tant d'éclat par Bonnet et Morgagni, et continuées sans interruption jusqu'à nos jours ; de là également l'examen approfondi des phénomènes physiques de l'inflammation, par Fabre, Hunter, Thomson, etc.

La division et la localisation, si je puis m'exprimer ainsi, des propriétés vitales dans les tissus ou les différents systèmes organiques par le créateur de l'anatomie générale, l'illustre Bichat ; les travaux de Marcus et de plusieurs autres pathologistes sur les forces intimes ou élémentaires des parties vivantes ; la sensibilité, la contractilité, la force de nutrition ou de composition, et enfin les recherches antérieures sur les caractères de l'inflammation : voilà les données sur lesquelles Broussais a édifié la doctrine de l'irritation ou la *médecine physiologique*. Il est inutile de nous y arrêter ; le temps nous manque et nous dépasserions les limites que nous nous étions imposées. La médecine de Broussais est connue de tout le monde.

Quant aux prétendues *médecines organiques* où la lésion morbide est considérée comme une *cause* et le symptôme comme un *effet*, où l'unité maladie n'a pas même été respectée, ce ne sont pas là des systèmes, mais une erreur de logique ; c'est l'anatomie pathologique détournée de son sens naturel. Telle n'était pas la pensée de son illustre créateur Morgagni, qui s'efforçait toujours de remonter à la cause première des lésions qu'il rencontrait sur les cadavres. Au surplus nous renvoyons pour ces considérations à la pathologie générale.

Nous n'avons plus qu'un mot à dire des essais de classification.

Le premier est celui de Sauvages, fondé sur les symptômes ; d'autres reposent sur les causes. Pinel n'a pas adopté un principe uniforme de classification. Les considérations anatomiques ont été mises en avant pour rapprocher des entités morbides parfaitement dissemblables. Le plus grand nombre des auteurs modernes ont avec Bayle et Laënnec pris l'anatomie pathologique pour base de leurs divisions nosologiques. Enfin il n'existe pas encore ce que Sydenham désirait tant, une *méthode naturelle* appliquée à la coordination des maladies.

SÉMÉIOTIQUE. — MÉDECINE PRATIQUE.

La séméiotique s'est particulièrement enrichie de découvertes nouvelles et d'une extrême importance depuis deux siècles et demi ; il nous serait impossible de les mentionner toutes, ce serait d'ailleurs nous exposer à des répétitions inutiles. Elles se trouveront naturellement consignées dans le courant de l'ouvrage (voir SÉMÉIOTIQUE. — PATHOLOGIE INTERNE, EXTERNE. — OBSTÉTRIQUE).

L'art sphygmique au dix-huitième siècle a fait l'objet d'importants travaux de la part de Floyer, Solano de Lurques, Fouquet.

Dans le dix-huitième siècle encore la séméiotique de la poitrine a fait un progrès immense par la découverte d'Avenbrugger, et de nos jours par celle de Laënnec.

La séméiotique de l'abdomen doit à M. Piorry le plessimètre, moyen précieux d'arriver à l'appréciation des tumeurs ou collection de liquides dans la cavité abdominale.

La séméiotique des liquides est une partie neuve en quelque sorte, entièrement due aux progrès de la chimie moderne et à l'emploi du microscope.

La médecine pratique a fait, quoi qu'on en ait dit, un grand pas depuis Paracelse.

Ses progrès sont innombrables : il suffira à nos lecteurs pour s'en convaincre de jeter les yeux sur notre pathologie et de la comparer aux extraits de la pathologie ancienne que nous avons donnés dans le chapitre Ier et II de cette esquisse historique.

Voici quelles sont les sources de ces progrès :

1° Les découvertes nouvelles en séméiotique qui ont appris surtout à bien distinguer le siége des maladies. La moderne acquisition des signes physiques est encore l'un des résultats de la tendance imprimée à nos recherches par la méthode philosophique de Bacon.

2° Les maladies nouvelles qui s'étaient déclarées sur la fin de l'époque précédente et qui ont provoqué des recherches nouvelles en thérapeutique.

3° L'introduction de nouveaux médicaments comme l'ipécacuanha, le quinquina, qui ont été l'objet de travaux si multipliés.

4° Enfin les études pratiques des grands maîtres en clinique, Sydenham, Baglivi, Stoll, qui nous ont conservé la médecine traditionnelle, après lui avoir donné la sanction de leur vaste expérience.

ANATOMIE ET PHYSIOLOGIE. — SCIENCES ACCESSOIRES.

Découverte de la circulation du sang par Harvey, 1619. Cette découverte, qui devait exercer une si grande influence sur les théories et la pratique de la médecine, ne fut point comme tant d'autres due au hasard. Elle fut inspirée par celles des anatomistes du seizième siècle, et en particulier par la connaissance des valvules des veines à laquelle Harvey avait été initié par Fabrice d'Acquapendente. Harvey rencontra, comme Vésale, une vive et longue opposition suscitée par les mêmes passions : les hommes seuls avaient changé. La découverte de Harvey est complétée par Malpighi qui démontre pour la première fois (1661), à l'aide du microscope, la communication entre les artères et les veines, et surtout par Leuwenhoek qui, après avoir combattu en 1686 le passage direct du sang des artères dans les veines, parvint à voir avec son microscope perfectionné la circulation jusque dans les plus petits vaisseaux capillaires.

La circulation acceptée, on s'occupe de décrire plus exactement le système circulatoire, de rechercher la cause du mouvement du sang. Descartes l'attribue à la force expansive du sang, à son effervescence dans le cœur ; Borelli à la contraction musculaire, et le soumet aux lois de la statique et de l'hydraulique sans avoir égard à la force vitale. Dionis compare cet appareil à la machine de Marly, Senac admet encore comme cause du mouvement les esprits vitaux ; Haller proclame la doctrine de l'irritabilité, indépendante de l'âme et des esprits vitaux, inhérente à l'organisation de la fibre musculaire. On évalue la quantité du sang en circulation au 2° du poids total de l'individu. Bellini signale le ralentissement de la circulation dans les vaisseaux capillaires; d'où les obstructions et congestions : c'est la source de la théorie de l'inflammation.

Recherches sur la structure du poumon et la respiration. J. Faber, en 1624, prouve que l'air ne passe pas du poumon dans le cœur.

Malpighi (1661) annonce la structure vésiculeuse du poumon.

J. Mayow (1668). Traité sur la respiration, où on trouve le germe des opinions modernes. — L'oxygène de l'air, dont Bathurst et Hensdaw avaient déjà reconnu l'influence (1654), a dans la respiration la même action que dans la combustion des corps.

Vaisseaux lactés découverts par Aselli de Crémone (1622) par hasard, en faisant des recherches sur un chien vivant qui venait de manger, quatre ans plus tard cherchés et trouvés chez un supplicié, qu'on avait fait manger copieusement avant la mort.

Canal thoracique découvert par Pecquet (1647). Cette découverte, qui a fait beaucoup moins de bruit que celle de Harvey, a opéré une révolution que celle-ci n'avait pu opérer; elle a détruit l'idée ancienne que le chyle était porté au foie pour y être transformé en sang (1653). Système lymphatique revendiqué par Bartholin et Rudbeck.

Glandes. — Conduits excréteurs. Warthon.

Schneider applique ces découvertes à la description de la muqueuse nasale qui a retenu son nom, indique la source du mucus nasal et des humeurs qui s'écoulent du nez, dans le coryza.

Système nerveux. — N'est l'objet d'aucune découverte importante jusqu'à Gall. — Il y a seulement des descriptions plus complètes de la masse encéphalique par T. Willis, Vieussens. — Le fluide nerveux est toujours le véhicule des esprits animaux. Burrhus (1669) analyse chimiquement le cerveau. Parlerons-nous de Descartes, qui place le siège de l'ame dans la glande pinéale? La parodie de Voltaire nous dispense de dire ce que nous en pensons. Gall considère le système nerveux central comme une série de ganglions. — Il localise dans l'encéphale les diverses facultés. M. Magendie découvre le liquide encéphalo-rachidien, détermine les usages de la cinquième paire, indique après C. Bell l'origine des nerfs du mouvement et du sentiment, etc.

Génération. — Ici la révolution est complète, l'espace dans lequel nous sommes restreints ne nous permet pas d'exposer toutes les découvertes qui ont été faites. Signalons seulement la découverte des animalcules spermatiques en 1677, par un étudiant de Leyde, qui les montra à Leuwenhoeck, qui bâtit sur leur existence une théorie nouvelle.

Dans notre siècle nous trouvons :

La division de l'anatomie, par Bichat, en générale et descriptive; le traité des membranes où il expose les séreuses et leurs fonctions;

L'Anatomie comparée de Cuvier, déjà indiquée par Aristote;

L'Anatomie topographique ou des régions, qui, sans s'occuper des appareils ou de leurs fonctions, met sous les yeux du chirurgien le tableau des parties que son bistouri doit rencontrer. Créée par Dessault à la fin du dix-huitième siècle, elle enfante dans le nôtre des traités spéciaux (Blandin, Velpeau);

L'Anatomie pathologique (non pas comme une création nouvelle); on en trouve les éléments dans tous les traités de pathologie, et en particulier dans Morgagni, dans le sepulcretum anatomicum de Bonnet; mais cultivée avec plus d'ardeur, elle forme l'objet d'un enseignement spécial à la Faculté.

Les sciences accessoires dans cette période, surtout depuis la fin du dix-huitième siècle, arrivent promptement au degré de perfection où nous les voyons aujourd'hui, et viennent prêter leur concours à la médecine pour éclairer la physiologie, la pathologie et la thérapeutique.

Notons seulement les découvertes les plus importantes :

En physique, le galvanisme, l'électricité, le magnétisme, l'électro-magnétisme.

Tous les instruments, si utilement employés chaque jour dans l'étude des phénomènes organiques, instruments qui permettent d'apprécier, avec une rigueur pour ainsi dire mathématique, les divers degrés de température et d'humidité des corps : le thermomètre et l'hygromètre.

Le baromètre, dont les variations sont si souvent en rapport avec des changements remarquables dans l'état des malades.

L'aréomètre, destiné à nous donner le poids comparatif des liquides, instrument si utilement employé dans ces derniers temps au perfectionnement de la séméiologie urinaire.

Le microscope, qui a déjà produit des résultats si féconds par son application à l'étude des sciences anatomiques et physiologiques, à la pathologie humaine et comparée, à l'étude des liquides organiques, du sang, du lait, de l'urine, etc., instrument précieux, qui peut encore dans des mains exercées rendre d'immenses services.

L'optique, si bien perfectionnée par les modernes, a créé les lunettes usuelles à différents foyers, de manière à satisfaire aux différentes altérations de la vue.

Les progrès de la mécanique ont été utiles à la médecine, en perfectionnant les instruments de chirurgie, les bandages herniaires, les appareils orthopédiques, etc.

En chimie, ce serait une énumération trop longue que celle des découvertes modernes. Cette énumération comprendrait toute la chimie, car on peut dire que cette science n'existe réellement que depuis les admirables travaux de Lavoisier. Chaque branche de la médecine a fait d'immenses progrès par suite des découvertes chimiques. La thérapeutique n'a-t-elle pas gagné l'iode, le sulfate de quinine et tant d'autres substances précieuses ? La toxicologie, science neuve et due en grande partie aux travaux de M. Orfila, ne repose-t-elle pas sur la chimie ? et la séméiotique, l'hygiène, toutes ces divisions de la médecine ne font-elles pas sans cesse des emprunts à la chimie ?

En histoire naturelle, les classifications zoologiques, botaniques, minéralogiques. — Les travaux de Cuvier en zoologie, de Linnée, Tournefort, Jussieu en botanique, de Haüy en cristallographie. — Les études intéressantes des animalcules microscopiques, de l'*acarus scabiei* si bien figuré par Cestoni, perdu pour les savants pendant longtemps, puis miraculeusement retrouvé de nos jours. — Les descriptions des helminthes par Bréda, Bremser, etc.

Nous n'en finirions pas si nous voulions signaler toutes les découvertes importantes faites dans les sciences auxiliaires depuis la grande réforme philosophique opérée par Bacon.

ENSEIGNEMENT ET EXERCICE.

Depuis Van Helmont jusqu'à la fin du dix-huitième siècle, l'enseignement de la médecine proprement dite est donné par les écoles de Paris et de Montpellier, par les universités d'Italie, de Leyde en Hollande, d'Allemagne, d'Édimbourg, etc. Nous ne répéterons pas ici les noms des professeurs célèbres qui les illustrèrent : ils ont été donnés plus haut. Mais ce que nous devons signaler comme un trait caractéristique de cette époque, c'est la soif de la science qui amène à leurs leçons des étudiants venus de contrées lointaines, c'est la persistance du séjour qu'ils y font jusqu'à ce que, entièrement initiés à la doctrine du maître, ils puissent la reporter dans leur patrie.

À côté de l'enseignement officiel s'élève presque toujours un enseignement particulier, suivant rarement la même voie, prêchant le plus souvent la réforme. Il est digne de remarque que la plupart des découvertes dont s'est enrichie la science sont étrangères aux Facultés qui, en revanche, ont lutté avec acharnement contre leur admission, les ont proscrites comme hérésies. Cette tendance du corps enseignant et des praticiens qui en sont sortis à repousser toute découverte qui renverse les idées reçues n'est point propre à cette période, ni à la médecine ; mais dans cette période elle s'attaque aux découvertes de Vésale et d'Harvey, à l'émétique et au quinquina, à l'inoculation et à la vaccine.

Des instituts cliniques sont fondés à Vienne, et bientôt en Italie et en France.

L'enseignement de la chirurgie n'est point admis dans l'Université, n'est pas soumis à un ordre régulier.

L'école de chirurgie concourt avec la publication des fameux mémoire de l'Académie royale de chirurgie à vulgariser les connaissances chirurgicales. Les chirurgiens des hôpitaux (J.-L. Petit, Dessault) admettent des élèves qui leur restent attachés, deviennent leurs adjoints, et enfin leurs successeurs. Les maîtres prennent des apprentis ; quelques-uns ne démontrent qu'une spécialité ; enfin quelques branches ne s'enseignent pas publiquement et restent secrètes dans certaines familles : ainsi la chirurgie herniaire dans celle des Co lot ; la lithotomie dans celle des frères Cosme, dont le dernier héritier, Souberbielle, est mort il y a plusieurs années.

L'exercice suit le destin de l'enseignement.

Le médecin, reçu docteur avec solennité, formule en latin, se renferme rigoureusement dans son domaine ; croirait déroger en touchant une lancette, et par le retard que l'absence du chirurgien apporte à l'exécution d'une saignée prescrite, laisse parfois échapper l'occasion de sauver *le malade.*

Le chirurgien exerce agrégé par le collège de chirurgie. C'est le maître breveté pour la démonstration dans les camps et armées de sa majesté par les princes et même par de simples seigneurs ; ou bien simplement reçu par les lieutenants du premier chirurgien du roi. — Quelques uns comme les barbiers se passent de toute espèce de réception.

La révolution française, en faisant table rase, reconstruisit tout sur de nouvelles bases. Elle appliqua à la médecine, par la constitution de l'école de santé, le principe de l'unité. L'homme qui se voue à l'art de guérir doit embrasser dans ses études l'ensemble de toutes les connaissances qui s'y rattachent. Quatre années y sont consacrées, après lesquelles il reçoit le diplôme de docteur, et exerce la médecine et la chirurgie. — Malheureusement on a conservé, sous le titre d'officiers de santé, les chirurgiens brevetés des siècles passés ; comme ces derniers ils peuvent étudier sous un docteur pendant six ans ; et ensuite ils exercent avec des restrictions, il est vrai ; espérons que la loi si impatiemment attendue, sur l'enseignement et l'exercice de la médecine, fera disparaître ce dernier vestige des temps de barbarie, et ne nous donnera qu'une classe de médecins, comme il n'y a qu'une classe de malades !

Depuis vingt ans environ, les anciennes spécialités chirurgicales reparaissent. On en voit même qui étaient inconnues aux anciens, l'orthopédie, la lithotritie.

Il resterait à parler des rapports du médecin avec les institutions sociales. Ces rapports concernent surtout l'hygiène publique et la médecine légale.

Les questions d'hygiène publique ont été jusqu'à présent soumises au conseil de salubrité et à l'académie nationale de médecine, qui étaient et restent encore aujourd'hui chargés de les résoudre.

Les questions de médecine légale, confiées dans les grandes villes à des médecins spéciaux, sont abandonnées, dans les campagnes et les villes secondaires, à des mains inexpérimentées. Il y a sans contredit ici de larges réformes à introduire dans la nouvelle loi sur l'exercice de la médecine.

Nous terminerons cette introduction historique par quelques propositions générales :

I. — Les hypothèses sur les phénomènes physiologiques ou pathologiques sont utiles, en ce qu'elles ouvrent des voies nouvelles à l'observations.

II. — Il faut bien se garder de prendre jamais ces hypothèses pour des vérités, ou d'en accepter, sans contrôle, toutes les conclusions pratiques.

III. — L'essai, sur les malades, des moyens thérapeutiques nouveaux que les hypothèses découvrent, doit être fait avec infiniment de précaution, de prudence, et toujours dans des cas pratiques où la médecine traditionnelle est convaincue d'insuffisance. Il est sage de commencer les médications nouvelles, quand l'agent thérapeutique est doué de propriétés actives, par des doses toujours faibles, de les augmenter graduellement et de s'arrêter dès que se manifestent les moindres signes d'intoxication.

IV. — Si le succès répété, constaté par des relevés statistiques nombreux et exacts, proclame la supériorité d'une méthode thérapeutique, cette méthode a le droit à prendre sa place dans la médecine pratique ; mais à la condition qu'elle se détache de la théorie qui lui a donné naissance.

V. — Le seul et unique moyen d'arriver à faire quelque chose d'utile en médecine, c'est d'établir une méthode naturelle dans le classement des maladies et d'arriver au moyen de l'induction, par la considération des analogies et des différences que ces maladies nous présentent, à construire une hypothèse qui, même fausse, n'en aura pas moins le mérite de nous fournir des données nouvelles dans la pratique.

—

CHIMIE.

PREMIÈRE PARTIE.

CHIMIE INORGANIQUE.

CHAPITRE PREMIER.

NOTIONS PRÉLIMINAIRES.

La chimie est une science tellement vaste, qu'il est bien difficile d'en donner une définition rigoureuse. Elle présente avec la physique de nombreux points de contact, et ce n'est que par l'appréciation exacte des phénomènes qui appartiennent à l'une ou à l'autre de ces sciences que l'on parvient à les distinguer et à préciser l'objet de la science qui doit nous occuper ici.

Lorsque l'on frotte un morceau de résine ou de verre avec une étoffe de laine ou de soie, ces corps acquièrent bientôt des propriétés nouvelles ; ils attirent alors les corps légers que l'on approche d'eux. Abandonnés à eux-mêmes, ils perdent cette propriété attractive, sans que pour cela leurs poids et leurs autres caractères aient été changés : c'est là un phénomène physique. Si l'on aimante un barreau d'acier, on lui donne la propriété d'attirer le fer, et comme dans l'exemple précédent, la matière qui le compose n'a subi aucune altération : voilà encore un phénomène de physique. Quand on expose à l'air humide un morceau de fer, il ne tarde pas à se transformer en une matière jaune rougeâtre, son poids est augmenté, et alors il est impossible de reconnaître dans ce nouveau corps les propriétés du fer qui lui a donné naissance, sa matière a donc subi une altération : c'est là une action chimique. De même enfin, si l'on chauffe ensemble du soufre et du cuivre, il se produit une substance qui ne ressemble en rien aux corps qui l'ont formée ; il y a eu *réaction chimique* pour produire un composé nouveau. C'est à ce phénomène particulier que l'on donne le nom de *combinaison*, qu'il ne faut pas confondre avec ce que l'on nomme *mélange*. Dans la combinaison, les propriétés physiques disparaissent complètement : dans le mélange, chaque corps conserve encore ses propriétés. Ajoutons qu'il n'y a pas de phénomènes chimiques sans développement d'électricité, de chaleur et souvent de lumière, par conséquent, sans phénomènes physiques; tandis qu'au contraire, les phénomènes physiques sont souvent libres de tout phénomène chimique.

On nomme *corps* tout ce qui est soumis à l'action de la pesanteur. Les corps affectent trois états différents : 1° l'*état solide*, 2° l'*état liquide*, 3° l'*état gazeux*.

Ils sont *simples* ou *composés* : les premiers sont en très-petit nombre; les seconds forment à eux seuls presque tous les corps de la nature.

Les corps simples sont ceux desquels on n'est parvenu à retirer qu'une seule substance : tels sont le *fer*, le *plomb*, le *soufre* l'*oxygène*, l'*hydrogène*, etc., et dont le nombre est aujourd'hui porté à soixante et un : ce sont eux qui, combinés, deux à deux, trois à trois, etc., forment tous les corps composés.

Tous les corps, simples ou composés, sont formés par la réunion d'une multitude de petites parties que l'on nomme *molécules*, *atomes* ou *particules;* cependant cette dernière dénomination s'applique plus spécialement aux molécules des corps simples. Pour ne point confondre ces deux sortes de molécules, on a coutume de désigner sous le nom d'*atomes intégrants* ceux de tous les corps simples, et d'*atomes constituants*, ceux de tous les corps composés.

Diverses causes s'opposent à ce que tous les corps se combinent dans les circonstances ordinaires; mais on peut dire d'une manière générale que tous tendent à se combiner. Cette tendance à la combinaison s'explique en admettant dans les molécules ou atomes une force que l'on a appelée *attraction moléculaire* ou *atomique*. On donne à cette attraction différents noms, selon qu'elle a lieu entre les atomes similaires ou les atomes de nature différente : dans le premier cas, on la nomme *cohésion*, dans le second, *affinité*.

COHÉSION. — La cohésion étant cette force qui unit les atomes de même nature, c'est-à-dire les atomes intégrants, doit être d'autant plus grande que l'effort, nécessaire pour désunir les particules de ce corps, sera lui-même plus grand. Il suit de là qu'elle est plus ou moins grande dans les solides, beaucoup plus faible dans les liquides, et presque insensible dans les gaz. C'est elle qui oppose la plus grande résistance à la combinaison des corps : on voit en effet que tant que la cohésion l'emporte sur l'affinité, la combinaison ne peut avoir lieu : voilà pourquoi les corps solides ne se combinent que très-rarement; tandis qu'au contraire les corps dissous, très-divisés ou gazeux, se combinent beaucoup plus facilement. Si par exemple on représente par 6 la cohésion du soufre et du cuivre, et par 5 l'affinité des particules du soufre, pour celles du cuivre, il est clair que la combinaison ne peut avoir lieu. Mais si, par un moyen quelconque, la cohésion vient à n'être plus représentée que par un chiffre inférieur à 5, alors l'affinité l'emporte, et la combinaison s'opère. Aussi la chaleur venant à fondre le soufre, et diminuant ainsi sa cohésion, est-elle un excellent moyen pour favoriser sa combinaison avec le cuivre.

AFFINITÉ. — On nomme ainsi une force qui agit sur les atomes de nature différente. Par exemple, la force qui unit la particule de soufre à la particule de cuivre est l'affinité; mais les atomes de sulfure de cuivre qui en résultent sont à leur tour liés, unis, et pour ainsi dire soudés entre eux par la cohésion. Ainsi, tandis qu'on ne reconnaît qu'une force, la cohésion, dans l'union des atomes de soufre, de cuivre, etc., on reconnaît cette force associée à l'affinité dans le sulfure de cuivre.

Tous les corps ne jouissent pas les uns pour les autres du même degré d'affinité : ainsi, si l'on chauffe du cinnabre, corps composé de soufre et de mercure, avec du fer, celui-ci s'empare du soufre, et met à nu le mercure, qui se volatilise : donc le soufre a plus d'affinité pour le fer que pour le mercure. On nomme quelquefois, mais inutilement, cette affinité *élective*.

L'affinité peut être modifiée par beaucoup de causes que nous ne ferons qu'énumérer ici :

1° Par la quantité de corps mis en présence d'un autre ;

2° Par la quantité relative des corps entre lesquels la combinaison se fait ;

3° Par l'état plus ou moins grand de cohésion des corps mis en présence ;

4° Par le calorique ;

5° Par l'état électrique des corps ;

6° Par la différence de densité des corps mis en contact ;

7° Par la pression.

Avec la connaissance de ces diverses causes d'affinité, dont nous trouverons sans cesse à faire l'application, quoique cependant elles ne soient pas les seules, on se rend facilement compte de presque tous les phénomènes chimiques.

Lorsque les corps s'unissent, ils produisent presque toujours de la chaleur et quelquefois même de la lumière.

A l'aide de certains corps et de forces suffisantes, on peut presque toujours arriver à séparer les éléments qui constituent les corps composés. Cette opération est appelée *analyse;* on donne au contraire le nom de *synthèse* aux opérations qui ont pour but la combinaison des corps.

C'est ici le lieu de parler d'une force assez nouvellement connue, et dont la chimie moderne tire un assez grand parti dans l'interprétation de certains phénomènes restés jusqu'ici sans explication. Elle est connue sous le nom de *catalyse* ou de *force catalytique*. Quelques exemples où cette force se développe feront beaucoup mieux comprendre ses propriétés qu'une définition. On connaît un certain nombre de substances qui possèdent la singulière propriété de déterminer la décomposition ou la combinaison de certains corps, sans que l'examen le plus attentif ait fait reconnaître que la substance déterminant la réaction ait changé de nature. Par exemple, si l'on fait arriver un courant d'hydrogène sur de la mousse de platine, il s'enflamme en se combinant avec l'oxygène de l'air, sans que le platine ait changé de poids ou de propriétés. Ce corps possède encore la propriété d'acidifier l'alcool de la même manière, et cependant l'alcool et l'hydrogène ne se fussent pas combinés avec l'oxygène sans la présence de la mousse de platine. L'expérience a appris à M. Berzélius que la membrane muqueuse de l'estomac des jeunes veaux, bien lavée, détermine instantanément la coagulation du lait (1). Enfin, l'amidon, sous l'influence de la *diastase*, se transforme en cette variété de sucre appelée *sucre de raisin*. C'est cette force chimique mystérieuse que l'on a nommée *force catalytique*. C'est probablement à elle qu'est due la transformation du sucre en alcool et acide carbonique, sous l'influence d'un ferment, et celle de l'alcool en éther et en eau, sous l'influence de quelques acides : tels que les acides sulfurique, phosphorique, etc.

CRISTALLISATION. — Si l'on s'arrange de manière à ce qu'un corps passe lentement de l'état gazeux ou liquide à l'état solide, ses atomes se réunissent par les faces qui se conviennent le mieux, et il se forme alors un solide régulier, offrant la même forme pour chaque corps, et auquel on a donné le nom de *cristal*; le phénomène qui le produit est appelé *cristallisation*.

Lorsque le refroidissement est lent et régulier, on obtient des cristaux bien nets et bien déterminés; si au contraire on force le refroidissement à se faire brusquement, on donne lieu à la formation d'une masse confuse appelée *précipité*. On opère la cristallisation de deux manières différentes : 1° par l'intermédiaire des liquides ; 2° par l'intermédiaire du feu.

Au moyen des liquides, on suit deux procédés : 1° la substance est dissoute à chaud, et cristallise par le refroidissement du liquide ; 2° la dissolution saturée à froid est abandonnée à une évaporation spontanée, les cristaux se déposent alors par l'évaporation du liquide.

Quand on se sert du feu pour faire cristalliser les corps, on opère encore de deux manières : 1° si le corps est volatil, on le chauffe et l'on reçoit la vapeur qui se forme sur un corps plus froid que le foyer d'où elle émane et où elle se condense sous forme de cristaux ; 2° quand le corps est fusible sans être volatil, on le fond dans un têt, on le laisse refroidir lentement, et après avoir percé la croûte qui se forme à sa surface, on décante les parties encore liquides qui laissent à nu celles qui se sont cristallisées.

Lorsque les cristaux ont été obtenus par le moyen de l'eau, ils contiennent souvent une certaine quantité d'eau appelée *eau de cristallisation*.

---

(1) On sait aujourd'hui que cette propriété est due à la présence d'une substance particulière nommée *pepsine*.

NOMENCLATURE CHIMIQUE.

C'est à Guyton de Morveau que l'on doit la première idée de la nomenclature. Donner aux diverses combinaisons des noms significatifs qui rappellent de suite leur composition : tel est le but de la nomenclature.

A. Corps simples.

Les meilleurs noms à donner aux corps simples sont ceux qui sont insignifiants et courts : le mot *fer* est très-convenable, à cause de sa brièveté ; le mot *iode*, au contraire, est vicieux, puisqu'il y a d'autres corps dont la couleur est violette et auxquels le même mot convient tout aussi bien ; cependant, en n'y attachant aucune idée de couleur, ce nom est commode parce qu'il est court, ce qui permet de le combiner facilement à d'autres mots.

Le nombre des corps simples connus jusqu'à ce jour est de *soixante et un*. Nous les présenterons ici de telle manière que chaque corps sera électro-négatif, par rapport à ceux qui le suivent, et électro-positif, par rapport à ceux qui le précèdent. Toutefois, comme il est impossible de connaître bien la place que doivent occuper dans cette série certains métaux nouvellement découverts, nous aurons soin d'indiquer par un signe le doute dans lequel on est sur la place qu'il doit véritablement occuper.

Oxygène.	Silicium.	Argent.	Zirconium,
Fluor.	Colombium.	Cuivre.	Thorinium.
Chlore.	Niobium?	Uranium.	Aluminium
Brôme.	Pelopium?	Bismuth.	Yttrium.
Iode.	Titane.	Étain.	Terbium.
Azote.	Antimoine.	Plomb.	Erbium.
Soufre.	Tellure.	Magnésium.	Glucinium.
Sélénium.	Or.	Cérium.	Calcium.
Phosphore.	Hydrogène.	Lantane?	Strontium.
Arsenic.	Osmium.	Didimium ?	Baryum.
Molybdène.	Ruthénium?	Cobalt.	Lithium.
Vanadium.	Iridium.	Nickel.	Sodium.
Chrôme.	Rhodium.	Fer.	Potassium.
Tungstène.	Platine.	Cadmium.	
Carbone.	Palladium.	Zinc.	
Bore.	Mercure.	Manganèse.	

Les corps simples sont divisés en *métalloïdes* et *métaux*.

Les métalloïdes ont en général pour caractères communs d'être mauvais conducteurs de la chaleur et de l'électricité, et de former avec l'oxygène des composés neutres ou acides. En définissant ainsi les métalloïdes, nous pouvons y comprendre l'arsenic et le tellure, qui possèdent bien quelques-unes des propriétés des métaux, mais que le plus grand nombre de chimistes s'accordent à considérer comme des métalloïdes.

Les métalloïdes sont au nombre de quinze, ce sont : l'*oxygène*, l'*hydrogène*, le *carbone*, le *bore*, le *silicium*, le *phosphore*, le *soufre*, le *sélénium*, le *chlore*, le *brôme*, l'*iode*, le *fluor*, l'*azote*, l'*arsenic* et le *tellure*.

Tous les métaux conduisent bien la chaleur et l'électricité.

Combinés avec l'oxygène, ils donnent essentiellement naissance à des *bases salifiables*; de plus, ils s'unissent facilement aux métalloïdes, et sont électro-positifs, par rapport à ces derniers. Ils sont en beaucoup plus grand nombre, et, parmi eux, se rangent tous les corps qui n'ont pas été compris dans la série des métalloïdes.

B. Corps composés.

Les corps composés les plus connus sont : les *acides*, les *oxydes*, les *sels* et les *corps binaires dans lesquels l'oxygène est remplacé par un métalloïde*.

Pour former le nom d'un composé, on place toujours le nom du corps électro-négatif le premier : ainsi, dans cet exemple *acide chlorhydrique*, le mot *chlor* indique un élément du composé, et il commence le nom, parce qu'il est électro-négatif, par rapport à l'hydrogène que représente le mot *hydrique*.

Les corps, en se combinant, prennent souvent des propriétés nouvelles : les uns ont une saveur aigre et rougissent la teinture de tournesol : on les nomme *acides;* les autres, au contraire, ont une saveur âcre, urineuse et alcaline; ils verdissent le sirop de violettes : on les connaît sous le nom de *bases*, d'*alcalis* ou d'*oxydes*. Enfin d'autres sont neutres, c'est-à-dire qu'ils ne possèdent aucune des propriétés qui appartiennent aux acides ou aux oxydes.

1° Acides.

Lorsque l'acide est formé d'oxygène et d'un corps simple, on le nomme *oxacide*, pour le distinguer d'un autre groupe d'acides formés d'hydrogène et d'un autre corps simple, et que l'on connaît sous le nom d'*hydracides*.

On forme le nom d'un acide en énonçant d'abord le nom collectif acide et le faisant suivre du nom du corps simple, auquel on donne la terminaison *eux* ou *ique*. On emploie la première terminaison pour les acides les moins oxygénés, et la seconde pour les plus oxygénés. Par exemple, le mot *acide sulfurique* indique, par sa terminaison, qu'il n'y a pas d'oxydation plus élevée, et celui d'*acide sulfureux*, que c'est un degré inférieur d'oxydation. Cette méthode ne s'applique bien que dans le cas où il n'y a que deux degrés d'oxydation acide : ainsi, le sélénium forme, avec l'oxygène, trois composés, dont deux seulement sont acides; le premier est appelé *acide sélénique* et le second *acide sélénieux*.

Mais il arrive souvent que le même corps donne naissance à un plus grand nombre d'acides : on se sert alors de la préposition grecque *hypo*, que l'on place devant le mot qui désigne le degré d'oxydation, et il exprime toujours une quantité d'oxygène moindre que dans l'acide terminé en *eux* ou en *ique*. Ainsi, l'on dit acide *hypo-sulfurique* pour désigner la combinaison moins oxygénée que l'acide sulfurique, et acide *hypo-sulfureux* pour la combinaison moins riche en oxygène que l'acide sulfureux.

Lorsque le corps ne produit qu'un seul acide, on se sert de la finale *ique*, exemples : acides *borique*, *silicique*.

Enfin, il peut arriver des cas où un acide, plus oxygéné que l'acide à terminaison *ique*, vienne à être découvert : alors, pour ne rien changer aux noms déjà établis, on a de nouveau recours à l'emploi des prépositions *per* ou *hyper* : c'est ce qui a lieu pour les acides *hyperchlorique*, *hyperiodique*, *hypermanganique*.

On nomme encore acides certaines combinaisons dans lesquelles l'oxygène n'entre pas. Alors, on combine les noms des deux corps en terminant en *ique*, le dernier nom, et on l'ajoute au mot *acide*. Exemple : *acide chlorhydrique*, *bromhydrique*, *fluo-borique*, etc.

2° Oxydes.

Les oxydes sont les composés binaires oxygénés qui n'ont aucune action sur la teinture bleue du tournesol.

On en connaît deux espèces : les uns sont ce que l'on nomme *indifférents*, parce qu'ils n'ont pas la propriété de se combiner aux acides ; les autres, au contraire, se combinent aux acides et forment des combinaisons connues sous le nom de *sels*.

Si le corps simple ne peut former avec l'oxygène qu'un seul oxyde, on le désigne en énonçant le mot collectif *oxyde* que l'on fait suivre du nom du corps simple, exemple : *oxyde d'argent*. Mais si le radical se combine en plusieurs proportions avec l'oxygène, on se sert des mots : *proto*, *sesqui*, *deuto* ou *bi*, et *per*, pour indiquer les composés de plus en plus oxygénés, exemples : *protoxyde* de fer, de cuivre, etc.; *sesqui-oxyde* de fer, de manganèse ; *bi-oxyde* de cuivre, de mercure ; *peroxyde* de fer, de manganèse. Cette dernière dénomination s'applique principalement aux combinaisons les plus oxygénées.

3° Sels.

On nomme ainsi la combinaison d'un acide et d'un oxyde. Le nom de *sel* ne s'applique pas seulement à la combinaison d'un oxyde avec un acide, car on nomme encore ainsi les combinaisons qui ont lieu entre un acide et l'ammoniaque ou les alcalis végétaux. Tous ces corps, en raison de cette propriété de s'unir avec les acides pour former des sels, prennent le nom de *bases salifiables*.

La nomenclature des sels se fait en énonçant d'abord l'acide dont la terminaison est en *ate* pour les acides à terminaison *ique*, et en *ite* pour ceux à terminaison *eux*, et le faisant suivre du nom du métal ou de l'oxyde, exemples : *sulfate de cuivre, sulfite de soude*. L'oxyde pouvant être au premier ou au second degré d'oxydation, il faut pouvoir l'indiquer dans la dénomination : on y parvient en mettant devant le nom du métal les mots : *protoxyde, bi-oxyde*, etc.; exemples : *sulfate de protoxyde de mercure, carbonate de bi-oxyde de cuivre*.

Les proportions suivant lesquelles les acides et les oxydes s'unissent donnent lieu à d'autres séries de sels. Dans la combinaison où les propriétés antagonistes des deux corps disparaissent le plus, on dit communément que le sel est *neutre*; s'il y a excès d'acide, on le dit *sur sel* ou *sel acide*; au contraire, on nomme *sel basique*, ou *sous-sel*, celui chez lequel la base prédomine : ainsi la chaux forme, avec l'acide phosphorique, un *phosphate neutre*, un *bi* ou *surphosphate* et un *phosphate basique*.

L'expérience nous ayant appris que les combinaisons se font de manière que les diverses proportions d'acide qui s'unissent aux bases sont entre elles comme les nombres 1, 1 1/2, 2, 3, 4, etc., on peut exprimer ces rapports avec beaucoup plus d'exactitude. Par exemple, la quantité d'acide étant représentée par 1 dans le sel neutre, pour les sur-sels, on remplacera la proposition *sur* par les mots *sesqui, bi, tri, quadri*, etc., suivant que ces mots correspondront à 1 1/2, 2, 3, 4, et ils précéderont le nom générique ; pour les sous-sels, au contraire, ils devront précéder le nom spécifique. Ainsi, on nomme *bisulfate de potasse* la combinaison d'acide sulfurique et de potasse dans laquelle il y a une fois plus d'acide que dans le sel neutre, et *acétate triplombique*, la combinaison d'acide acétique et d'oxyde de plomb contenant trois fois autant d'oxyde de plomb que le sel neutre (1).

4° Combinaisons dans lesquelles l'oxygène est remplacé par un métalloïde.

Un métal, en se combinant avec un métalloïde, peut former un composé qui n'est ni acide ni basique. Dans ce cas, les noms des deux corps entrent dans la composition du nom du composé, et l'on donne au métalloïde, qui est toujours le premier énoncé, la terminaison *ure* ; exemples : *sulfure de fer, chlorure de mercure*, etc.; si les corps donnent lieu à plusieurs degrés de combinaisons, on se sert encore des mots *proto, deuto* ou *bi*, etc., que l'on met devant le premier nom; exemples : *proto*-chlorure de mercure *deuto* ou *bi*-chlorure de mercure, etc.

---

(1) En étendant le principe que nous avons indiqué pour désigner les divers degrés d'oxygénation des acides, M. Berzélius parvient à désigner aussi les différents degrés d'oxygénation des oxydes. Il désigne par la terminaison *ique* l'oxyde le plus oxygéné, exemple : *oxyde ferrique, plombique*, et emploie la terminaison *eux* pour les oxydes qui contiennent le moins d'oxygène, exemple : *oxyde ferreux*. On conçoit aisément comment, en faisant usage des prépositions déjà connues, on puisse arriver à désigner un grand nombre de combinaisons différentes.

Quand la combinaison se fait entre deux ou plusieurs métaux, on leur réserve le nom d'*alliages*, que l'on fait suivre des noms des métaux qui entrent dans la combinaison. On nomme *amalgames* les alliages dont le mercure fait partie : dans ce cas, on a soin de ne désigner que les métaux autres que le mercure, exemple : *amalgame d'argent*.

LOIS SUIVANT LESQUELLES LES CORPS SE COMBINENT :

1° Théorie des proportions multiples.

Les corps, le plus souvent, ne se combinent qu'en un petit nombre de proportions, et les quantités qui entrent en combinaison sont toujours dans un rapport simple : les gaz, en se combinant, rendront évidente cette loi. Par exemple, en volumes :

100 d'oxygène unis à 200 d'hydrogène forment de l'eau,
100 d'azote unis à 300 d'hydrogène forment l'ammoniaque ;

mais jamais

100 d'oxygène avec 162, 167, 176, etc., d'hydrogène,
ou   100 d'azote   avec 145, 258, 269, etc., d'hydrogène, etc.

Nous choisirons, pour bien faire comprendre cette loi, les cinq combinaisons que l'azote forme avec l'oxygène. Toutes, contenant 100 d'azote, la quantité d'oxygène variera ainsi qu'il suit :

100 d'azote $+$ 50 d'oxygène $=$ protoxyde d'azote,
100 d'azote $+$ 100 d'oxygène $=$ bi-oxyde d'azote,
100 d'azote $+$ 150 d'oxygène $=$ acide azoteux,
100 d'azote $+$ 200 d'oxygène $=$ acide hypo-azotique,
100 d'azote $+$ 250 d'oxygène $=$ acide azotique.

Les quantités d'oxygène sont donc entre elles comme les nombres 1, 2, 3, 4, 5, et par conséquent chaque nombre est un multiple par un nombre entier du plus faible.

Il est cependant quelques cas où le rapport trouvé est de 1 à 1 1/2, ou de 2 à 3 ; mais ces cas sont assez rares, et d'ailleurs ils font supposer que l'on ne connaît pas encore tous les composés que peuvent former les corps que l'on considère.

Citons encore quelques exemples qui donneront une idée complète de la loi :

Le protoxyde d'étain est formé de 100 de radical $+$ 13,6 d'oxygène.
  bi-oxyde. 100   — $+$ 27,2   —
  protoxyde de cuivre. 100   — $+$ 12,63   —
  bi-oxyde. 100   — $+$ 27,27   —
  quadroxyde. 100   — $+$ 50,55   —

Cette loi s'applique encore aux combinaisons des atomes composés. Comme, par exemple :

$$\begin{array}{ccc} & \text{Base.} & \text{Acide.} \\ \text{Sulfate de potasse} = 117,98 & + & 100 \\ \text{Bisulfate de potasse} = 117,98 & + & 200 \end{array}$$

Il y a en apparence plusieurs exceptions que nous devons indiquer ici. Par exemple : les métaux paraissent former entre eux une multitude de combinaisons binaires ; mais il est difficile de dire qu'il n'y a pas là mélange plutôt que combinaison. C'est peut-être un phénomène analogue à celui qui a lieu dans la dissolution d'un sel soluble dans l'eau. Évidemment les dissolutions ne sont point de vraies combinaisons ; aussi la loi que nous venons d'exposer est-elle admise par tous les chimistes.

2° Équivalents chimiques.

En comparant ensemble plusieurs séries de combinaisons ayant toutes le même radical et une composition correspondante, comme le *protosulfure*, le *protochlorure* et le *protoxyde de mercure*, on arrive à ce résultat très-remarquable : *que pour la même quantité en poids de radical, les quantités pondérables de l'autre corps sont extrêmement variables.* Ces quantités, comparées à un nombre connu, celui de l'oxygène, portent le nom d'*équivalents* ou de proportions chimiques, parce qu'elles s'équivalent toutes. Par exemple :

395,6 de cuivre se combinent à 100 d'oxygène pour former du protoxyde de cuivre ;

395,6 de cuivre se combinent à 443 de chlore pour former un chlorure de cuivre correspondant au protoxyde.

Si l'on considère 100 d'oxygène en poids comme un *équivalent*, il est clair que 443 de chlore en poids seront pareillement un équivalent, puisque cette quantité *équivaut* à 100 d'oxygène.

Également, si 200 de soufre en poids peuvent dans une combinaison remplacer les 100 d'oxygène, ils devront être considérés comme l'équivalent du soufre.

Si maintenant nous recherchons combien il faut d'argent pour former avec 100 d'oxygène, 200 de soufre ou 443 de chlore, des combinaisons correspondantes à celles que 395,6 de cuivre peuvent former, nous voyons qu'il en faut en poids 1349. Ce nombre équivaut donc, dans ces mêmes composés, à l'équivalent du cuivre, et doit être, par conséquent, considéré comme l'équivalent de l'argent.

Rien n'est plus facile à trouver que l'équivalent d'un corps composé, une fois que l'on connaît l'équivalent des corps composants. Par exemple, veut-on former celui de l'acide sulfurique ? Comme on sait que cet acide est formé d'un équivalent de soufre = 200 et de trois d'oxygène = 300, on a, en additionnant, le nombre 500 qui est l'équivalent demandé.

Maintenant si l'on ajoute au nombre 500
l'équivalent de la potasse   =   589

on aura   1089 , équivalent
du sulfate de potasse.

Nous croyons utile de placer ici la table de tous les équivalents des corps simples connus.

TABLEAU DES ÉQUIVALENTS.

Oxygène = 100.

Aluminium.	= 170,90	Erbium.	= 395,60	Platine.	= 1232,08
Antimoine.	806,45	Étain.	735,29	Plomb.	1294,50
Argent.	1349,01	Fer.	350,00	Potassium.	489,30
Arsenic.	937,50	Fluor.	235,43	Rhodium.	651,96
Azote.	175,00	Glucinium.	87,12	Ruthénium.	—
Baryum.	858,00	Hydrogène.	12,50	Sélénium.	495,28
Bismuth.	1330,38	Iode.	1586,00	Silicium.	266,82
Bore.	272,44	Iridium.	1232,08	Sodium.	287,17
Brôme.	1000,00	Lathane.	600,00	Soufre.	200,00
Cadmium.	696,77	Lithium.	81,66	Strontium.	548,00
Calcium.	250,00	Magnésium.	158,44	Tellure.	804,76
Carbone.	75,00	Manganèse.	344,68	Terbium.	—
Cérium.	575,00	Mercure.	1250,00	Thorium.	743,86
Chlore.	443,20	Molybdène.	596,10	Titane.	314,70
Chrôme.	328,50	Nickel.	369,33	Tungstène.	1188,36
Cobalt.	368,65	Or.	1227,75	Uranium.	750,00
Colombium		Niobium.	—	Vanadium.	855,84
ou	... 1148,36	Osmium.	1242,62	Yttrium.	402,31
Tantale.		Palladium.	665,47	Zinc.	406,50
Cuivre.	395,60	Pélopium.	—	Zirconium.	419,73
Didyme.	—	Phosphore.	400,00		

C'est ici le lieu de parler d'une hypothèse du docteur Prout, chimiste anglais, sur la constitution atomique des corps : selon lui, l'équivalent de l'hydrogène, qui est le plus léger de tous les équivalents, est contenu un nombre entier de fois dans les équivalents des autres corps simples. En Angleterre, cette opinion paraît avoir prévalu : ailleurs, au contraire, elle a peu fixé l'attention des savants. Cependant, depuis peu d'années quelques chimistes l'ont remise en vigueur ; mais, pour faire accorder les équivalents de la plupart des corps simples avec cette hypothèse, il fallait refaire la plupart des analyses qui avaient servi à fixer les équivalents, et dont les nombres ne se prêtaient pas à cette interprétation. D'après les données de Prout, le poids atomique du carbone devait être 75,00, au lieu d'être 76,5, ainsi qu'on l'admettait généralement en Europe : et, en effet, les travaux récents de M. Dumas sur la composition de l'acide carbonique et sur celle de l'eau, ont prouvé que l'oxygène étant représenté par 100, l'équivalent de l'hydrogène est exactement 12,50, celui du carbone 75 ; d'ailleurs, selon ce savant, celui de l'azote est 175, et celui du calcium 250.

Tous ces nombres sont des multiples par des nombres entiers de celui de l'hydrogène, en effet :

Hydrogène.	12,5	divisé par	12,5	=	1
Oxygène...	100	—	12,5	=	8
Carbone....	75	—	12,5	=	6
Azote.......	175	—	12,5	=	14
Calcium....	250	—	12,5	=	20

De nouvelles déterminations sont venues donner quelque valeur à l'hypothèse de Prout ; telles sont celles :

Du Soufre. . = 200 au lieu de 201,16 Du Phosphore 400 au lieu de 396,00
De l'Arsenic = 937,5 —— 940,77 Du Fer.......... 350 —— 337,00

Ce qui donne encore :

Soufre......	200	divisé par	12,5	=	16
Arsenic....	937,5	—	12,5	=	75
Phosphore.	400	—	12,5	=	32
Fer.........	350	—	12,5	=	18

De sorte que l'on a à la série suivante :

Hydrogène.	=	1		Soufre......	=	16
Oxygène	=	8		Arsenic....	=	75
Carbone....	=	6		Phosphore.	=	32
Azote.......	=	14		Fer.........	=	18
Calcium....	=	20				

Il paraît, quant à présent, impossible de décider si l'hypothèse de Prout peut s'appliquer aux autres corps simples, dont les équivalents sont très-lourds, pour des raisons que nous ne pouvons discuter ici. Quoi qu'il en soit, nous croyons utile de donner le tableau des poids atomiques des corps simples, d'après M. Dumas, l'hydrogène étant pris pour unité.

Oxygène......	= 8	Cérium...........	= 46	Bore............	= 11
Soufre.,...........	16	Thorium............	60	Silicium.............	22
Sélénium..........	40	Glucinium..........	26	Zirconium..........	68
Tellure............	64	Aluminium..........	14	Potassium..........	20
Fluor.............	9	Étain..............	58	Sodium............	12
Chlore............	48	Titane.............	34	Lithium............	6
Brôme............	39	Tantale............	92	Baryum...........	64
Iode.............	63	Nickel.............	30	Strontium..........	44
Or................	100	Cobalt.............	30	Calcium...........	20
Rhodium..........	52	Cadmium..........	56	Manganèse.........	28
Argent............	54	Zinc..............	33	Fer.............	48
Mercure..........	100	Azote.............	7	Chrôme...........	28
Cuivre............	32	Phosphore.........	16	Vanadium.........	68
Plomb............	104	Arsenic............	38	Uranium...........	60
Bismuth..........	60	Antimoine..........	64	Tungstène.........	96
Magnésium........	12	Carbone...........	6	Molybdène.........	48
Yttrium...........	32				

C'est à Berzélius que l'on doit l'idée d'indiquer par des formules le nombre des équivalents qui entrent dans les composés.

Cette méthode présente un avantage très-grand ; c'est celui de faire comprendre, pour ainsi dire à l'œil, ce qui se passe dans les réactions qu'exercent les corps que l'on met en présence dans telle ou telle circonstance. De cette manière on saisit facilement une théorie quelque compliquée qu'elle soit, et sans qu'il soit nécessaire d'avoir recours à une explication littérale souvent difficile à saisir : aussi, autant que nous pourrons le faire, emploierons-nous ce moyen de peindre les réactions ; ce sera d'ailleurs un moyen de nous familiariser avec la composition intime des corps composés.

On nomme *symbole* la lettre ou les lettres dont on se sert pour désigner les corps simples. Ordinairement c'est l'initiale du nom qui sert de symbole ; exemples : O = oxigène, C = carbone, S = soufre. Mais comme il arrive souvent que plusieurs corps simples ont la même initiale, on est obligé d'employer un autre moyen. En général on conserve au corps simple le plus anciennement connu son initiale pour symbole, et l'on ajoute à l'initiale du corps plus nouvellement connu, la première consonne qui la suit ; ainsi, C = carbone, parce que le carbone est très-anciennement connu ; et Cl = chlore ; Cr = chrome, parce que ces corps, ayant même initiale, ont été plus nouvellement découverts. Cependant il existe de nombreuses exceptions à cette règle, et le mieux est de chercher à savoir par cœur le symbole admis de tous les corps simples, ou tout au moins des plus usités.

Un composé étant formé de deux corps simples, et contenant un équivalent de chaque, sa formule se compose de deux symboles de chacun des corps simples. Exemple : HO = 1 équivalent d'hydrogène, et 1 équivalent d'oxygène = Eau.

Lorsque, dans un composé, l'un des corps entre pour plusieurs équivalents, on place à la droite du symbole, sous forme d'exposant, un chiffre qui indique le nombre d'équivalents qui entrent dans le composé : ainsi, l'acide sulfurique est formé de 1 équivalent de soufre, et de 3 équivalents d'oxigène, sa formule sera donc SO^3 ; ici l'exposant 3 ne multiplie que l'oxygène. Si le soufre entrait dans le composé pour plusieurs équivalents, un chiffre placé à sa droite en indiquerait le nombre comme dans cet exemple : S^2O^5 = acide hyposulfurique ; parce qu'en effet, cet acide est formé de 2 équivalents de soufre et de 5 équivalents d'oxygène. Un chiffre placé à gauche, en manière de coefficient, multiplierait tous les équivalents placés à sa droite jusqu'au premier signe +. Exemple : $2 SO^3 + KO$ = 2 *équivalents* d'acide sulfurique et 1 *seul* équivalent de potasse.

Si l'on veut exprimer la combinaison de deux corps binaires, on sé-

pare la formule de chaque corps par une virgule : ainsi $SO^3,KO =$ acide
sulfurique $+$ potasse $=$ sulfate de potasse.

On nomme *équation chimique* la formule à l'aide de laquelle on reconnaît que plusieurs corps mis en présence donnent naissance à de
nouveaux composés. Le produit des réactions est alors toujours séparé
par le signe $=$. Ainsi $SO^3 + NaO = NaO,SO^3$; $KO,ClO^5 = KCl + O^6$.

CHAPITRE II.

DES MÉTALLOIDES.

Les métalloïdes sont au nombre de *quinze*, savoir : l'oxygène, l'hydrogène, le bore, le silicium, le carbone, le phosphore, le soufre, le sélénium, l'iode, le brôme, le chlore, le fluor et l'azote, auxquels il faut
ajouter l'arsenic et le tellure, ainsi que le font la plupart des chimistes.
Ils sont généralement caractérisés par leur propriété plus électro-négative
que les métaux. De plus, ils conduisent moins bien la chaleur et l'électricité, et forment plus particulièrement, en se combinant avec l'oxygène,
des acides, tandis que les métaux forment le plus souvent des bases.

Nous les avons classés dans l'ordre suivant lequel nous les étudierons,
parce qu'ils sont placés d'après leur degré d'affinité pour l'oxygène.

DE L'OXYGÈNE

(air vital, air déphlogistiqué, air du feu).

$$O = 100 \ (1).$$

Découvert par Priestley, l'oxygène est un gaz permanent, incolore,
insipide et inodore. Sa densité est, d'après MM. Dumas et Boussingault,
de 1,1057. C'est le gaz qui réfracte le moins la lumière. Vingt-sept volumes d'eau en dissolvent un volume. Soumis à une forte pression, il
dégage de la chaleur et de la lumière, laquelle, selon M. Thénard, serait
due à la combustion partielle de l'huile dont le piston est enduit. Il est
de tous les corps le plus électro-négatif.

Il est essentiellement propre à la combustion ; aussi lui a-t-on donné
le nom de *corps comburant*.

L'oxygène se combine avec tous les corps simples et souvent même
en plusieurs proportions : alors tantôt il y a dégagement de calorique,
tantôt dégagement de calorique et de lumière. La combinaison a souvent
lieu directement. C'est ce qui arrive pour le charbon, le soufre, le phosphore, le fer, présentant un point en ignition, et que l'on plonge dans

---

(1) Afin de fixer l'attention du lecteur sur une des particularités les plus importantes
des corps, nous placerons en tête de l'article consacré à l'étude de chaque corps
simple, son symbole, ainsi que le chiffre qui représente son équivalent.

un flacon plein d'oxygène. Dans ces différents cas, il y a toujours dégagement de calorique et de lumière (fig. 1).

Fig. 1.

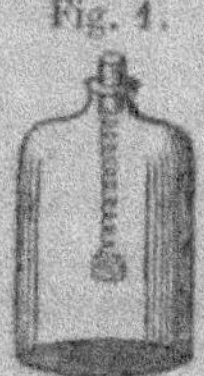

État. — L'oxygène est très-répandu dans la nature, sous les trois états ;
gazeux, mélangé avec l'azote, il constitue l'air atmosphérique ; liquide,
il entre comme partie constituante de l'eau ; solide, on le rencontre dans
les végétaux, les animaux, etc., associé au carbone, à l'hydrogène et à
l'azote.

Usages. — L'oxygène joue le rôle le plus important dans la combustion. Il est le seul gaz qui puisse entretenir la vie : en effet, les animaux que l'on prive de ce gaz, en les plaçant sous la cloche d'une
machine pneumatique où l'on a fait le vide, ne tardent pas à tomber
épuisés, et enfin à mourir si on ne leur rend pas de l'air ou de l'oxygène
(voir l'art. **RESPIRATION**, etc.).

Préparation. — Le procédé le plus simple consiste à chauffer de
l'oxyde d'argent ou de l'oxyde de mercure ; en effet, AgO ou HgO $=$ Ag
ou Hg $+$ O. Il reste donc de l'argent ou du mercure métallique. Mais le
procédé le plus usité, à cause de l'économie qu'il présente, consiste à
chauffer jusqu'au rouge du bi-oxyde de manganèse MNO^2 dans une
cornue de grès : alors l'oxygène se dégage et est conduit par un tube
recourbé sous des cloches pleines d'eau (fig. 2).

$$MNO^2 = MNO\,\frac{4}{3} + \frac{2}{3}\,O,$$

d'où l'on voit que l'oxyde ne perd que le tiers de son oxygène.

Fig. 2.

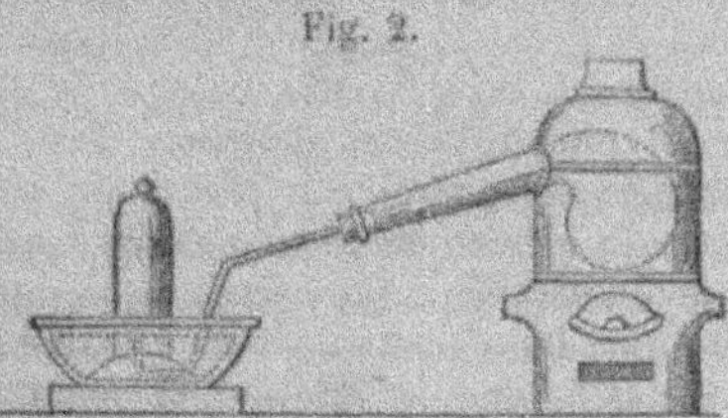

On peut retirer de cet oxyde la moitié de son oxygène en le chauffant
avec de l'acide sulfurique concentré : alors le bi-oxyde devient protoxyde, qui se combine avec l'acide sulfurique.

Cet oxygène n'est pas pur ; on ne l'obtient pur qu'en chauffant le chlorate de potasse dans le même appareil, et en opérant de la même manière. Seulement, pour faciliter la décomposition du chlorate, on le mêle avec une petite quantité de bi-oxyde de cuivre ou de platine divisé : ces corps agissent sans doute par *catalyse*, car ils n'éprouvent aucune altération :

$$KO, ClO^5 + Pt = Pt + KCl + O^6.$$

On peut encore, selon M. Bellemain, l'obtenir très-économiquement en chauffant ensemble 4 parties d'acide sulfurique concentré et 3 parties de bichromate de potasse pulvérisé.

Combustion et flamme. — On peut définir la combustion : *Un phénomène général qui a lieu quand les corps se combinent avec dégagement de calorique et de lumière.* Pour démontrer ce phénomène par l'expérience, on prend un fil de fer très-fin tourné en hélice. L'une de ses extrémités est fixée à un bouchon de liége, à l'autre est attaché un fragment d'amadou que l'on enflamme, et aussitôt on le plonge dans un flacon contenant de l'oxygène (fig. 1). Bientôt la combustion se communique au fer, qui brûle lui-même en lançant de brillantes étincelles. On a toujours soin de tenir un peu d'eau au fond du flacon ; autrement le fer en ignition, en tombant, ferait éclater le verre.

Longtemps on a cru qu'il n'y avait combustion que lorsque l'oxygène se combinait à un corps : mais si l'on remarque que l'arsenic ou l'antimoine en poudre, projetés dans un flacon de chlore, donne également lieu à un dégagement de calorique et de lumière, on comprendra qu'il faut changer de manière de voir. On nomme pourtant encore combustion la fixation lente de l'oxygène sur un corps, bien qu'ici il n'y ait plus dégagement de lumière : c'est le même phénomène, mais la combinaison est trop lente pour que la chaleur développée puisse devenir lumineuse.

Si ce développement de chaleur et de lumière a lieu dans une substance gazeuse, il se produit alors ce que l'on nomme *flamme ;* d'où il suit que la flamme n'est qu'une matière gazeuse, chauffée au point d'être lumineuse. La température de la flamme surpasse toujours la chaleur blanche des corps solides. En général, les corps qui sont susceptibles de former des corps gazeux pendant la combustion donnent une plus faible lumière. C'est le cas du soufre et de l'hydrogène ; tandis que les corps qui produisent des composés fixes donnent une lumière plus éclatante ; voilà pourquoi le phosphore en produit une si vive : on peut arriver à obtenir des lumières éclatantes en plaçant dans une lumière faible d'hydrogène une certaine quantité d'amiante. On peut même obtenir une lumière comparable à celle du soleil, en recevant sur de la chaux la flamme résultant de la combinaison de l'hydrogène avec l'oxygène pur.

La chaleur de la flamme peut être augmentée en dirigeant sur elle, à l'aide d'un *chalumeau*, un courant d'air ou d'oxygène, qui activent vivement la combustion des gaz qui la produisent.

La théorie de la combustion a donné lieu à diverses hypothèses. Selon Stahl, tous les corps combustibles contiennent une substance particulière, le *phlogistique*, qui, en se dégageant, produit la combustion. Cette hypothèse, très-célèbre par le nombre des partisans qu'elle avait faits, a été victorieusement combattue par Lavoisier, qui prouva que la combustion, loin d'être accompagnée de la perte de quelques substances, a lieu par l'absorption d'un corps pondérable, l'oxygène. Dans cette manière de voir, il admet que, pendant l'ignition, le gaz oxygène, en se combinant au corps combustible, perd son calorique latent, et que de là résulte le dégagement de chaleur et de lumière.

DE L'HYDROGÈNE

(air inflammable).

$$H = 12,50.$$

L'hydrogène est un gaz permanent, incolore, insipide, inodore à l'état de pureté. Sa pesanteur spécifique est très-faible; elle est de 0,06920 (Dumas, Boussingault), l'air étant pris pour unité; cette propriété permet de le transvaser facilement; un litre d'air pèse $0^{gr},08996$. Il est environ 14 fois et demie plus léger que l'air. Sa puissance réfractive très-considérable $= 6,61486$. Il est très-combustible, mais n'entretient pas la combustion. Ainsi, une bougie plongée dans l'hydrogène s'éteint dans les couches inférieures, après en avoir enflammé les premières. Quoiqu'il ne soit pas délétère, il est cependant impropre à la respiration. Il est le plus électropositif de tous les métalloïdes.

Ce gaz s'unit facilement avec l'oxygène : en effet, par une chaleur de 4 à 500°, ou l'étincelle électrique, ces deux gaz, placés dans un endiomètre (fig. 3), se combinent pour former de l'eau. Cette combinaison

Fig. 3.

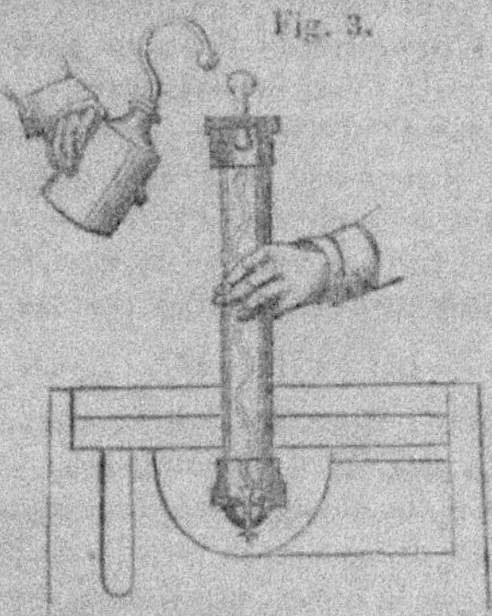

se fait toujours entre 2 volumes d'hydrogène et 1 d'oxygène, ou 11,10 du premier, et 88,90 du second, en poids.

Cette combinaison s'opère aussi au moyen de la mousse de platine ou de certains corps plus ou moins chauffés, qui n'agissent alors que par leur présence. La chaleur produite par la combinaison de l'hydrogène et de l'oxygène est très-élevée. En brûlant, l'hydrogène donne assez de chaleur pour fondre 315 fois son propre poids de glace (Despretz) : c'est au moyen de cette forte chaleur que l'on est parvenu à fondre certains corps regardés comme infusibles. Un mélange de deux volumes d'hydrogène et de un volume d'oxygène, appelé *mélange détonnant*, détermine la fusion du platine.

Malgré la combustibilité de l'hydrogène, une bougie ne saurait l'enflammer à travers une toile métallique très-fine, même lorsqu'il est mêlé à de l'oxygène : c'est qu'alors le fil métallique refroidit tellement la flamme, que celle-ci ne peut passer à travers la toile et atteindre l'hydrogène : c'est sur cette propriété qu'est fondée la *lampe de sûreté*, si utile aux mineurs, et que l'on doit à Davy.

La flamme de l'hydrogène est jaunâtre et à peine éclairante. M. Bibra a pu lui communiquer différentes couleurs : *violette faible* avec les sels de potasse ; *jaune intense* avec les sels de soude ; *verte claire* par les sels de baryte, *rouge intense* par les sels de strontiane ; *rose* par les sels de chaux, *bleuâtre* par les sels de bismuth et de mercure, *verte* par ceux de cuivre ; *blanche* par les combinaisons d'antimoine et d'arsenic.

État. — Ce gaz est très-répandu dans la nature ; uni à l'oxygène, il constitue l'eau : il est un des principes constituants des matières végétales et des matières animales.

Usages. — On s'en sert pour réduire les oxydes et les ramener à l'état de métaux, pour faire l'analyse de l'air, remplir les ballons aérostatiques et obtenir une très-haute température.

Préparation. — On peut obtenir l'hydrogène en décomposant l'eau par la pile voltaïque. L'oxygène de l'eau se porte au pôle positif et l'hydrogène au pôle négatif. (Voir la PHYSIQUE.)

On peut plus simplement l'obtenir en décomposant l'eau par le potassium ou le sodium : il ne s'agit pour cela que d'en faire passer un fragment dans une éprouvette pleine de mercure, contenant une petite quantité d'eau. Aussitôt l'hydrogène se dégage, tandis que l'oxygène forme, avec le potassium, un oxyde soluble (potasse).

$$K + HO = H + KO.$$

Ce n'est jamais ainsi que, dans les laboratoires, on se procure de l'hydrogène, à cause du prix élevé du potassium.

Le procédé le plus employé consiste à décomposer l'eau par l'acide sulfurique et la grenaille de zinc ou la limaille de fer : l'eau est décomposée, son oxygène oxyde le métal, qui forme, avec l'acide sulfurique, un sulfate, pendant que l'hydrogène se dégage. En effet :

$$SO^3 + HO + Zn = ZnO,SO^3 + H.$$

L'appareil dont on se sert consiste en un ballon à deux tubulures, dans lequel on met du zinc distillé ; l'une des tubulures porte un tube à trois courbures qui se rend sous une cloche pleine d'eau ; l'autre est surmontée d'un tube droit par lequel on verse l'acide sulfurique et l'eau (fig. 4.).

Fig. 4.

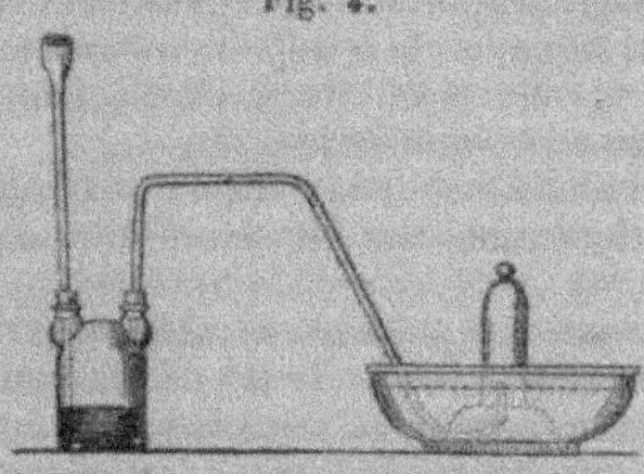

DU BORE.

$$B = 272,41.$$

C'est à MM. Gay-Lussac et Thénard que l'on doit la découverte de ce corps ; ils l'obtinrent en décomposant l'acide borique formé d'oxygène et de bore, au moyen du potassium. Dans cette réaction le potassium s'empare de l'oxygène pour former de la potasse, et du bore est mis à nu ; mais la potasse formée se combine avec une certaine quantité d'acide borique, et de là résulte du borate de potasse que l'on sépare aisément par l'eau.

Ce corps est pulvérulent, d'un brun verdâtre, plus pesant que l'eau, inodore et insipide.

Une forte chaleur le raccornit un peu sans le volatiliser. Il a une grande affinité pour l'oxygène non à froid, mais à chaud : il en résulte de l'acide borique.

Il possède la singulière propriété de se dissoudre dans l'eau pure et de filtrer avec elle ; mais, pour peu que l'eau contienne des sels, il y est insoluble.

État. — On ne le trouve jamais que combiné avec l'oxygène dans l'acide borique ou dans les borates de soude et de magnésie.

Le bore est sans usage.

DU SILICIUM.

$$Si = 266,82.$$

Pulvérulent, brun, jaune, sans éclat métallique, infusible, fixe. Chauffé avec l'oxygène, il s'y unit avec lenteur et forme de *l'acide silicique.* On peut l'obtenir en chauffant fortement la silice avec du potassium ; mais on en obtient peu. Complétement inusité.

DU CARBONE.

$$C = 75,00.$$

Le carbone est connu de toute antiquité. Il est solide, inodore, infusible et fixe. Ses autres propriétés sont extrêmement variables ; tels sont : la couleur, l'éclat, la dureté, la densité, la sonorité et la faculté de conduire la chaleur et l'électricité. Aussi est-on tenté de le considérer comme formant des espèces différentes.

L'oxygène, sous l'influence de la chaleur, se combine directement au carbone et forme deux composés, l'*acide carbonique* et l'*oxyde de carbone*.

Bien que l'on connaisse plusieurs combinaisons d'hydrogène et de carbone, cependant cette union ne se fait pas directement.

Le soufre peut, dans certaines circonstances, former avec le carbone un liquide connu sous le nom de *sulfure de carbone*.

Telles sont les propriétés générales des différentes espèces de carbone. Examinons maintenant chacune d'elles en particulier.

1° *Diamant.* — Il se présente sous la forme de cristaux très-brillants, limpides et transparents : le plus souvent il est recouvert d'une croûte plus ou moins épaisse.

On le trouve, aux Indes-Orientales et au Brésil, dans une sorte de terrain arénacé, ferrugineux, connu sous le nom de *cascalho*.

C'est le plus dur de tous les corps connus ; il les raie tous et ne peut être attaqué que par sa propre poussière (égrisée). C'est en effet avec elle que Louis de Berquem est parvenu à opérer la taille des diamants. Cette poussière est noirâtre, même quand elle provient de diamants incolores.

En observant la puissance réfractive du diamant, Newton a soupçonné le premier sa combustibilité. Elle est en effet très-grande, car elle est égale à 3,1961.

Soumis à l'action d'une forte chaleur produite par la pile de Bunsen, le diamant, suivant M. Jacquelain, se ramollit, se partage en plusieurs fragmens, perd sa transparence, augmente de volume, devient noir et finit par ressembler entièrement au coke. Sa densité est devenue 2,677 de 3,336 qu'elle était avant l'expérience.

Usages. — Le diamant est employé comme objet de luxe ; pour rayer les autres corps et couper le verre, etc. (Voir la MINÉRALOGIE pour le gisement et la valeur du diamant.)

Plombagine (graphite, mine de plomb). — Variété de carbone plus ou moins impure, en masses informes, gris-noirâtre, avec brillant métallique, cristallin, doux, onctueux au toucher et tachant les doigts. Elle se trouve dans les terrains de transition les plus anciens. On la considérait jadis comme un carbure de fer ; mais les analyses ont démontré que le graphite pur ne contient qu'une très-petite quantité de fer ne dépassant pas un demi-centième. Il est en général formé de 95 ou 96 p. 100 de carbone pur. On l'emploie pour faire des crayons.

Anthracite. — Charbon presque pur, plus brillant que le charbon de terre, plus noir que le graphite, opaque, friable, sec au toucher et tachant les doigts en noir foncé. Analysée par M. Regnault, elle a été trouvée formée de carbone, 89 à 92; hydrogène, 1,67 à 3,92, oxygène et azote, 2,45 à 3,99, et cendres, 0,94 à 4,67. On la trouve dans les mêmes terrains que la précédente.

Houille. — Matière essentiellement formée de carbone et de bitume associés à une quantité plus ou moins grande de matières terreuses. C'est un combustible très-abondant et par cela même très-précieux. C'est la base de toutes les industries pour lesquelles il faut produire une forte chaleur. Elle se trouve dans les terrains secondaires en masses assez considérables. Les mines les plus abondantes sont celles d'Angleterre et de Belgique. La France compte au moins quarante-deux départements qui possèdent des gisements de houille, dont les plus célèbres sont ceux d'Anzin, de Saint-Étienne, du Creuzot, etc.

Soumise à l'action de la chaleur, la houille donne naissance à des produits volatils formés d'eau, de goudron, de gaz *propre à l'éclairage* et laisse un résidu d'un aspect poreux, gris de fer, d'un éclat demi-métallique, que l'on peut toucher sans qu'il tache les doigts, et que l'on connaît sous le nom de *coke*.

Noir de fumée. — Cette substance est formée de 80 centièmes de carbone, mélangé à des matières résineuses et à des sels de différente nature. Il se produit par la combustion incomplète de certaines substances organiques riches en carbone. Dans les Landes, c'est en brûlant des matières résineuses, dans une chambre de bois tapissée de grosses toiles, qu'on l'obtient.

C'est encore un des produits de la combustion de la houille dans la préparation du coke.

On emploie le noir de fumée dans les peintures en noir et pour faire l'encre d'imprimerie.

Charbon métallique. — On a donné ce nom à un résidu charbonneux que déposent certaines substances volatiles que l'on fait passer à travers des tubes de porcelaine ou de fonte chauffée au rouge. Il a souvent le brillant et la sonorité d'un métal; il est très-dur, brûle avec difficulté et conduit bien la chaleur.

Charbons. — On nomme ainsi, d'une manière générale, un mélange de beaucoup de carbone, d'un peu d'hydrogène ou d'azote et de plus ou moins de sels qui constituent la *cendre*. Les charbons formés par les matières végétales contiennent essentiellement de l'hydrogène; tandis que les charbons provenant de matières animales renferment de l'azote.

Le *charbon de bois* est noir, solide, très-poreux, inodore, insipide, plus pesant que l'eau. La combustibilité du charbon varie avec sa densité; en général, il ne commence à brûler qu'à la température de 240°

Il conduit bien le fluide électrique lorsqu'il a été fortement calciné : aussi se sert-on avec avantage de la braise de boulanger, qui est dans ce cas, pour entourer les pieds des paratonnerres.

Le charbon, en brûlant, donne des quantités de cendres très-variables, selon le bois qui l'a produit. D'après M. Berthier, le sapin en donne 8 millièmes, le chêne 25, le hêtre 30 et le tilleul 50.

La porosité est une propriété caractéristique du charbon, au moyen de laquelle les gaz sont absorbés sans qu'il y ait combinaison.

Suivant Th. de Saussure, l'absorption est variable avec la nature du gaz, et l'on a remarqué que ceux qui sont absorbés en plus grande quantité sont les plus solubles dans l'eau.

Préparation. — La meilleure manière de préparer le charbon consiste à placer le bois dans de grandes cornues en fonte que l'on chauffe au rouge. Peu à peu le bois se décompose : il en résulte de l'eau, de l'acide acétique, de l'acide carbonique, de l'oxyde de carbone, de l'hydrogène carboné, du goudron et du charbon : ce dernier reste dans la cornue, tandis que les autres corps se dégagent et sont reçus dans un récipient particulier. Ce procédé, économique d'une part, permet de tirer parti de l'acide acétique produit, et de l'autre, fournit une quantité de charbon plus grande, parce que la décomposition se fait sans le contact de l'air.

Le carbone pur est difficile à obtenir : cependant, selon M. Braconnot, en décomposant par le feu, en vase clos, une matière organique pure (fécule ou sucre cristallisé), on obtient alors du carbone presque pur.

Usages. — Ce charbon a la propriété d'absorber les matières colorantes et peut même, comme l'ont reconnu M. Payen et plus récemment M. Graham, déterminer la précipitation de corps inorganiques, tels que l'iode dissous dans l'iodure de potassium, la chaux, l'azotate de plomb et la plupart des sous-sels métalliques, etc., etc.; mais c'est surtout le charbon animal qui est employé dans les arts à cause de sa propriété décolorante plus grande.

Le charbon de bois est le seul qui soit employé en médecine : il a été vanté par un grand nombre de praticiens. Selon M. Brachet, pris à l'intérieur, il produit une chaleur marquée, avec un sentiment de bien-être suivi d'une légère augmentation de la chaleur générale. Peut-être est-ce à cette influence sur les voies digestives qu'il faut attribuer le succès obtenu dans les cas de dyspepsie, de cardialgie, de pyrosis avec fétidité de l'haleine. Il a été vanté contre le scorbut, les diarrhées rebelles, la dyssenterie parvenue à sa dernière période. On l'a employé dans la fièvre hectique, dans la fièvre typhoïde accompagnée de putridité : enfin, on cite plusieurs cas de guérison de fièvres intermittentes obtenue par l'usage de la poudre de charbon. A l'extérieur le charbon peut agir, 1° en absorbant les gaz putrides et en s'opposant aux progrès de la putréfaction ; 2° en stimulant mécaniquement les surfaces ulcérées où languit l'action vitale. C'est pourquoi on l'emploie pour combattre la fétidité de certains ulcères, des ulcères gangreneux de la pourriture d'hôpital. On l'emploie comme dentifrice. M. Brachet prétend qu'il retarde la carie des dents.

Le charbon *animal* provient de la calcination des os en vase clos : il est formé de charbon très-divisé, de sels terreux et d'une certaine quantité d'azote. La propriété décolorante de ce charbon est caractéristique, ainsi que l'ont prouvé les travaux de MM. Bussy, Payen et Desfosses.

Selon MM. Bussy et Payen, cette puissance décolorante est au moins *trois fois plus forte* que celle du charbon végétal. De plus, les charbons animaux ont des intensités variables, selon qu'ils sont *mats* ou *brillants* : dans le premier cas, l'intensité décolorante est plus grande que dans le second. Enfin ils ont vu que si l'on dissout dans l'eau du sulfate d'indigo, puis qu'on ajoute à la liqueur du noir animal, en agitant de temps en temps, par la filtration, la liqueur, qui était bleue, passe incolore. En traitant le même charbon par une dissolution alcaline de soude ou de potasse, la liqueur, par la filtration, passe colorée en bleue. Il est évident que le phénomène doit être attribué à une action chimique dans laquelle le charbon joue le rôle de base, et l'indigo ou la matière colorante, celui d'acide.

Usages. — Cette propriété le rend très-utile dans les arts pour décolorer les liquides, et principalement dans la fabrication du sucre.

DU PHOSPHORE.

$$Ph = 400,00.$$

Le phosphore a été découvert d'abord par Brandt et Künckel dans les urines, et ensuite par Gahn et Scheele dans les os. Il est incolore, transparent, insipide, d'une odeur faiblement alliacée, flexible et assez mou pour être entamé par l'ongle, $1/600^e$ de soufre le rend cassant ; sa densité $= 1,77$. Fondu et refroidi brusquement, il devient noir et opaque et redevient transparent par une nouvelle fusion et un refroidissement lent. On ne sait à quoi est dû ce phénomène.

Ce corps fond à $44°,2$, d'après les expériences de M. Desains, et bout à $290°$. La densité de sa vapeur $= 4,355$ (Dumas). Le phosphore, après avoir été fondu, peut rester liquide à une température même inférieure à $0°$; mais il se solidifie aussitôt qu'on le touche avec un corps étranger. Il ne cristallise pas par la fusion, mais on peut obtenir des dodécaèdres rhomboïdaux en le dissolvant dans les huiles essentielles ou le sulfure de phosphore. En l'agitant pendant qu'il est fondu, avec un liquide (alcool, éther, eau), jusqu'à entier refroidissement, on peut obtenir le phosphore sous forme de poudre plus ou moins fine. Enfin, le phosphore est volatil et peut être distillé à une température bien inférieure à la chaleur rouge.

La lumière solaire le colore en rouge, et cela aussi bien dans le vide, l'hydrogène ou l'azote, que dans l'air. On a attribué cette propriété à un peu d'eau dont l'oxygène formerait, avec le phosphore, un oxyde rouge ; mais il se peut que ce phénomène tienne à un arrangement moléculaire différent.

L'oxygène se combine très-facilement avec le phosphore à une température élevée, il s'y combine en produisant un vif dégagement de lumière et des vapeurs blanches d'*acide phosphorique anhydre*, et toujours un peu d'oxyde rouge. Le phosphore, à la température ordinaire, s'empare de l'oxygène, de l'air, et donne lieu à de l'*acide phosphatique*.

L'eau est sans action sur le phosphore ; mais si elle contient de l'air, il se forme de l'oxyde rouge, surtout sous l'influence de la lumière et probablement aussi de l'acide phosphoreux, qui se dissout dans l'eau, car l'eau devient acide. Pour cette raison, on a soin de conserver le phosphore dans de l'eau qui a bouilli. Cependant au bout de quelque temps les bâtons se recouvrent d'une croûte qui n'est pas un oxyde particulier, comme on l'avait pensé, mais un hydrate analogue à l'hydrate de chlore (Pelouze).

État. — Le phosphore ne se trouve jamais à l'état de pureté, mais combiné à l'oxygène dans les os constituant le phosphate de chaux ; il fait partie de la laitance de la carpe, de la matière cérébrale et des nerfs.

Préparation. — Pour obtenir le phosphore, on évapore en consistance sirupeuse le phosphate acide de chaux, que l'on obtient en décomposant les os par l'acide sulfurique. On y mêle le quart de son poids de charbon de bois en poudre, et l'on fait sécher le mélange. Dans cet état on l'introduit dans une cornue de grès lutée, que l'on place ensuite dans un fourneau à réverbère : on lute au col de la cornue une allonge en cuivre qui plonge dans un flacon contenant de l'eau, et auquel est adapté un tube droit pour le dégagement du gaz (fig. 5). On chauffe peu à peu fortement la cornue, et au bout de deux heures il commence à se dégager du gaz oxyde de carbone, hydrogène carboné et phosphoré, provenant de la décomposition par le charbon de l'eau contenue encore dans le mélange. Ce n'est qu'au bout de deux ou trois heures que le phosphore vient se condenser dans l'eau du flacon, dans l'allonge et dans le col de la cornue.

Fig. 5.

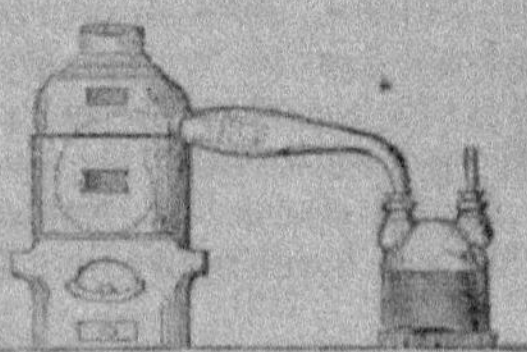

Le phosphore ainsi obtenu contient du charbon, et surtout de l'oxyde de phosphore. On le purifie en le fondant dans l'eau chaude et le mêlant avec du noir d'os en poudre, qui le décolore. En le passant à travers un nouet fait en peau de chamois, tenu sous l'eau presque bouillante, on obtient le phosphore privé de matières étrangères, et, tandis qu'il est encore fondu, on le moule en y plongeant un tube de verre légèrement conique, dans lequel, par aspiration, on fait monter le phosphore.

La théorie de cette opération peut être représentée par l'équation suivante :

$$8CaO,3PhO + 5SO^3,HO = 3CaO,PhO^5 + 5CaO,SO^5 + 5HO.$$

$$\underset{\text{des os}}{\text{Phosphate}} + \underset{\text{sulfurique}}{\text{acide}} = \underset{\text{acide de chaux}}{\text{phosphate}} + \text{sulfate de chaux.}$$

Le phosphate acide de chaux obtenu, sa réaction avec le charbon s'exprime ainsi :

$$2(CaO,PhO^3) + C^5 = C^5O^5 + 2CaO,PhO^3 + Ph.$$

$$\underset{\text{acide de chaux}}{\text{Phosphate}} + \text{Charbon} = \underset{\text{carbone}}{\text{oxyde de}} + \underset{\text{neutre de chaux}}{\text{phosphate}} + \text{phosphore.}$$

Usages. — Administré à l'intérieur sans précaution, le phosphore est un violent poison ; à petites doses et avec certaines précautions, on peut l'administrer à l'intérieur sans aucun danger : c'est alors un excitant très-puissant, dont l'action est prompte, mais peu durable ; elle paraît se porter particulièrement sur le système nerveux, et principalement sur les organes de la génération. C'est pourquoi on le prescrit dans l'anaphrodisie, dans des cas de fièvres adynamiques, avec prostration extrême de forces, dans certaines paralysies, dans les affections rhumatismales rebelles. On ne doit employer ce médicament qu'en dissolution.

On l'emploie dans les arts pour faire les allumettes à frottement ; en chimie pour faire l'analyse de l'air, et préparer les phosphures, l'acide phosphorique, etc.

DU SOUFRE.

$$S = 200,00.$$

Le soufre est très-anciennement connu. Il est solide, insipide, inodore ; cependant le frottement y développe une odeur caractéristique. Il est d'une couleur jaune citron, très-friable ; lorsqu'on le serre dans la main, ou qu'on l'échauffe un peu, il se rompt ; il est très-mauvais conducteur de la chaleur et de l'électricité. Le frottement développe à sa surface l'électricité résineuse ou négative. Sa densité = 2,087.

Le soufre fond à 110° et bout à 460 ; alors il se volatilise, ce qui permet de le débarrasser par distillation des matières étrangères que souvent il contient : la densité de la vapeur = 6,617.

Le soufre présente dans sa fusion des particularités très-remarquables. Entre 110 et 140° il est très-limpide et jaune ; à 160°, il s'épaissit un peu, et de 220 à 250° il est assez épais pour ne plus couler. Une plus forte température semble le liquéfier, et lui donne une couleur brun rouge. Si, maintenant, on refroidit brusquement celui qui a été chauffé à 140°, il devient sec et cassant, tandis que celui qui était chauffé au point d'être solide reste mou après le refroidissement subit. Ce phénomène est dû à ce que le soufre, dans ce cas, contient une grande quantité de calorique latent, qui ne se perd qu'au bout de quelque temps (Regnault).

Selon M. Despretz, la dilatation du soufre fait exception à cette loi générale qui veut que « le coefficient de dilatation soit constant pour les corps gazeux, et qu'il croisse proportionnellement à la température pour les corps solides ou liquides. » Dans le soufre, le coefficient diminue par une augmentation de température dans la proportion qui suit :

$$
\begin{aligned}
&\text{De 110 à 130° le coefficient est } 0{,}000622, \\
&\quad\text{—} \quad\text{à } 150 \qquad\text{—} \qquad 0{,}000582, \\
&\quad\text{—} \quad 200 \qquad\text{—} \qquad 0{,}000484, \\
&\quad\text{—} \quad 250 \qquad\text{—} \qquad 0{,}000428.
\end{aligned}
$$

Ces résultats concordent avec ceux qu'avait observés M. Frankenheim.

En laissant refroidir lentement le soufre fondu, crevant la croûte qui s'est formée à la surface, et séparant les parties encore liquides, on obtient des aiguilles dont la forme est incompatible avec celle des cristaux naturels ; c'est à cette propriété que l'on a donné le nom de *dimorphisme* ou de *polymorphisme*.

Le soufre a une grande affinité pour l'oxygène. Il brûle dans ce gaz ou dans l'air à une température de 150°, en produisant une flamme bleue et une odeur piquante caractéristique due à l'*acide sulfureux* qui s'est formé. Il se produit toujours en même temps une petite quantité d'acide sulfurique.

L'hydrogène peut aussi former directement avec le soufre un composé connu sous le nom d'*acide sulfhydrique*.

État naturel. — Il est très-répandu dans la nature, libre, ou combiné : libre, il existe aux environs des volcans ; combiné, il se trouve dans les sulfures, les sulfates et dans beaucoup de végétaux, par exemple les crucifères.

Extraction. — 1° On place les matières terreuses volcaniques riches en soufre dans des pots de terre cuite surmontés d'un tuyau, communiquant avec d'autres pots, dont le fond est percé de trous, et qui reposent sur une tinette de bois pleine d'eau ; on chauffe, et bientôt le soufre se volatise et vient se condenser dans l'eau de la tinette. C'est le soufre *brut*. On le prive des matières étrangères qu'il contient, en le sublimant dans des chambres disposées à cet effet. Là, il se condense sous forme de poudre et prend alors le nom de *fleur de soufre*. Si, pendant la sublimation, la chambre s'échauffe au point que le soufre y arrive à l'état liquide, alors, en recevant dans des moules en bois humectés le soufre qui coule le long d'un plan incliné et sort par un trou pratiqué à la partie inférieure de la chambre, on obtient la forme connue sous le nom de *soufre en canon*.

2° On obtient encore du soufre en distillant certains sulfures, particulièrement le bisulfure de fer, qui abandonne 20 à 23 pour 100 de soufre et laisse un résidu de pyrite magnétique, laquelle, par son exposition à l'air, se transforme en sulfate de fer. Ce soufre a une couleur verte due à un peu de sulfure de fer; mais une nouvelle distillation, ou même une simple fusion maintenue quelque temps, suffisent pour lui enlever cette couleur.

Usages. — Le soufre, pris à l'intérieur à haute dose, est purgatif; en quantité moindre, son action le rapproche des stimulants, il accélère le pouls, augmente la chaleur animale, active les sécrétions cutanées, bronchiques, rénales. On lui accorde une action excitante spéciale sur tout le système cutané. Une partie du soufre ingéré se transforme en hydrogène sulfuré et communique son odeur fétide à la sueur, l'haleine et les autres sécrétions. C'est cette absorption qui le rend précieux dans quelques affections catarrhales, dans les engorgements scrofuleux, dans l'œdème, dans la paralysie produite par des vapeurs mercurielles ou par l'absorption des composés de plomb.

L'emploi le plus connu du soufre, c'est dans le traitement de la gale, de différentes dartres et de plusieurs autres affections cutanées.

DU SÉLÉNIUM.

$$Se = 495,28.$$

Le sélénium possède des propriétés chimiques entièrement analogues à celles du soufre; il est très-rare; on ne lui connait aucun usage. Berzélius l'a découvert dans le soufre de Fahlun.

DE L'IODE.

$$I = 1586,00.$$

L'iode a été découvert par Courtois, en 1811; mais c'est M. Gay-Lussac qui a fait connaître ses principales propriétés. Il est solide à la température ordinaire, de couleur gris bleuâtre, approchant de celle de la plombagine. Son odeur rappelle celle du chlore ou du brôme; il cristallise en lames rhomboïdales, larges et brillantes, et souvent en octaèdres allongés. Les plus beaux cristaux s'obtiennent en abandonnant au contact de l'air une dissolution d'acide iodhydrique; sa densité $= 4,948$.

L'iode fond à 107° et bout à 175°. Cependant, en raison de sa tension, il se vaporise dans l'eau bouillante; sa vapeur, d'une densité $=$ à 8,716, est toujours d'un beau violet, d'où lui est venu son nom.

L'iode est peu soluble dans l'eau, au contraire l'alcool le dissout très-bien et prend une teinte brune très-foncée. Le sulfure de carbone le dissout aussi en prenant une teinte violette.

L'iode ne se combine pas directement avec l'oxygène ; cependant on connaît plusieurs combinaisons de ces deux corps ; mais, pour que l'union ait lieu, il faut que l'oxygène soit à l'état naissant.

Il a une grande affinité pour l'hydrogène ; aussi exerce-t-il sur les substances organiques une action destructive semblable, quoiqu'à un plus faible degré, à celle du brôme et du chlore. Dans tous les cas, il forme de l'acide iodhydrique avec l'hydrogène de la matière organique.

Avec l'amidon, il forme une combinaison bleue caractéristique, que l'on nomme *iodure d'amidon*.

État.—Il n'existe pas dans la nature à l'état de liberté, on ne le trouve que combiné au sodium dans les plantes marines (varecks, fucus, etc.), les éponges, divers mollusques marins et uni à l'argent, etc.

Préparation. — Le procédé le plus simple consiste à traiter dans une cornue munie d'une allonge et d'un récipient (fig. 6), de l'iodure de po-

Fig. 6.

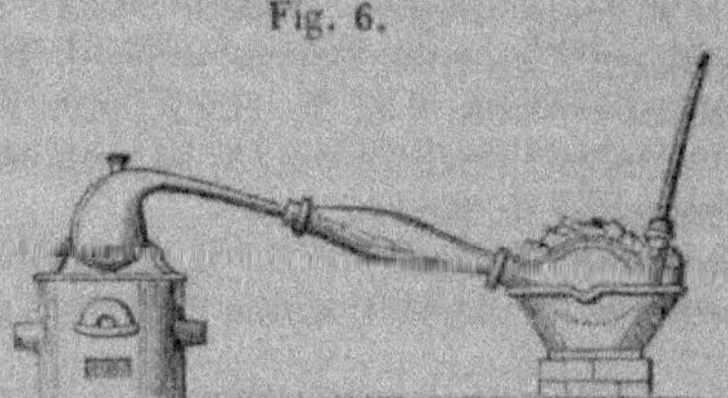

tassium par de l'acide sulfurique et du peroxyde de manganèse. L'iode qui se produit vient bientôt se condenser sous forme de lames minces dans l'allonge et le récipient. La théorie est représentée par cette équation :

$$2SO^3,HO + KI + MnO^2 = KO,SO^3 + MnO,SO^3 + 2HO + I.$$

On pourrait encore obtenir de l'iode en supprimant le peroxyde de manganèse. Dans ce cas, il se formerait de l'acide sulfureux, comme l'indique cette équation :

$$2SO^3,HO + KI = SO^3,KO + SO^2 + 2HO + I.$$

De plus, il se forme toujours, aux dépens de l'eau, une certaine quantité d'acide iodhydrique.

$$SO^3,HO + KI = KO,SO^3 + HI.$$

Usages.— A haute dose, l'iode est un poison irritant ; à petite dose, il exerce une influence stimulante générale, se faisant sentir particulièrement sur les muqueuses gastro-intestinale, pulmonaire et génitale. Il exerce encore une action spécifique sur les glandes en général, les glandes mammaires et le corps thyroïde en particulier. M. Coindet, de Genève, a fait connaître son efficacité dans le traitement des goîtres et des scrofules, en même temps qu'il a reconnu qu'il était un excellent emménagogue. On l'a encore employé dans le traitement de plusieurs cancers ou carcinômes et des tumeurs blanches.

Baron, Murray ont obtenu quelque succès de l'emploi de l'iode dans le traitement de la phthisie scrofuleuse ; M. Richond l'a vanté dans le traitement des blennorrhagies, des leucorrhées chroniques, des engorgements des testicules, et M. Velpeau a employé avec succès l'eau iodée en injections dans les opérations d'hydrocèle. On l'a encore employé dans le traitement des bubons syphilitiques, des anciennes affections syphilitiques, des rhumatismes chroniques et des dartres rebelles ; enfin, M. Magendie a employé les préparations iodées contre l'épilepsie.

DU BROME.

$$Br = 1000,00.$$

Ce corps a été découvert, en 1826, par M. Balard, qui en a fait connaître les principales propriétés. Il est liquide, rouge-brun, très-véneneux, d'une saveur très-caustique, d'une odeur forte, pénétrante, très-désagréable ; il est volatil ; sa densité $= 2,966$. Il se solidifie à $- 22°$; il bout à $63°$ (Pierre) ; la densité de sa vapeur $= 5,39$.

L'eau en dissout une petite quantité, l'alcool beaucoup plus, et l'éther le dissout en toutes proportions.

Il possède des propriétés qui le rapprochent du chlore, et, comme lui, il a une grande affinité pour l'hydrogène ; il décolore également les matières colorantes végétales.

L'oxygène ne se combine avec le brôme qu'à l'état naissant, et de là résultent plusieurs composés inusités.

État. — Il existe dans les eaux de la mer à l'état de bromure de magnésium.

Préparation. — Le brôme s'extrait du bromure de magnésium contenu dans les eaux-mères des salines. A cet effet, on y fait passer un courant de chlore qui forme du chlorure de magnésium, et met le brôme à nu, ce que l'on reconnaît à la coloration de la liqueur. On agite celle-ci avec de l'éther sulfurique qui dissout le brôme. On le sépare et on y ajoute une dissolution de potasse qui forme, avec le brôme, du brômure de potassium et du brômate de potasse. On évapore la liqueur à siccité, et l'on calcine le résidu pour transformer le brômate en brômure. On soumet alors dans l'appareil (fig. 7) le brômure de potassium à l'action

Fig. 7.

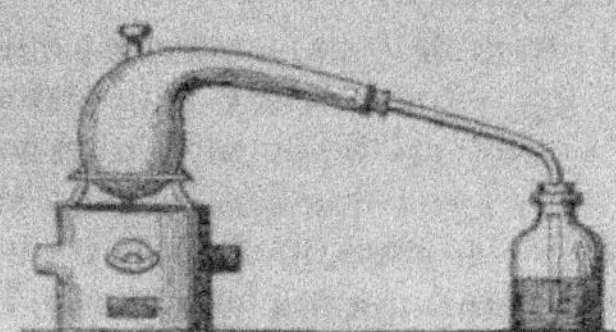

d'un mélange d'acide sulfurique et de peroxyde de manganèse. Le produit de la réaction consiste en sulfate de manganèse et de potasse, et en brôme qui se dégage.

$$2SO^3,HO + KBr + MnO^2 = KO,SO^3 + MnO,SO^3 + 2HO + Br.$$

Usages.—Le brôme est peu employé en chimie ; on l'a appliqué à la préparation des plaques Daguerriennes.

En médecine, il est très-peu employé ; il paraît avoir, selon Barthez, à peu près les propriétés de l'iode. Pourché dit l'avoir employé avec succès dans le traitement des goîtres et des scrofules. D'après M. Magendie, il serait utile dans le cas où l'iode ne paraît pas avoir une activité suffisante et dans ceux où les malades seraient habitués à l'action de l'iode.

DU CHLORE.

$$Cl = 443,20.$$

Découvert en 1774 par Schéele, qui le nomma *acide marin déphlogistiqué*, le chlore fut appelé par Lavoisier, lors de la réforme de la nomenclature chimique, *acide muriatique oxygéné*, parce qu'il le regardait comme formé d'acide muriatique et d'oxygène. Enfin, MM. Gay-Lussac, Thénard et Davy conclurent que c'était un corps simple, auquel M. Ampère donna le nom de *chlore*.

Le chlore est gazeux, jaune verdâtre, d'une odeur forte et suffocante, d'une saveur caustique, d'une densité de 2,44. Il est impropre à la combustion, il décolore la teinture de tournesol en la jaunissant.

Il est impropre à la respiration ; quelques bulles introduites dans les poumons déterminent une violente suffocation, et souvent même peut causer un crachement de sang, et, par suite, la mort : c'est ce qui est arrivé à Pelletier père et à Roé, chimiste allemand, en étudiant sa nature.

Si le chlore est bien sec, un froid de — 50° ne lui fait rien éprouver ; mais, pour peu qu'il contienne de l'eau, il se congèle et forme un hydrate formé de 28 de chlore et 72 d'eau. Cet hydrate a permis à Faraday d'obtenir le chlore liquide. Si on unit la compression au refroidissement, on obtient encore le chlore liquide. Ce n'est donc pas un gaz permanent.

L'oxygène ne se combine au chlore qu'autant que l'un des deux corps ou tous deux se trouvent à l'état naissant ; il peut alors en résulter plusieurs degrés de combinaison.

L'hydrogène a une très-grande propension à s'unir au chlore. En effet, ces gaz s'unissent en volumes égaux pour former le *gaz chlorhydrique*, et cette combinaison est accompagnée de certains phénomènes qu'il est bon de retracer ici. 1° Le mélange placé dans l'obscurité ne se combine pas, quelque soit le temps que l'on emploie ; 2° à une lumière diffuse, la combinaison a lieu, mais lentement ; 3° enfin, sous l'in-

fluence de la lumière solaire, la combinaison est instantanée, il y a
détonnation, et le flacon qui contient le mélange est brisé. Le feu ou
l'électricité agissent de la même manière.

L'eau dissout 1 fois et demie son volume de chlore à la température ordinaire. Cette dissolution possède les mêmes propriétés que le
chlore. La lumière solaire, le feu ou l'électricité peuvent en déterminer la décomposition, et alors le chlore forme, avec l'hydrogène de
l'eau, une certaine quantité d'acide chlorhydrique.

C'est cette affinité pour l'hydrogène qui rend le chlore utile dans
les arts, pour décomposer les matières organiques, surtout les matières
colorantes ; aussi Berthollet a-t-il appliqué cette propriété au blanchiment des toiles de coton et de lin.

État. — Le chlore n'existe qu'à l'état de combinaison dans l'acide
chlorhydrique et les chlorures.

Préparation. — On obtient le chlore en plaçant dans un ballon du
bi-oxide de manganèse, sur lequel on verse de l'acide chlorhydrique.
Aussitôt il se fait une effervescence due au dégagement du chlore : un
tube à quatre courbures le conduit sous des flacons pleins d'eau saturée
de sel marin (fig. 8). On prend de l'eau ainsi saturée de sel, parce que

Fig. 8.

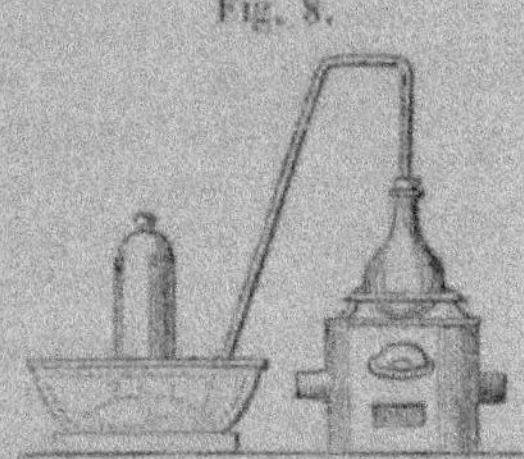

le chlore est soluble dans l'eau : il est donc mieux de le faire arriver
dans un flacon plein d'air, au fond duquel plonge le tube qui doit le
conduire. Sa densité étant plus grande que celle de l'air, il gagne le
fond du flacon et chasse peu à peu l'air par le haut. Nous représentons
la théorie par l'équation suivante :

$$2HCl + MnO^2 = MnCl + 2HO + Cl.$$

Le chlore peut encore s'obtenir en mettant dans le ballon un mélange
de sel marin et de bi-oxide de manganèse, sur lequel on verse de
l'acide sulfurique étendu d'eau. On peut admettre que l'acide sulfurique
forme, avec le sel marin, du sulfate de soude et de l'acide chlorhydrique, qui réagit sur le peroxide de manganèse, comme nous venons de
le voir, ou bien encore qu'il ne se forme pas d'acide chlorhydrique et
que le chlore prend naissance en vertu de la réaction qui suit :

$$NaCl + 2SO^3,HO + MnO^2 = NaO,SO^3 + MnO,SO^3 + 2HO + Cl.$$

Dans cette réaction, la moitié de l'oxygène du bi-oxyde se porte directement sur le sodium.

Usages. — Le chlore gazeux ou dissous en contact avec les matières colorantes végétales ou animales, les décompose et les jaunit en s'emparant de leur hydrogène. C'est à Schéele que l'on doit la connaissance de ce fait important; mais c'est Berthollet qui, le premier, tira parti de cette action en l'appliquant au blanchiment des tissus.

C'est sans doute en vertu de cette grande affinité pour l'hydrogène qu'il détruit les matières odorantes, les miasmes délétères et les matières infectes répandues dans l'atmosphère. Hallé a le premier reconnu la propriété antiseptique du chlore. Fourcroy le proposa pour désinfecter les cimetières, les caveaux funéraires, les salles de dissection, les étables dans les cas d'épizootie et pour détruire les effluves infects, les virus contagieux, etc., et Guyton de Morveau a rendu populaire ce moyen de purifier l'air par ses *fumigations* dites *guytoniennes*, qui ne sont autre chose qu'un dégagement permanent de chlore. On les obtient en faisant un mélange de 300 parties de chlorure de sodium en poudre, 500 parties de bi-oxyde de manganèse, 200 parties d'eau commune, sur lequel on verse 200 parties d'acide sulfurique. Peu à peu le gaz se dégage sous forme de vapeur jaune-verdâtre. Il est utile de tenir la pièce bien close, au moins pendant une demi-heure.

Comme médicament, le chlore a été employé à l'état gazeux pour combattre la phthisie pulmonaire et les catarrhes pulmonaires chroniques. On a aussi proposé l'usage des bains de chlore gazeux dans le traitement des affections chroniques du foie, lorsqu'il n'existe pas de symptômes inflammatoires.

Le chlore liquide a été administré dans les fièvres typhoïdes et pétéchiales, dans le scorbut et dans quelques diarrhées chroniques; mais alors il faut qu'il soit très-étendu d'eau. En gargarisme, il a été employé utilement dans les angines de mauvais caractère, les aphthes et les ulcérations de l'arrière bouche. Enfin, on a employé avec quelque succès le chlore liquide concentré pour réprimer certaines éruptions herpétiques et pour guérir promptement les affections psoriques les plus rebelles.

Chlore liquide. — La dissolution du chlore se fait au moyen d'un appareil dit de *Wolf*. On met le bi-oxyde dans le ballon sous lequel on fait du feu, le chlore se dégage rapidement et vient se laver dans le premier flacon, et se débarrasse de l'acide chlorhydrique qu'il entraîne toujours : le gaz se rend ensuite dans les autres flacons, et leurs dissolutions peuvent être considérées comme suffisamment pures. L'opération est terminée quand l'eau des flacons refuse de dissoudre le chlore; ce que l'on reconnaît lorsqu'il s'échappe par le tube qui termine l'appareil (fig. 9).

Fig. 9.

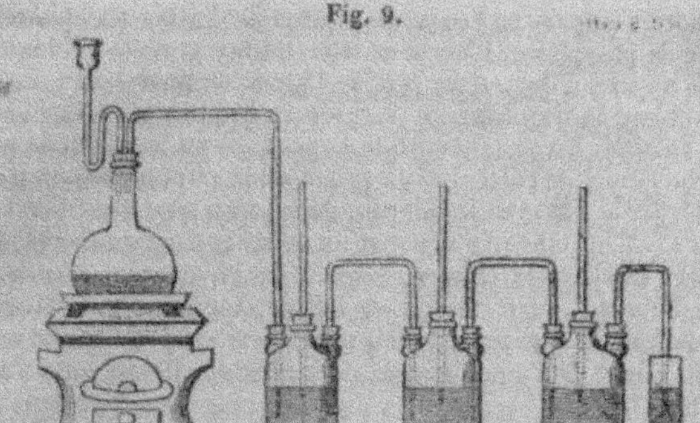

DU FLUOR ou PHTORE.

Fl = 235,43.

Corps simple qui existe dans les fluorures, et qui n'a pu encore être isolé : cependant M. Louyet et quelques autres chimistes ont annoncé l'avoir isolé ; mais ce fait n'a pas été suffisamment constaté. Ce que l'on sait pourtant, et les expériences récentes de M. Louyet tendent à le confirmer, c'est qu'il existe entre l'acide fluorhydrique et les acides chlorhydrique, bromhydrique et iodhydrique, une très-grande analogie, qui est démontrée par l'isomorphisme des fluorures avec les chlorures, les iodures et les bromures.

DE L'AZOTE.

Az = 175,00.

Découvert en 1772 par Rutherford, l'azote est un gaz permanent, incolore, inodore, insipide. Il éteint les corps en combustion et est impropre à la respiration ; cependant il n'est pas délétère ; et les animaux n'y meurent que faute d'oxygène. Sa densité = 0,972 (Dumas et Boussingault).

L'oxygène sec n'a pas d'action sur l'azote également sec ; mais lorsqu'ils sont humides, l'étincelle électrique donne lieu à la formation d'*acide azotique*.

L'eau n'en dissout que 0,016 de son volume.

État. — L'azote est très-répandu dans la nature ; il entre dans la constitution des nitrates, de l'ammoniaque, de quelques matières végétales et de presque toutes les matières animales. Enfin, Lavoisier, en 1773, a reconnu qu'il était l'un des éléments de l'air atmosphérique.

Préparation. — On l'obtient en faisant brûler un léger excès de phosphore, dans une quantité donnée d'air contenu sous une cloche :

le phosphore s'empare de l'oxygène, forme de l'acide phosphorique et de l'oxyde de phosphore. L'azote se trouve libre et mêlé d'acide carbonique, de vapeur d'eau, d'un peu de vapeur de phosphore ; quelques bulles de chlore le transforment en chlorure de phosphore, que l'eau décompose aussitôt. En agitant ensuite le gaz avec un fragment de potasse qui absorbe l'excès de chlore, et un peu d'acide carbonique, on n'a plus qu'à dessécher le gaz avec le chlorure de calcium pour avoir l'azote pur.

L'azote s'obtient encore en faisant un mélange d'ammoniaque (Az H³) et de chlore liquide : le chlore s'empare de l'hydrogène, d'une partie de l'ammoniaque, pour former de l'acide chlorhydrique ; tandis que l'azote mis à nu se dégage ; mais en même temps l'acide formé se combine à une partie de l'ammoniaque pour faire du chlorhydrate d'ammoniaque. En effet :

$$4AzH^5 + 3Cl = 3(AzH^5,HCl) + Az.$$

L'azote est sans usages.

L'atmosphère est cette masse gazeuse qui enveloppe la surface du globe jusqu'à une hauteur de quinze à seize lieues : les chimistes l'ont trouvé formée par un mélange de 79 volumes d'azote et de 21 d'oxygène. Elle contient en outre 3 à 6 millièmes d'acide carbonique, et 6 à 9 millièmes de vapeur d'eau.

Jusqu'à Lavoisier l'air avait été considéré comme un élément. La découverte de sa composition a permis à ce savant de se rendre un compte exact des phénomènes qui se passent le plus souvent sous nos yeux, et qui forment presque toute la théorie de la chimie moderne. Lavoisier démontra que l'air est un mélange d'azote et d'oxygène de la manière suivante. Il plaça du mercure dans un ballon (fig. 10) dont le col très-long était recourbé de manière à pouvoir se rendre dans une cloche graduée, en partie pleine d'air et renversée sur une cuve de mercure (fig. 11). Il chauffa le ballon pendant douze jours, et quand il vit que le

Fig 11.   Fig. 10.

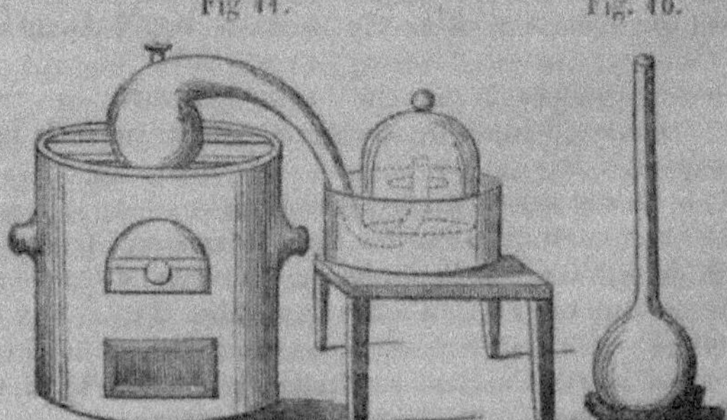

gaz de la cloche ne diminuait plus, il arrêta l'expérience. Le gaz restant
(azote) fut alors mesuré, et son volume se trouva être les 4/5 de celui de
l'air mis en expérience. Puis recueillant avec soin l'oxyde de mercure
formé, il le décomposa par la chaleur, et il obtint de l'oxygène pur, dont
le volume était égal à 1/5 du volume de l'air employé. Or, en étudiant
comparativement les propriétés des deux gaz, il lui fut facile de reconnaître qu'ils étaient différents. Donc il résulte évidemment de cette expérience que l'air contient 4 volumes d'azote et 1 volume d'oxygène.

Depuis cette époque, plusieurs chimistes, entre autres MM. Dumas et
Boussingault, en employant différentes méthodes d'analyses d'une très-
grande précision, sont arrivés à des résultats très-voisins des précédents,
en pesant l'oxygène et l'azote que l'air contient. Le cadre de cet ouvrage
ne nous permettant pas d'analyser au long ce travail, nous nous bornerons à citer les résultats de leurs expériences.

MM. Dumas et Boussingault, en prenant la moyenne de six analyses,
ont établi que la composition de l'air n'a pas changé depuis les recherches eudiométriques de MM. Gay-Lussac et de Humboldt, ou, s'il
y a une différence de 0,01 sur le volume de l'oxygène, cela dépend de
ce que les moyens employés alors étaient moins parfaits. D'un autre
côté MM. Dumas et Boussingault avaient déterminé avec grand soin
les densités de l'oxygène et de l'azote, afin de pouvoir convertir en volumes les poids des gaz qu'ils avaient obtenus. Il résulte de leurs recherches que la composition de l'air atmosphérique est la suivante :

	En volumes.	En poids.
Oxygène.	20,80	23,01
Azote.	79,20	76,99

D'autres analyses, tout aussi concluantes, faites par MM. Dumas, Bru-
mer, Marignac, Stad, etc., ont démontré que la composition de l'air est
partout la même, si ce n'est à la surface de la mer, où la quantité
d'oxygène paraît un peu inférieure.

Enfin, les analyses de M. Boussingault font admettre dans l'air 4 à
6/10000 d'acide carbonique, autant de gaz hydrogène carboné (gaz des
marais), des quantités variables de vapeur d'eau, de carbonate et de nitrate d'ammoniaque qui n'existent dans l'air que passagèrement, à cause
de leur solubilité dans l'eau.

L'air est un fluide élastique permanent, invisible, inodore, insipide,
incolore. Sa densité, exprimée par l'unité, sert de terme de comparaison
à la densité des autres gaz. Il est mauvais conducteur de l'électricité, à
moins qu'il ne soit humide; il conduit pareillement mal la chaleur. La
pesanteur de l'air fut découverte par Galilée, en 1640, et confirmée par
Pascal et Torricelli. Mais déjà, en 1630, Jean Rey avait publié des expériences qui prouvèrent que l'air contenait un corps capable de se
fixer sur l'étain pendant sa calcination, et d'en augmenter le poids.

Une forte chaleur ou un froid très-intense ne lui font éprouver aucune altération. Sa puissance refractive est exprimée par l'unité à laquelle est comparée celle de tous les autres gaz. L'étincelle électrique ne lui fait éprouver d'altération qu'autant qu'il contient de l'humidité, ou une matière alcaline ; car alors l'oxygène et l'azote s'unissent pour former de l'acide azotique. Voilà pourquoi les pluies d'orages contiennent souvent cet acide.

On conçoit que les propriétés chimiques de l'air doivent se composer de celles des deux gaz qui le constituent, l'oxygène et l'azote, et que son action sur les corps simples et composés soit la même que celle que l'oxygène et l'azote exerceraient sur les différents corps.

On se procure l'air en emplissant un flacon d'eau ou de mercure, et le vidant dans l'endroit d'où l'on veut retirer une partie de ce fluide ; il est clair que l'air prend la place de l'eau ou du mercure.

On peut démontrer que l'air contient les principes que nous avons indiqués de la manière suivante : 1° l'eau, en plaçant un mélange réfrigérant au milieu d'une certaine quantité d'air, la vapeur aqueuse vient se condenser sur le vase qui contient le mélange ; 2° l'acide carbonique, en plaçant de l'eau de chaux dans une capsule plongeant dans un vase plein d'air ; en effet, il se fait bientôt un précipité de carbonate de chaux ; 3° enfin, l'oxygène et l'azote, en faisant passer dans l'air à analyser une certaine quantité d'hydrogène, par l'étincelle électrique, l'hydrogène brûlera en fixant l'oxygène et formant de l'eau. Le gaz qui reste est de l'azote. On peut encore reconnaître l'oxygène dans l'air au moyen du phosphore (voir l'art. **AZOTE**, *préparation*).

DE L'ARSENIC.

$$As = 937,50.$$

L'arsenic est connu depuis longtemps. Brandt l'a considéré le premier comme un métal ; aujourd'hui presque tous les chimistes le placent parmi les métalloïdes.

Il est solide, gris d'acier, fragile, brillant dans sa cassure récente, se ternissant bientôt à l'air : sa texture est grenue, écailleuse ; frotté, il communique aux doigts une odeur sensible ; il est sans saveur : sa densité $= 5,75$; il se volatilise vers 300° : ses vapeurs, en se condensant, donnent naissance à des tétraèdres. Il est sans odeur à la température ordinaire ; mais, chauffé au rouge, avec le contact de l'air, il répand une odeur *alliacée* caractéristique, et qui paraît ne se produire que pendant la combinaison de l'oxygène et du métal, d'où résulte de l'*acide arsénieux*. La volatilisation de ce métal a toujours lieu sans qu'il y ait préalablement fusion : on ne parvient à le fondre que sous une pression beaucoup plus forte que celle de l'atmosphère.

État. — Un grand nombre de corps simples se combinent avec l'arsenic ; mais la plus intéressante de ces combinaisons, est sans contredit, celle qu'il forme avec l'hydrogène. (Voyez **HYDROGÈNE ARSÉNIQUÉ.**

page 44). L'arsenic se trouve à l'état natif, à l'état d'oxyde et de sel, et combiné avec le soufre ou divers métaux.

Préparation. — On l'obtient en grillant les arséniures métalliques; l'acide arsénieux volatil qui se forme, chauffé avec un excès de charbon, se réduit et donne de l'arsenic qui se condense dans des récipients.

Usages. — Il est inusité en médecine. On l'emploie pour la destruction des insectes; dans les arts, il est employé à l'état de combinaison avec le cobalt pour donner aux porcelaines une belle couleur bleue; uni à l'étain, le cuivre et le platine, il sert à faire des miroirs de télescope.

DU TELLURE.

Te = 801,76.

Découvert par Müller de Reichenstein, en 1782. Étudié par Klaproth. Corps très-rare. Inusité.

CHAPITRE III.

COMBINAISON DES MÉTALLOÏDES ENTRE EUX.

Les métalloïdes, en se combinant avec l'oxygène, donnent lieu à la formation de corps tantôt neutres, tantôt acides, c'est-à-dire pouvant se combiner avec les bases salifiables pour former des sels. Ces combinaisons sont assez importantes, et ont des analogies de propriétés si grandes, qu'il nous a paru utile d'en faire le sujet d'un chapitre spécial. Nous nous bornerons dans celui-ci à examiner les combinaisons métalloïdiques qui ont quelque importance en médecine, en chimie ou dans les arts; et pour les étudier, nous suivrons l'ordre d'après lequel nous les avons présentées.

Art. I. COMBINAISON DE L'HYDROGÈNE.

L'hydrogène donne, avec les métalloïdes, des composés de propriétés très-différentes; les uns sont neutres : on leur donne le nom d'*hydrures*; d'autres sont acides; on les nomme *hydracides*. Enfin, quelques-uns sont alcalins; telle est l'ammoniaque.

Combinaison de l'hydrogène et du carbone.

L'hydrogène et le carbone forment des combinaisons très-nombreuses : beaucoup d'essences, celles de rose, de citron, de térébenthine, le naphte, le caoutchouc, la naphtaline, etc., ne sont que des hydrogènes carbonés. Nous ne traiterons ici que des proto et bicarbures d'hydrogène.

Protocarbure d'hydrogène. C^2H^4. (*Hydrogène protocarboné*, *gaz des marais*). — Gazeux, insipide, inodore, incolore, insoluble dans l'eau : sa densité = 0,556. Il brûle avec une flamme bleuâtre peu éclairante. Mêlé à l'air ou l'oxygène, il détone par l'étincelle électrique ; il se fait de l'eau et de l'acide carbonique (moyen de l'analyser). Le chlore le décompose avec détonation, même à la lumière diffuse ; il se forme de l'acide chlorhydrique et un dépôt de charbon.

État. — Il se trouve dans la vase de toutes les eaux stagnantes ; de temps en temps il vient crever à la surface de l'eau, sous forme de bulles : il paraît formé par la décomposition sous l'eau des matières organiques. Il se dégage de certaines mines : de là son nom de *mofette des mines* ; enfin, c'est à lui que sont dus ces feux naturels que l'on voit sur la pente septentrionale des Apennins.

On l'obtient en agitant la vase et recevant le gaz qui se dégage dans des flacons pleins d'eau et munis de larges entonnoirs.

Il est sans usages.

Bicarbure d'hydrogène (C^4H^4). (*Hydrogène bicarboné*, *gaz de l'éclairage, gaz oléfiant*). — Incolore, insipide, d'une odeur empyreumatique, éteint les corps en combustion, se liquéfie par une pression de quelques atmosphères, mais ne se solidifie pas. Sa densité = 0,9852. Il brûle avec une flamme blanche très-éclairante.

L'électricité ou une forte chaleur le décompose en charbon et en hydrogène, qui est le double de son volume.

Mêlé à 3 volumes d'oxygène, il détone violemment, avec rupture du vase par l'approche d'une bougie : de l'eau et de l'acide carbonique prennent naissance. L'eau le dissout à peine, mais l'acide sulfurique concentré le dissout assez facilement.

Le chlore, mêlé à la moitié de son volume d'hydrogène bicarboné et enflammé, donne lieu à la formation d'acide chlorhydrique et d'un dépôt de charbon ; mais parties égales de ces deux gaz, mélangés et abandonnés à eux-mêmes à la température ordinaire, forment une matière huileuse, nommée *liqueur des Hollandais*. Cette propriété lui a valu le nom de *gaz oléfiant*.

Il n'existe pas dans la nature ; mais il se produit dans la distillation de la plupart des matières organiques. Pour l'obtenir pur, on fait dans l'appareil (fig. 12) un mélange de 4 parties d'acide sulfurique concentré

Fig. 12.

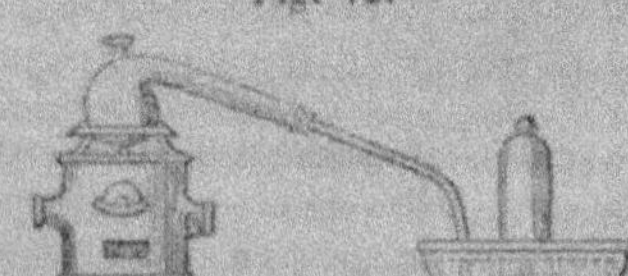

et une partie d'alcool, que l'on fait bouillir jusqu'à ce que le mélange commence à se carboniser et à dégager de l'acide sulfureux : sous l'influence de l'acide, l'alcool se décompose en eau et en hydrogène bicarboné :

$$C^4H^6O^2 + SO^3,HO = SO^3,3HO + C^4H^4.$$

L'analyse a démontré que ce gaz est formé de 2 volumes de vapeur de carbone et 2 volumes d'hydrogène condensés en un seul $= C^2H^2$ ou C^4H^4 pour sa formule proportionnelle.

Beaucoup d'autres combinaisons de carbone et d'hydrogène ont la même composition, mais dans d'autres états de condensation, et peuvent aussi porter le nom de *bicarbure d'hydrogène* : tels sont le méthylène (CH), le bicarbure gazeux (C^8H^8), le bicarbure liquide, l'huile douce de vin concrète, la paraffine, l'essence de rose concrète, le cétène ($C^{64}H^{64}$), l'eupione, le caoutchène, etc.

Usages. — On emploie ce gaz pour l'éclairage : celui dont on se sert provient, soit de la houille, soit de la décomposition des huiles par une haute température. C'est Philippe Lebon, ingénieur français, qui le premier eut l'idée d'employer ce gaz à l'éclairage. Il l'obtenait d'abord par la distillation du bois ; mais il démontra que l'on pouvait l'obtenir par la décomposition de toutes les matières grasses. A cet effet, on se sert des huiles les plus communes, que l'on fait arriver par filet sur des briques chauffées fortement dans des cylindres de fonte. Plus tard, Lebon démontra que la houille était plus propre que le bois à la fabrication de ce gaz, ce qui n'empêcha pas qu'il se passa vingt-cinq ans avant qu'on vînt à se servir de cette substance. Aujourd'hui que l'expérience a appris que, par la distillation, elle en fournit une grande quantité, on ne se sert presque exclusivement, en France et en Angleterre, que de ce produit, qui, non-seulement est très-abondant et peu cher, mais donne pour résidu un des meilleurs combustibles connus, le *coke*. Quelle qu'ait été la substance d'où l'on ait extrait le gaz, il contient des matières étrangères dont il est utile de le débarrasser, et qui ne tarderaient pas à obstruer les conduits. On le fait arriver, au moyen de tubes très-longs, dans de grands réservoirs, où il dépose une partie de ces corps ; puis on le fait passer à travers un lait de chaux, sans cesse agité par un agitateur ; ou bien encore on le fait passer à travers des couches épaisses de mousse et d'hydrate de chaux : de là, le gaz est ensuite conduit sous des *gazomètres*.

Dans ces derniers temps, M. Houzeau-Muiron, pour la fabrication de ce gaz, a tiré un parti très-grand des eaux de savon qui ont servi au dégraissage, et qui étaient pour les fabriques une cause de gêne et d'insalubrité. Ces savons, chargés de matières grasses, sont traités par l'acide sulfurique, qui s'empare de l'alcali, soude ou potasse, qui était uni à la matière grasse, et celle-ci, devenue libre, surnage la liqueur : elle consiste essentiellement en huile non altérée, en acide gras et matières organiques, toutes substances capables de don-

ner, en les traitant comme nous l'avons dit plus haut, le gaz de l'é-
clairage.

Combinaison de l'hydrogène et du phosphore.

Les combinaisons de phosphore et d'hydrogène sont extrêmement intéressantes au point de vue chimique, et peu, au contraire, au point de
vue médical ; aussi nous étendrons-nous peu sur ces divers composés.
Le plus intéressant et le plus anciennement connu est le gaz hydrogène
phosphoré, spontanément inflammable, qui a été découvert par Gen-
gembre en 1783, en faisant bouillir une dissolution de potasse avec du
phosphore. Plus tard, Davy signala une autre combinaison gazeuse non
inflammable, et que l'on regardait comme moins phosphorée. Il l'obtenait en chauffant l'acide phosphoreux hydraté. Comme on croyait que
l'inflammabilité était due à une proportion plus forte de phosphore, on
appela le premier *hydrogène perphosphoré*, et le second *hydrogène
protophosphoré*.

Nous ne nous étendrons pas plus longuement sur l'historique de ces
combinaisons, nous rapporterons seulement ici le résumé très-succinct
des travaux de M. P. Thénard.

Selon ce chimiste, il existe trois combinaisons de phosphore et d'hydrogène : 1° un *phosphure solide* ; 2° un *phosphure liquide* ; 3° et un
phosphure gazeux.

Le *phosphure solide* (Ph^2H) est d'un beau jaune et répand une faible
odeur de phosphore ; il rougit à la lumière et ne luit pas dans l'obscurité. C'est la substance qui se dépose du gaz spontanément inflammable
et qui avait été prise pour du phosphore.

Le *phosphure liquide* (PhH^2) est incolore et transparent, sa tension
est considérable ; il s'enflamme à l'air et brûle avec une flamme très-
éclatante. Il ne se congèle pas à — 20° ; il se décompose à une température de + 30°. La lumière solaire le transforme en phosphure solide
et phosphure gazeux.

$$5PhH^2 = Ph^2H + 3PhH^3.$$

La plus petite quantité de ce phosphure répandu dans les gaz combustibles, tels que l'hydrogène, l'oxyde de carbone, le cyanogène, le
gaz oléfiant, le gaz hydrogène phosphoré, etc., leur communique la
propriété de s'enflammer spontanément à l'air.

Il s'obtient en faisant passer le gaz qui résulte de l'action de l'eau sur
le phosphure de calcium, dans des tubes recourbés en U, où se dépose
le phosphure liquide.

Le *phosphure gazeux* (PhH^3) est incolore, d'une odeur alliacée très-
fétide et caractéristique ; il ne s'enflamme pas à la température ordinaire, mais bien à 100° environ. Sa densité = 1,185.

On l'obtient en projetant du phosphure de calcium dans de l'acide
chlorhydrique presque fumant, au moyen d'un large tube vertical plon-

geant dans l'acide. En même temps que le gaz hydrogène se forme, il se produit une très-grande quantité de phosphure solide qui reste en suspension dans l'acide.

Si l'on se servait d'eau au lieu d'acide, le gaz obtenu serait spontanément inflammable.

Ces composés sont complètement inusités.

Combinaison de l'hydrogène et de l'arsenic.

On ne connaît qu'une seule combinaison d'hydrogène et d'arsenic. Elle est connue sous le nom d'*hydrogène arsénié* ou *arsénique* (AsH^3). Ce corps est gazeux, d'une odeur désagréable et fortement alliacée; sans action sur la teinture de tournesol; il se liquéfie à — 30°; sa densité = 2,695 (Dumas). L'eau en dissout le cinquantième de son volume.

Ce gaz a été le sujet des recherches les plus actives et les plus intéressantes de la part de beaucoup de chimistes; car, comme on le sait, les recherches médico-légales sur l'arsenic sont fondées aujourd'hui sur la propriété que possède l'arsenic de se combiner facilement avec l'hydrogène.

L'idée première de ce moyen de recherches est due à Marsh, qui a donné et décrit un procédé et un appareil qui portent son nom, et avec lesquels on peut reconnaître des quantités infiniment petites d'arsenic qui eussent échappé aux autres moyens d'investigation. Son procédé consiste à produire du gaz hydrogène au milieu du liquide que l'on soupçonne, au moyen du zinc et de l'acide sulfurique. L'appareil le plus commode à employer est celui que représente la figure 13. Dans ces

Fig. 13.

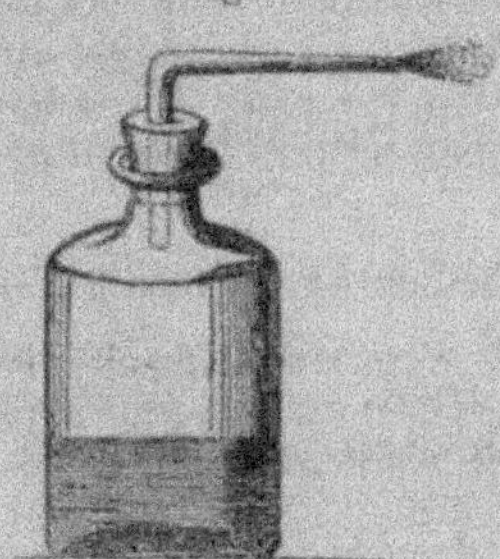

conditions l'hydrogène se combine à l'arsenic, et en enflammant un jet de cet hydrogène et approchant pendant qu'il brûle une soucoupe de porcelaine ou un morceau de verre froids, ces corps ne tardent pas à se recouvrir de taches miroitantes si la liqueur contenait de l'arsenic. L'expérience apprit bientôt que quelques autres métaux, l'antimoine par exemple, possèdent la propriété de donner de pareilles taches : de là la nécessité de s'occuper sérieusement de cette question.

Après bien des travaux, bien des débats, l'Académie des sciences s'est saisie de la question, et, dans un rapport très-détaillé, elle a fait connaître tous les avantages que l'on peut attendre de l'emploi du procédé de Marsh, dans les recherches médico-légales de l'arsenic. Enfin, elle conclut que ce procédé, exécuté avec soin, « rend facilement sensible « $1/1000000^e$ d'acide arsénieux existant dans une liqueur, » et que « des « taches commencent même à paraître avec une liqueur en renfermant « $1/2000000^e$ environ. »

Art. II. DES COMBINAISONS DU CARBONE.

L'hydrogène, le soufre, le chlore et l'azote peuvent s'unir au carbone et former des combinaisons dont une seule est vraiment importante : celle du carbone et de l'azote. Nous ne dirons donc qu'un mot des autres composés.

Combinaison du carbone et du soufre.

La combinaison de soufre et de carbone connue correspond à l'acide carbonique : c'est le *sulfure de carbone* (CS^2).

Ce corps est liquide, incolore, d'une saveur âcre et caustique ; sa densité $= 1,263$; aussi fluide que l'éther, on le connaissait sous les noms d'*alcool de soufre*, de *liqueur de Lampadius*, du nom de celui qui le découvrit. Il est volatil.

Il bout à $45°$, il est inflammable et forme alors de l'acide sulfureux et de l'acide carbonique. En se volatilisant dans le vide, il peut produire un froid de — $60°$.

On le prépare en faisant passer du soufre en vapeur sur du charbon calciné placé dans un tube de porcelaine incandescent.

C'est un excitant énergique qui paraît agir sur la peau et le système utérin. En Allemagne on l'emploie contre la goutte et les affections rhumatismales non accompagnées de fièvre. Il paraît jouir de propriétés emménagogues.

Combinaisons du carbone et du chlore.

Le chlore forme, avec le carbone, cinq chlorures qui sont remarquables par leur grande stabilité ; car non-seulement l'eau ne les décompose pas, mais encore ils résistent à l'action des alcalis caustiques. Ces combinaisons sont :

Sous-chlorure de carbone (C^4Cl^2) ;
Protochlorure de carbone (C^4Cl^4) ;
Sesquichlorure de carbone (C^4Cl^6) ;
Perchlorure de carbone (C^2Cl^4) ;
Chlorure dérivé de la naphtaline ($C^{20}Cl^8$).

Ces chlorures n'ayant encore reçu aucune application, nous nous bornerons à les indiquer ici.

Combinaisons du carbone et de l'azote.

L'azote, en se combinant avec le carbone, forme deux combinaisons : le *cyanogène* et le *paracyanogène*.

Le *cyanogène* (C^2Az) $= Cy$, a été découvert en 1814 par M. Gay-Lussac. C'est un gaz incolore, d'une odeur pénétrante, et qui affecte vivement les yeux. Sa densité $= 1,8064$. Il rougit la teinture de tournesol.

Il se résout à la température ordinaire, sous une pression de 4 atmosphères, en un liquide incolore d'une densité de 0,9. M. Bussy l'a obtenu à l'état solide par le froid et une forte pression.

L'eau en dissout 4 fois son volume, et l'alcool 23 fois son volume.

Le cyanogène ne se décompose pas à une très-forte température : cependant il brûle à l'air avec une flamme pourpre qui le caractérise ; il en résulte de l'azote et de l'acide carbonique.

L'oxygène peut, dans certaines circonstances, se combiner avec le cyanogène et donner naissance à trois acides qui ont la même composition, mais qui diffèrent entre eux par leur équivalent, ce sont :

Les acides *cyanique* (CyO,HO), *cyanates* (MO,CyO).
　　　　　Fulminique ($Cy^2O^2, 2HO$), *fulminates* ($MO)^2,CyO^2$.
　　　　　Cyanurique ($Cy^3O^3,3HO$), *cyanurates* ($MO)^3,Cy^3O^3$.

L'hydrogène s'y combine à l'état naissant et forme un acide *cyanhydrique*.

Une des propriétés les plus remarquables de ce composé consiste dans sa tendance à se combiner aux métaux sans décomposition, de la même manière que le chlore, le brôme et l'iode etc., pour former des *cyanures* analogues aux chlorures, iodures, etc.

Il n'existe pas dans la nature.

Ce composé s'obtient en chauffant dans une cornue (fig. 14) du

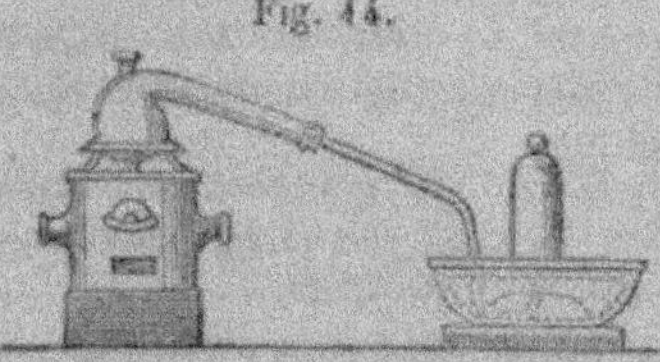

Fig. 14.

cyanure de mercure cristallisé et bien sec. Le gaz qui se dégage est reçu dans des éprouvettes placées sur la cuve à mercure. Si le cyanure n'était pas bien sec, au lieu de cyanogène, on obtiendrait de l'acide cyanhydrique, du gaz carbonique et de l'ammoniaque.

Le cyanogène prend naissance :

1° Quand on calcine un carbonate alcalin avec une matière organique azotée ;

2° Quand on chauffe du potassium avec des matières azotées (Lassaigne);

3° Par l'action directe de l'azote ou de l'air, sur un mélange de potasse et de charbon (Desfosses);

4° Quand on fait agir l'ammoniaque sur le charbon (Scheele, Clouet, Langlois).

Le *paracyanogène* est sous forme de poudre noire, amorphe, floconneuse, insipide, inodore, insoluble dans l'eau, non volatil, décomposable par la chaleur, en azote et en carbone.

Ces corps sont inusités.

Art. III. DES COMBINAISONS DU PHOSPHORE.

Le phosphore s'unit à l'hydrogène, au soufre, au sélanium, à l'iode et au chlore. La première série de combinaisons a été étudiée. Les autres sont à peu près inusitées. Nous ne traiterons que très-brièvement des combinaisons du soufre, de l'iode et du chlore.

Combinaisons du phosphore et du soufre.

Le soufre et le phosphore forment plusieurs composés bien définis qui ont été admis par Berzélius.

Ils sont représentés par les formules suivantes :

Sous-sulfure (Ph^2S) correspondant à l'oxyde de phosphore (Ph^2O).
Protosulfure (PhS) — — hypophosphoreux (PhO).
Trisulfure (PhS^3) — — phosphoreux (PhO^3).
Pentasulfure (PhS^5) — — phosphorique (PhO^5).
Persulfure (Ph,S^{12}) pas de combinaison oxygénée correspondante.

Tout ces composés sont inusités.

Combinaison du phosphore et de l'iode.

L'iode et le phosphore se combinent avec dégagement de calorique et de lumière, et donnent naissance à plusieurs composés, dont un seul est quelquefois employé.

Iodure de phosphore. Rouge, orangé-brun, fusible à 100°; volatil. Il décompose l'eau en formant de l'acide iodhydrique, de l'acide phosphoreux et du phosphure d'hydrogène.

On le prépare en fondant ensemble, dans un petit tube de verre placé au-dessus de quelques charbons incandescents, 1 partie de phosphore et 8 parties d'iode bien secs.

Il est employé pour faire l'acide iodhydrique.

Combinaisons du phosphore et du chlore.

Le chlore et le phosphore s'unissent en deux proportions. L'union a lieu à la température ordinaire, avec dégagement de calorique et de lumière.

Protochlorure de phosphore (Ph Cl³). Liquide, incolore, transparent, très-fumant, très-caustique, rougissant le tournesol, sans rougir le papier bien sec : ce qui tient à ce que l'eau de la teinture est décomposée; il se forme alors des acides phosphoreux et chlorhydrique qui rougissent la teinture.

En effet, telle est la manière dont il se comporte avec l'eau :

$$PhCl^3 + 3HO = PhO^3 + 3HCl.$$

On le prépare en faisant arriver un courant de chlore bien sec, sur des fragments de phosphore bien desséchés, jusqu'à ce que la liqueur qui se forme commence à se troubler. On laisse déposer le perchlorure qui s'est formé, et l'on redistille le protochlorure.

Perchlorure de phosphore (Ph Cl⁵). Blanc, solide, cristallin, volatil, mais moins que le protochlorure. Bout à 148°. Il se fond facilement à une légère pression, et cristallise par le refroidissement en prismes incolores et transparents.

Il est décomposé par l'eau : des acides phosphorique et chlorhydrique prennent naissance ; en effet :

$$Ph\ Cl^5 + 5\ HO = Pho^5 + 5\ H\ Cl.$$

On l'obtient comme le précédent ; toutefois, l'on continue le courant de chlore jusqu'à ce que le phosphore soit converti en une masse blanche, qui n'est autre que le perchlorure pur.

Ces deux chlorures sont sans usage en médecine.

Art. IV. DES COMBINAISONS DU SOUFRE.

L'hydrogène, le carbone, le phosphore, le sélénium, l'iode, le chlore et l'arsenic, se combinent au soufre. La première série de combinaisons sera traitée plus loin. Les deux suivantes ont été étudiées, il ne nous reste plus qu'à parler des trois dernières, les seules qui méritent quelque attention.

Combinaisons du soufre et de l'iode.

L'iode se combine au soufre et forme plusieurs combinaisons, dont une seule est employée.

Iodure de soufre. Solide, brun, d'une texture rayonnée, et brillant comme le sulfure d'antimoine. Il est peu stable. Par la chaleur, l'iode s'en sépare. On l'obtient en chauffant ensemble, dans un tube en verre, 4 parties d'iode et 1 de soufre.

Biett l'a employé dans quelques affections tuberculeuses de la peau; mais l'instabilité de ses éléments en fait un médicament peu sûr.

Combinaisons du soufre et du chlore.

Le chlore et le soufre forment cinq combinaisons, dont trois seulement sont connues à l'état de liberté, ce sont :

Le protochlorure (S^2Cl) ;

Le bichlorure (SCl) ;

Le chlorure intermédiaire (S^4Cl^5).

Les deux autres auraient pour formule SCl^2 et SCl^5.

Protochlorure. Liquide, jaune, fumant à l'air, d'une odeur fétide et piquante. Sa densité $=$ 1,628. Bout à 139°, et distille sans s'altérer.

L'eau et l'alcool le décomposent en soufre, qui se dépose, et en acide chlorhydrique.

Il se prépare en faisant arriver du chlore bien sec dans une éprouvette contenant du soufre. On arrête l'opération avant que tout le soufre ait disparu, on décante et l'on distille.

Bichlorure. Liquide, rouge-grenat foncé, d'une odeur vive pénétrante et désagréable, d'une saveur forte et d'une densité de 1,625. Il bout à 64°. A l'air il répand des vapeurs très-épaisses.

De l'action de l'eau sur ce corps résultent de l'acide chlorhydrique et de l'acide pentathionique :

$$(SCl)^5 + 5HO = 5H Cl^5 + SO^5.$$

On le prépare, comme le précédent, en continuant le courant du chlore jusqu'à ce que le soufre ait entièrement disparu, et que la liqueur soit devenue rouge-brun foncé ; puis on le distille pour le séparer d'un peu de protochlorure.

Ces chlorures ne sont d'aucun usage en médecine.

Combinaisons du soufre et de l'arsenic.

L'arsenic forme, avec le soufre, cinq sulfures qui ont les formules suivantes :

Sous-sulfure (As^6S)

Bisulfure (AsS^2).

Trisulfure (AsS^5).

Pentasulfure (AsS^5).

Persulfure (AsS^{18}).

Deux de ces combinaisons sont seules usitées.

Bisulfure (réalgar). Solide, d'un beau rouge-brun, insoluble dans l'eau. On le trouve dans la nature, cristallisé en prismes rhomboïdaux obliques. Ce sulfure doit être regardé comme un *sulfacide* ; car il s'unit aux sulfures alcalins pour former des *sulfosels*.

On l'obtient artificiellement en chauffant un équivalent d'arsenic et deux de soufre. On le distille ensuite pour le purifier.

Il est employé dans la préparation du *feu indien*, dont la lumière est très-éclatante.

Trisulfure (orpiment). Solide, d'une belle couleur jaune. A l'état naturel, on le trouve cristallisé en lames qui dérivent d'un prisme oblique. En vase clos, il se fond, puis se sublime. C'est un sulfacide très-puissant qui se combine avec tous les sulfures alcalins.

Il se prépare 1° en distillant un mélange de soufre et d'arsenic ou d'acide arsénieux; 2° en faisant passer un courant de gaz sulfhydrique dans une dissolution d'acide arsénieux.

On s'en est servi en médecine dans les mêmes circonstances que l'acide arsénieux, mais le plus souvent il sert comme dépilatoire.

Art. V. DES COMBINAISONS DE L'IODE.

L'hydrogène, le soufre, le chlore, l'azote et l'arsenic forment avec l'iode des combinaisons assez importantes. La première sera étudiée plus tard : d'autres séries de combinaisons ont été déjà traitées ; il nous reste à voir celles du chlore, de l'azote et de l'arsenic.

Combinaisons de l'iode et du chlore.

Les chlorures d'iode sont au nombre de deux, et peu connus.

Protochlorure (ICl.). Liquide, rougeâtre, plus pesant que l'eau : **ayant** l'aspect et les propriétés physiques du brôme. L'eau le dissout sans altération.

Il se prépare directement avec le chlore et l'iode en excès.

Perchlorure (I Cl3). Solide, cristallisable, jaune, très-volatil, d'une odeur irritante ; il excite les larmes et suffoque quand on le respire.

Il se prépare comme le précédent, mais avec excès de chlore.

Ils sont sans usages.

Combinaisons de l'iode et de l'azote.

Iodure d'azote. Ce composé existe-t-il? Du moins on a nommé ainsi une poudre noire fulminante qui, d'après les nouvelles expériences de M. Bineau, contiendrait de l'hydrogène, et dont la formule serait Az HI². Ce composé s'obtient facilement en agitant de l'iode **avec un** excès d'ammoniaque liquide, et lavant le précipité.

Combinaisons de l'iode et de l'arsenic.

L'arsenic et l'iode forment un iodure solide, volatil, rouge laque, soluble dans l'eau ; il a été employé par Biett à l'extérieur, dans des cas de dartres rongeantes et scrofuleuses.

On l'obtient en chauffant doucement un mélange de 1 partie d'arsenic métallique en poudre et 5 parties d'iode. On distille ensuite **pour** séparer l'iodure de l'excès d'arsenic.

Art. VI. DES COMBINAISONS DU BROME.

Le brôme forme, avec l'hydrogène, le silicium, le carbone, le phosphore, le soufre, l'iode et le chlore, des combinaisons peu employées et peu étudiées ; aussi les passerons-nous sous silence.

Art. VII. DES COMBINAISONS DU CHLORE.

Les combinaisons que les métalloïdes forment avec le chlore ont été pour la plupart étudiées; il ne nous reste plus qu'à parler de celles qu'il forme avec l'hydrogène, l'azote et l'arsenic; la première sera traitée avec les hydracides, et nous ne dirons qu'un mot des deux autres.

Combinaison du chlore et de l'azote.

On ne connaît encore qu'une seule combinaison de ces deux corps.

Chlorure d'azote ($AzCl^3$), découvert en 1812 par Dulong. Ce corps est liquide, oléagineux, jaunâtre et d'une odeur piquante. Un froid considérable ne le solidifie pas.

Il peut distiller à la température de 71°, sans s'altérer à 93°. Il bout d'une manière très-vive, et semble produire une effervescence; entre 96 et 100°, il détone violemment et brise les vases qui le contiennent. Cette propriété fait qu'on ne doit le préparer qu'avec les plus grandes précautions. On le prépare en faisant passer un courant de chlore dans une dissolution de chlorhydrate d'ammoniaque :

$$AzH^3,HCl + Cl^6 = 4HCl + AzCl^3.$$

Combinaison du chlore et de l'arsenic.

Chlorure d'arsenic ($AsCl^3$). Liquide, plus lourd que l'eau, bout à 132°, très-vénéneux, formant, avec l'eau de l'acide arsénieux et de l'acide chlorhydrique :

$$AsCl^3 + 3HO = AsO^3 + 3HCl.$$

Art. VIII. DES COMBINAISONS DE L'AZOTE.

Toutes les combinaisons de l'azote et des métalloïdes ont été étudiées, à l'exception des azotures de soufre : AzS^3, de phosphore, $PhAz^2$ et de l'ammoniaque. Les deux premières combinaisons sont inusitées et ne doivent nullement nous occuper. Quant à l'ammoniaque, elle sera le sujet d'un article à part.

CHAPITRE IV.

DES OXYDES ET ACIDES NON MÉTALLIQUES.

Combinaisons de l'oxygène avec les métalloïdes, oxydes et acides métalloïdiques.

Ce chapitre comprendra toutes les combinaisons qui ont lieu entre les métalloïdes et l'oxygène. Les unes sont neutres, la plupart sont acides, aucune basique : cependant l'eau peut, à quelques égards, remplir le rôle de base faible, mais jamais d'une manière énergique comme un oxyde métallique.

Art. I. COMBINAISONS DE L'OXYGÈNE ET DE L'HYDROGÈNE.

L'oxygène et l'hydrogène, par leur union, donnent lieu à deux com-

posés : l'eau, ou protoxyde d'hydrogène, et le bi-oxyde d'hydrogène.
Nous ne parlerons dans ce chapitre que de la première combinaison ; la
seconde étant douée de propriétés toutes particulières, nous en ferons
le sujet d'un article à part.

Eau (protoxyde d'hydrogène) (HO). L'eau a été regardée comme un
élément jusqu'à l'époque où Priestley, Cavendish, Watt et Lavoisier établirent sa composition. On peut prouver de plusieurs manières que l'eau
est composée d'oxygène et d'hydrogène :

1° En décomposant l'eau à l'aide de la pile, l'oxygène se rend au pôle
positif et l'hydrogène au pôle négatif. En recevant les gaz dans des tubes gradués, on s'assure qu'elle est formée de 2 volumes d'hydrogène
et de 1 volume d'oxygène.

2° On peut encore enflammer un jet d'hydrogène sec au-dessous
d'une cloche ; on la voit se recouvrir d'humidité qui augmente à mesure que s'opère la combustion.

3° Si l'on met l'eau en contact avec certains métaux, elle est décomposée à froid par le sodium ou le potassium, à une température élevée
par le fer, l'étain, etc. Dans tous les cas, l'oxygène se combine aux
métaux et l'hydrogène se dégage.

4° Si l'on chauffe un poids connu d'oxyde de cuivre en le soumettant à un courant d'hydrogène, l'oxygène de l'oxyde s'unira avec l'hydrogène et formera de l'eau que l'on pourra recueillir dans un poids
connu de chlorure de calcium bien sec. En pesant le cuivre réduit, qui
donnera la quantité d'oxygène, et le chlorure, qui donnera le poids de
l'eau, et, par conséquent, le poids de l'hydrogène, on trouvera que 100
parties d'eau sont formées en poids, d'oxygène 88.888, etc., d'hydrogène 11.112, ainsi que l'a prouvé M. Dumas, dans un procédé d'analyse
que nous ne pouvons reproduire ici.

L'eau peut affecter les trois états : elle peut être *solide*, *liquide* ou
gazeuse ; quelques physiciens admettent même un état *vésiculaire*, état
qui paraît réellement exister dans la vapeur visible de l'eau, dans les
brouillards, etc. Comme elle présente des propriétés différentes, nous
l'étudierons sous ses trois états.

Eau solide. — Amorphe ou cristallisée régulièrement en prismes hexaèdres ou en dodécaèdres isocèles. Les cristaux possèdent la double réfrac-
tion. En se solidifiant, l'eau augmente de volume. Sa densité devient
0,918 (Brunner), celle de l'eau étant 1000. Voilà pourquoi la glace est
plus légère que l'eau et pourquoi, en se formant, elle brise les vases
qui sont pleins d'eau. Le maximum de densité de l'eau est à + 4° selon M. Despretz ; de sorte qu'à 8° le volume de l'eau est à peu près le
même qu'à 0.

Tant que la glace fond, elle conserve une température constante, pré-
cieuse pour fixer le 0 des thermomètres ; au contraire, le point où se fait
la congélation peut varier beaucoup. M. Gay-Lussac a démontré que
l'on peut abaisser la température de l'eau pure qui n'est pas agitée, jus-

qu'à — 12° sans la solidifier; si on l'agite, elle se congèle promptement, en dégageant de la chaleur. L'eau aérée et chargée de limon se congèle plus promptement; mais l'eau, tenant en dissolution des sels, se congèle plus lentement.

En fondant, la glace absorbe une quantité de chaleur énorme : à 0, elle exige pour se fondre une chaleur qui suffirait pour élever le même poids d'eau de 0 à 79°.

Eau liquide. — Inodore, insipide, incolore, transparente, élastique, capable de transmettre les sons et de mouiller les corps. Sa compressibilité, très-faible, a été mise en évidence par MM. Perkins, Œrsted et Canton. Sa densité est l'unité à laquelle on compare celle des liquides et des solides. Un litre d'eau à + 4° pèse 100 grammes.

L'eau conduit mal le fluide électrique, voilà pourquoi l'on ajoute à l'eau, qui sert de conducteur à une pile voltaïque, une certaine quantité de sel ou d'acide. Elle bout à 100° à la pression de 0^m,760, et la température de l'ébullition reste constante. Cette propriété est utilisée pour fixer le 100me degré du thermomètre. Le point d'ébullition varie avec la pression; toujours il croît avec la pression; les sels, qui ont de l'affinité pour l'eau, le retardent, pendant que quelques fils métalliques ou du verre l'avancent. Dans tous les cas, l'eau se volatilise, et le volume de la vapeur produite est 1700 fois plus considérable que celui du liquide.

Eau gazeuse. — Dans cet état, elle est inodore, incolore, transparente; sa densité = 0,622. La vapeur se forme aux températures les plus basses; mais cette vaporisation augmente avec la température. Cette vapeur, soumise à l'action d'un froid plus grand que celui auquel elle existe, se condense et devient liquide. Condensée dans l'air, elle forme de petits sphérules qui constituent l'*eau à l'état vésiculaire*, laquelle prend le nom de brouillards à la surface de la terre, ou de nuages, quand elle est à une certaine hauteur dans l'atmosphère.

L'eau, pour se transformer en vapeur, exige cinq fois et demie plus de chaleur que pour s'élever de 0 à 100°. Ainsi, un kilogramme de vapeur à 100°, reçu dans 5 1/2 kil. d'eau à 0, produit 6 1/2 kilog. d'eau à 100. Ce principe a reçu plusieurs applications dans les arts.

L'eau dissout une quantité d'oxygène d'autant plus grande, que la température est plus basse ou la pression plus forte. A + 10°, pression ordinaire, elle en dissout 1/25me de son volume. L'air s'y dissout aussi, mais en moindre quantité, et l'on remarque qu'il y est plus riche en oxygène, ce qui est dû à la faible solubilité de l'azote.

L'eau n'a aucune action sur les réactifs colorés; la plus forte chaleur ne la décompose pas. Plusieurs corps simples peuvent la décomposer : quelques-uns s'emparent de son hydrogène pour former un hydracide, et laissent l'oxygène libre, comme le chlore, etc. Les autres, au contraire, s'emparent de l'oxygène, et laissent l'hydrogène se dégager; c'est le cas du potassium, du sodium, etc. Beaucoup de corps se combinent avec l'eau, en proportions définies, et forment des composés nommés *hydrates*. L'eau entre comme partie constituante de quelques acides, quelques bases ou quelques sels, sans que leurs propriétés caractéristiques soient modifiées. Enfin, il est des composés qui ne sauraient exister sans eau; c'est ce que nous aurons occasion de voir par la suite.

L'eau, sous les trois états, se trouve abondamment dans la nature : solide, elle constitue la *glace*, la *grêle*, la *neige*; elle se trouve dans les pays froids, aux environs des pôles, où elle constitue des *glaciers* qui, se fondant par la chaleur, donnent lieu à des rivières plus ou moins considérables. Liquide, elle est infiniment plus abondante; elle constitue les rivières, les lacs, les mers : alors elle est toujours chargée de corps étrangers (sel marin, sels de chaux, de fer, de magnésie, acide carbonique, sulfurique, etc.), dont la proportion varie. L'eau contient-elle une grande quantité de sel marin, elle est dite *salée*. Exemple : Eau de mer. Si la proportion des autres corps est assez forte pour agir sur l'économie animale, on la nomme *eau minérale*. Lorsqu'elle a peu ou pas de saveur, et ne contient que peu de sels, elle prend le nom d'*eau potable* ou *eau douce*. Exemple : Eaux de rivières, de fontaines, etc. Enfin, à l'état de vapeur, elle se trouve en grande quantité dans l'atmosphère.

Les *usages* de l'eau sont nombreux; tout le monde les connaît : mais comme il est utile de reconnaître une eau potable, nous allons indiquer les propriétés qu'elle doit présenter : 1° elle doit être fraîche, vive, aérée, limpide et inodore; 2° elle doit dissoudre le savon sans former des grumeaux, et doit bien cuire les légumes; 3° enfin, l'eau ne doit pas trop contenir de sulfates et de chlorhydrate; ce que l'on reconnaît au moyen d'un sel de baryte et de nitrate d'argent. En effet, une eau qui décomposerait le savon serait une eau riche en sulfate de chaux : dans ce cas, par double décomposition, il se formerait du sulfate de soude et un savon de chaux insoluble. De même, le sulfate de chaux empêche les légumes de cuire, parce que, selon M. Braconnot, une substance azotée, la *légumine*, forme, avec le sulfate ou les sels de chaux, une combinaison insoluble qui les durcit considérablement.

Le seul moyen d'obtenir de l'eau à l'état de pureté consiste à la distiller dans un alambic (fig. 15) et à ne recueillir les produits qu'après

Fig. 15.

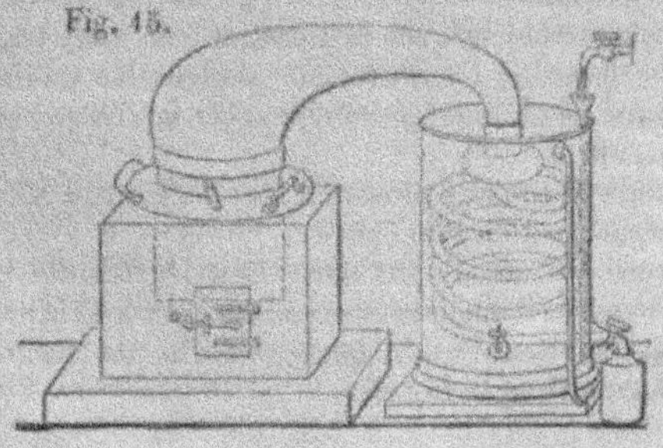

en avoir laissé perdre les 4 centièmes, et à terminer l'opération quand elle est arrivée aux 3/4. En effet, les premières parties contiennent souvent du carbonate d'ammoniaque, qui provient des matières azotées que contient l'eau ; les derniers produits contiendraient au contraire, si l'on continuait le feu, certains produits volatils provenant de la réaction de certains sels que contient l'eau.

On reconnaît qu'elle est suffisamment pure pour les analyses chimiques, quand elle ne précipite pas par :

1° *Les eaux de chaux, de baryte, l'acétate tribasique de plomb*, qui indiquent l'acide carbonique ;

2° *Le chlorure de barium*, décélant les sulfates ;

3° *L'azotate d'argent*, précipitant les chlorures ;

4° *L'oxalate d'ammoniaque*, indiquant les sels de chaux ;

5° *L'acide sulfhydrique ou les sulfures*, décélant la présence des métaux ;

6° *Le bichlorure de mercure, le chlorure d'or et le sulfate de zinc*, précipitant les matières organiques.

Art. II. COMBINAISON DE L'OXYGÈNE ET DU BORE.

Acide borique (BO⁶). Découvert par Humberg. C'est la seule combinaison de bore et d'oxygène que l'on connaisse. Cet acide est solide, blanc, lamelleux, inodore, d'une saveur faible, rougissant faiblement la teinture de tournesol. Sa densité $= 1,803$. Une forte chaleur le fond et le transforme en un verre incolore transparent : alors il perd son eau de cristallisation. 100 parties d'eau à $+ 20°$ dissolvent 4 parties de cet acide, et 34 parties à $+ 100°$, l'alcool le dissout, et cette dissolution brûle avec une flamme verte caractéristique.

L'acide borique est un des acides les plus fixes. Cependant il se volatilise dans l'eau bouillante ; mais c'est la vapeur d'eau qui détermine sa volatilisation. Anhydre, cet acide ne se volatilise qu'à une température très-élevée. C'est sur cette propriété et celle qu'il a de dissoudre par la fusion les oxydes métalliques, que M. Ebelben a fondé un nouveau mode de cristallisation : par exemple, il a pu dissoudre dans l'acide borique fondu de l'alumine et de la magnésie dans certaines proportions, et par la haute température d'un four à porcelaine, il a pu former des cristaux octaédriques d'aluminate de magnésie, identiques aux cristaux de *Spinelle*. Par la même méthode il a pu obtenir des cristaux d'aluminates de glucine, identiques avec la *cymophane cristallisée naturelle*, etc., etc.

Cet acide existe libre dans plusieurs lacs de Toscane, et combiné avec la soude dans quelques lacs de l'Inde.

On le prépare en dissolvant dans l'eau bouillante du borate de soude, et y versant de l'acide sulfurique ou chlorhydrique qui, s'emparant de la soude, mettent l'acide borique en liberté : celui-ci cristallise par le refroidissement de la liqueur.

Usages. — Il sert pour analyser les pierres gemmes. Il entre dans la composition de certains verres, du strass et dans l'émail des poteries communes. En médecine, il a été employé comme calmant et rafraîchissant : on le prescrit quelquefois en gargarisme dans les affections gangréneuses des amygdales et du larynx.

Art. III. COMBINAISONS DE L'OXYGÈNE ET DU CARBONE.

Le carbone se combine avec l'oxygène pour former sept combinaisons, savoir : *l'oxyde de carbone* (CO), *les acides carbonique* (CO^2), *oxalique* (C^2O^3,HO), *mésoxalique* (C^5O^4), *rhodizonique* ($C^7O^7,3HO$), *croconique* (C^5O^4,HO) et *mellitique* (C^4O^5,HO).

Oxyde de carbone (CO). Découvert par Priestley, il a été étudié et distingué par Cruiksank et MM. Clément et Desormes. C'est un gaz incolore, insipide, inodore, inflammable, éteignant les corps en combustion, impropre à la respiration (1), et sans action sur le tournesol. Sa densité $= 0,967$. Il brûle avec une flamme bleue caractéristique, et produit de l'acide carbonique. L'oxygène ne le transforme en acide carbonique qu'à l'aide de la chaleur ou de l'étincelle électrique, en donnant lieu à une détonation. Le potassium et le sodium sont les seuls métaux qui ont de l'action sur lui ; ils le décomposent en s'emparant de son oxygène.

Un mélange de parties égales de chlore et de ce gaz se contractent de moitié et forment un nouveau gaz nommé *acide chloroxicarbonique* (CO,Cl), analogue à l'acide carbonique, dans lequel un équivalent d'oxygène serait remplacé par un équivalent de chlore.

L'oxyde de carbone se prépare : 1° en chauffant un oxyde difficile à réduire (zinc, fer, etc.) avec du charbon en excès. L'oxygène de l'oxyde s'unit au charbon et forme l'oxyde de carbone ; tandis que le zinc se réduit et se sublime :

$$ZnO + C = CO + Zn.$$

2° En faisant passer un courant d'acide carbonique sur du charbon exposé à une haute température dans un tube de fer.

3° En décomposant dans un petit ballon l'acide oxalique, ou le bioxalate de potasse, par un excès d'acide sulfurique monohydraté. L'acide oxalique, ne pouvant exister sans eau, se dédouble en acide carbonique et oxyde de carbone, en volumes égaux :

$$C^2O^3,3HO + S^3O,HO = SO^3,4HO + CO + CO^3.$$

En traitant le mélange de gaz par la potasse, qui absorbe l'acide carbonique, on obtient l'oxyde de carbone parfaitement pur.

Acide carbonique (CO^2). Découvert par Paracelse et van Helmont,

---

(1) M. Leblanc a démontré que l'air, qui contient 1/100° d'oxyde de carbone, devient mortel pour un oiseau.

qui l'appelèrent *acide crayeux* ; cet acide fut étudié par beaucoup de chimistes, et surtout par Lavoisier, qui, en 1775, nous éclaira sur sa nature. Enfin, dans ces derniers temps, MM. Dumas et Stas, par une méthode très-précise, ont déterminé sa composition.

Cet acide est gazeux, incolore, d'une saveur légèrement aigre, d'une odeur piquante, rougissant peu la teinture du tournesol. Il éteint les corps en combustion, et asphyxie promptement les animaux. Sa densité = 1,5290. Cette densité explique pourquoi, dans la grotte du chien, les animaux de petite taille périssent promptement, tandis que les hommes s'y introduisent sans danger : c'est qu'il occupe toujours les parties inférieures de l'air qu'elle contient, et qu'il ne s'y élève pas au-dessus d'un mètre et demi.

Il est indécomposable par la chaleur. Refroidi et comprimé, il peut être liquéfié. Cette propriété, déjà connue par Faraday, a été mieux étudiée par M. Thilorier, qui est parvenu à en produire de très-grandes quantités à l'aide d'un appareil (fig. 46) composé d'un cylindre en

Fig. 46.

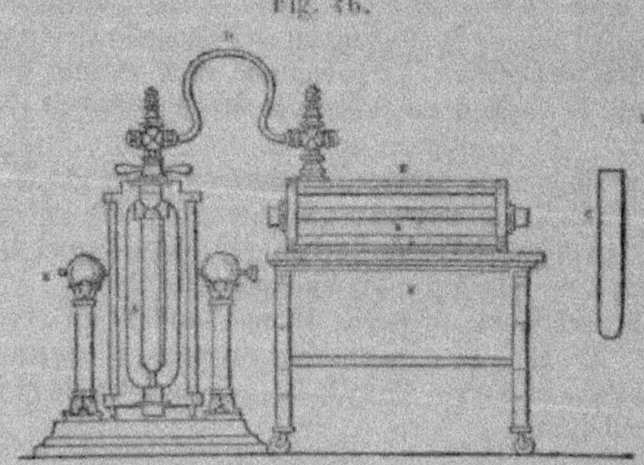

fonte A, dans lequel on introduit 2 kilogrammes de bicarbonate de soude, mêlé à 3 litres d'eau. On verse ensuite de l'acide sulfurique monohydraté dans un tube en cuivre C, maintenu dans une position verticale, au milieu du bicarbonate. La mobilité du cylindre autour de l'axe E permet, par un mouvement de bascule, de déverser lentement l'acide sur le sel et le gaz carbonique, ne trouvant d'issue que dans le tube D, et le second vase en fonte B y produit une pression de près de 100 atmosphères, qui détermine sa liquéfaction. Une faible élévation de température suffit pour augmenter la pression de plusieurs atmosphères ; voilà pourquoi il est très-important de n'opérer le contact que peu à peu.

L'acide carbonique liquide est incolore, très-soluble dans l'alcool, l'éther et les huiles essentielles ; mais pas dans l'eau ; sa densité = 0,838.

Voici, d'après M. Thilorier, la tension de cet acide liquide aux différentes températures :

à	0° sa tension est de	36	atmosphères.		
+	5°	—	40	—	
+	10°	—	44,5	—	
+	15°	—	50	—	
+	20°	—	56,5	—	
+	25°	—	64,5	—	
+	30°	—	73,5	—	

Lorsque l'on permet à cet acide de s'échapper sous forme de jet, il devient rapidement gazeux, aux dépens du calorique, d'une portion d'acide carbonique, et en absorbe tant, que toujours une grande partie de cet acide se solidifie. Dans cet état, il est sous forme de flocons blancs, qui se maintiennent longtemps à l'air libre, sans qu'il soit nécessaire de le soumettre à aucune pression. La température de l'acide carbonique solide est de 90° au-dessous de 0. On augmente encore ce froid en le mêlant avec de l'éther sulfurique. Ce mélange solidifie en quelques secondes 4 fois son poids de mercure. Le même mélange a été employé avec succès à la liquéfaction du chlore, du protoxyde d'azote, de l'hydrogène sulfuré, de l'acide sulfureux, du cyanogène, etc. Enfin en plaçant ce mélange sous le récipient d'une machine pneumatique où l'on avait fait le vide, M. Faraday est parvenu à liquéfier et même solidifier des gaz qui jusqu'à présent avaient été regardés comme incoërcibles.

État. — Il est très-répandu dans la nature : gazeux, on le trouve dans l'air et dans plusieurs grottes ; liquide, il constitue plusieurs eaux minérales ; solide, il forme les carbonates.

Préparation. — Pour l'obtenir on verse de l'acide chlorhydrique sur du marbre (carbonate de chaux), ou de l'acide sulfurique sur de la craie. L'acide s'empare de la chaux, et l'acide carbonique se dégage avec effervescence. Cette opération peut se faire dans l'appareil représenté dans la fig. 17.

Fig. 17.

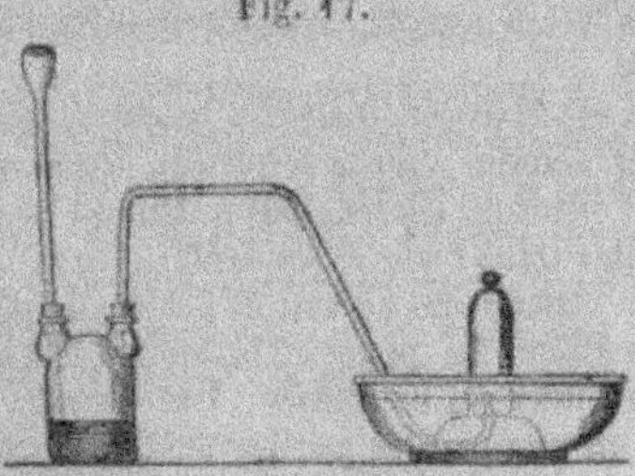

Usages. — Cet acide est un des gaz les plus utiles à la végétation. En chimie on s'en sert pour préparer les carbonates et les bicarbonates.

En médecine, il n'est guère usité qu'à l'état de dissolution dans les eaux minérales. Ces eaux sont tempérantes, rafraîchissantes, et facilitent la digestion : elles augmentent la sécrétion de l'urine. Prises en grande quantité elles occasionnent des étourdissements, de l'agitation, une légère ivresse, quelquefois de la céphalalgie et des syncopes. Elles sont utiles dans les affections chroniques qui dépendent de l'atonie des organes digestifs. On les a employées dans l'hypochondrie, l'aménorrhée, les affections calculeuses et les engorgements du foie. Les eaux gazeuses thermales sont employées en bains, dans les affections arthritiques et rhumatismales, les maladies de la peau, les tumeurs blanches, etc.

Acide rhodizonique ($C^7O^7,3HO$). Solide, incolore, cristallisé en aiguilles fines ; saveur aigrelette et astringente ; rougissant le tournesol, soluble dans l'eau, l'alcool et l'éther.

Combiné avec les oxydes il forme des *rhodizonates* tous colorés en rouge. Les rhodizonates dissous dans l'eau sont décomposés par l'ébullition en oxalates et croconates :

$$(KO)^3,C^7O^7 = KO,C^2O^3 + KO,C^5O^4 + KO,HO.$$

Acide croconique (C^5O^4,HO). Solide, jaunâtre, cristallisable en petits prismes ; rougissant le tournesol ; soluble dans l'eau, l'alcool et l'éther. Avec les oxydes, il forme des *croconates* jaunes.

Acide mellitique (C^4O^3,HO). Solide, incolore, cristallise en prismes déliés ; saveur franchement acide. Fusible ; chauffé seul, une partie se décompose et l'autre se sublime. Soluble dans l'eau et l'alcool.

Ces trois acides étant inusités, nous n'en dirons pas davantage. Il nous reste encore à parler des acides mésoxalique et oxalique ; mais ces deux acides se rattachant aux composés organiques, nous n'en parlerons que dans la chimie organique.

Art. IV. COMBINAISON DE L'OXYGÈNE ET DU SILICIUM.

Une seule combinaison est connue : *la silice* ou *acide silicique*. Elle est la base d'un grand nombre de minéraux ; tels sont : le cristal de roche, où elle est à l'état de pureté, les pierres à fusil, le grès, le sable, l'agathe, l'opale, etc.

La silice anhydre est blanche, insipide, inodore, infusible au feu de forge. Cependant M. Gaudin a pu la fondre au chalumeau à gaz hydrogène et oxygène, et l'étirer en fils très-déliés. Quand elle a été chauffée au rouge, elle est insoluble dans l'eau et les acides. Un seul, l'acide fluorhydrique l'attaque et la transforme en eau et florure de silicium, propriété caractéristique de la silice. La potasse, la soude, la barite forment des silicates avec la silice libre ou combinée. Les silicates de potasse et de soude sont solubles ou attaquables par les acides, surtout quand la base est en excès.

Art. V. COMBINAISONS DE L'OXYGÈNE ET DU PHOSPHORE.

Le phosphore et l'oxygène forment cinq combinaisons : l'*oxyde de phosphore* (Ph^2O) et les *acides hypophosphoreux* (PhO), *phosphoreux* (PhO^3), *phosphatique* (Ph^5O^{15}), *phosphorique* (PhO^5).

Oxyde de phosphore (Ph^2O). Cet oxyde se présente sous deux modifications : l'une rouge, l'autre jaune.

L'oxyde *rouge* a une couleur de minium ; il est inodore, insipide, plus dense que l'eau, ne luit pas dans l'obscurité. Il est insoluble dans l'eau, l'alcool, l'éther et les huiles. Chauffé au rouge, il se transforme en acide phosphorique et en phosphore $5Ph^2O = PhO^5$ + Ph^9; au contact de l'air il se transformerait totalement en acide phosphorique.

Cet oxyde se prépare en faisant brûler du phosphore dans l'air ou sous l'eau : dans ce dernier cas, on fait arriver un courant d'air ou d'oxygène sur du phosphore fondu sous l'eau.

L'*oxyde jaune*, dont la découverte est due à M. Leverrier, est isomérique avec le précédent : il s'en distingue par sa solubilité dans la potasse. Il peut exister à l'état anhydre ou à l'état d'hydrate. Une chaleur de 300° le transforme en oxyde rouge. Il s'unit à la potasse ou l'ammoniaque, et forme des combinaisons colorées en brun.

Acide hypophosphoreux. Découvert par Dulong, il n'est connu qu'à l'état d'hydrate; sa formule = PhO, $3HO$. Il est blanc, visqueux, très-sapide. Chauffé, il se décompose en acide phosphorique et en hydrogène phosphoré, inflammable spontanément. Avec les bases, il forme des sels solubles.

Il se prépare en faisant bouillir du sulfure de baryum avec du phosphore; il se dégage de l'acide sulfhydrique, et il se forme un hypophosphyte de barite. En traitant la liqueur par l'acide sulfurique qui précipite la baryte, on obtient l'acide hypophosphoreux pur. L'équation suivante rend compte de la réaction :

$$BaS^2 + Ph + 2HO = 2HS + BaO,PhO.$$

Acide phosphoreux (PhO^3) anhydre; il est blanc, solide, volatil, inodore et très-sapide, très-soluble dans l'eau et très-avide d'oxygène pour passer à l'état d'acide phosphorique. Hydraté, il cristallise en parallélipipèdes transparents. Il contient trois équivalents d'eau, dont deux seulement, selon M. Wurtz, peuvent être chassés par les bases. Chauffé, il se transforme en acide phosphorique et en hydrogène phosphoré.

L'acide anhydre s'obtient en chauffant légèrement du phosphore dans un tube de verre effilé, que l'on fait traverser par un courant lent d'air, de manière que l'oxygène ne soit jamais en excès.

L'acide liquide se produit dès que l'on met le protochlorure de phosphore en contact avec l'eau; en même temps il se forme de l'acide chlorhydrique que l'on chasse par l'évaporation à siccité de la liqueur :

$$PhCl^3 + 3HO = PhO^3 + 3HCl.$$

Ces acides sont complètement inusités.

Acide hypophosphorique ou phosphatique (Ph^3O^{15}). Les fumées blanches que le phosphore dégage au contact de l'air froid sont l'acide phosphatique hydraté. Selon Dulong, cet acide ne serait qu'un composé de 2 équivalents d'acide phosphorique, et 1 équivalent d'acide phosphoreux : $Ph^3O^{15} = 2PhO^5 + PhO^3$. Il se comporte avec les bases comme un mélange de ces deux acides.

Pour obtenir cet acide, on abandonne à l'air humide des bâtons de phosphore, que l'on a préalablement placés dans des tubes de verre et rangés dans un entonnoir : le phosphore disparaît peu à peu et se transforme en un liquide sirupeux, incolore, très-acide, qui se rend dans le flacon sur lequel est placé l'entonnoir. C'est l'acide phosphatique. Afin que l'air soit constamment humide, on a soin de tenir de l'eau au pied de l'appareil et de recouvrir le tout d'une cloche percée qui donne accès à l'air.

Acide phosphorique. — La découverte de cet acide est due à Morgraff ; mais ce sont MM. Berzélius, Gay-Lussac, Dulong et Graham qui ont fait connaître sa nature et ses propriétés.

D'après ce dernier chimiste, on peut reconnaître quatre modifications isomériques de cet acide (1).

$$\text{Acide phosphorique anhydre.} \quad PhO^5.$$
$$\text{métaphosphorique.} \quad . \quad . \quad PhO^5, HO.$$
$$\text{pyrophosphorique.} \quad . \quad . \quad PhO^5, 2HO.$$
$$\text{phosphorique.} \quad . \quad . \quad . \quad . \quad PhO^5, 3HO.$$

Les trois derniers acides peuvent être considérés comme des sels dans lesquels l'eau jouerait le rôle de base, et en effet on peut, sans faire changer les propriétés chimiques de ces acides, substituer à l'eau des quantités correspondantes d'une base quelconque. On remarque que ces bases peuvent même être en partie remplacées par de l'eau. Les chimistes admettent qu'un métaphosphate est neutre, lorsqu'il est combiné à un équivalent, un pyrophosphate à deux équivalents, et un phosphate à trois équivalents de base.

Ces considérations ont dû faire admettre des dénominations nouvelles pour désigner ces variétés d'acides, dénominations qui ont été étendues par M. Liébig à un grand nombre d'acides organiques. Aujourd'hui on nomme *acide monobasique* l'acide qui exige pour sa *neutralisation* un

---

(1) L'idée d'isomérie appartient à Chevreul, dont les expériences démontrent que l'albumine coagulée par la chaleur et l'albumine desséchée dans le vide ont la même composition, bien qu'offrant des propriétés différentes.

équivalent de base ; *acide bibasique* celui qui en prend deux, et *acide tribasique* celui qui en exige trois. L'acide métaphosphorique est un acide monobasique; l'acide pyrophosphorique bibasique et l'acide phosphorique, tribasique.

Acide phosphorique anhydre. — Il est solide, blanc, floconneux et déliquescent. Mis en contact avec l'eau, il produit un bruit semblable à celui qu'y produirait un fer rouge; il a une saveur très-acide. Volatil à la chaleur blanche. A une température plus basse, il se fond et donne lieu à un verre transparent. Le carbone en opère la décomposition, du phosphore est mis à nu, et il y a formation de gaz carbonique.

Il est soluble dans l'eau, et cette dissolution est connue sous le nom d'*acide phosphorique liquide*.

Préparation. — On l'obtient en introduisant quelques bâtons de phosphore enflammé sous une cloche contenant de l'air desséché au moyen de la chaux, et placée sur une cuve à mercure.

Acide métaphosphorique. — Vitreux, incristallisable, coagule l'albumine, forme dans les sels de baryte un précipité blanc et dans les sels d'argent et de chaux un dépôt blanc gluant. Avec l'eau il s'hydrate et devient d'abord acide pyrophosphorique, puis phosphorique.

Il se prépare : 1º en décomposant le phosphate d'ammoniaque par la chaleur ; 2º ou en chauffant fortement l'acide phosphorique ordinaire.

Acide pyro ou *paraphosphorique.* — Vitreux, et pouvant cristalliser (Péligot). Il ne précipite ni l'albumine ni les sels de baryte. Combiné à la soude ou la potasse, il précipite en blanc les sels d'argent.

Pour l'obtenir, on chauffe le phosphate de soude, qui se transforme, par la perte d'un équivalent d'eau, en pyrophosphate ; le nouveau sel est décomposé par l'acétate de plomb, et le pyrophosphate de plomb est lui-même décomposé par l'acide sulfhydrique, qui forme avec le plomb un sulfure et met l'acide pyrophosphorique à nu.

Acide phosphorique trihydrate. — Il peut, selon M. Péligot, former des cristaux dont la formule = $PhO^5,3HO$. Il est très-acide, incolore et inodore. Il rougit fortement la teinture de tournesol. Une chaleur rouge le fond et le transforme en une masse vitreuse ; il perd peu à peu son eau de constitution, et devient d'abord acide pyrophosphorique, puis métaphosphorique, mais jamais il ne devient acide phosphorique anhydre. Une forte chaleur le volatilise. Le carbone le décompose à une température élevée en phosphore et en oxygène qui, combiné au carbone, forme des gaz oxyde de carbone et acide carbonique.

Cet acide ne précipite pas l'albumine. Combiné aux bases, il précipite en jaune le nitrate d'argent.

On prépare le plus souvent cet acide en traitant dans une cornue de verre le phosphore par de l'acide azotique. L'oxygène de l'acide se porte sur le phosphore pour l'acidifier, tandis qu'il se dégage de l'azote et du bi-oxyde d'azote. La liqueur est ensuite concentrée en consistance de sirop.

Le perchlorure de phosphore et l'eau donnent naissance à de l'acide phosphorique et de l'acide chlorhydrique. On n'a qu'à évaporer la liqueur pour chasser l'acide chlorhydrique. En effet :

$$PhCl^5 + 5HO = PhO^5 + 5HCl.$$

État naturel. — Cet acide se trouve à l'état de phosphate de magnésie, de fer, de manganèse, de plomb, de chaux, etc., dans les os et dans un grand nombre de substances d'origine organique.

Usages. — Il est employé dans l'analyse des pierres gemmes, et pour enlever l'eau aux matières organiques. En médecine, il est rarement employé : on l'a vanté dans les maladies des os. On en fait usage en friction, sous forme de pommade, contre les tumeurs osseuses des rachitiques ; à l'intérieur, on le prescrit en limonade.

Art. VI. COMBINAISONS DE L'OXYGÈNE AVEC LE SOUFRE.

On connaît aujourd'hui sept combinaisons de soufre et d'oxygène que l'on peut disposer sur deux séries : dans l'une la quantité de soufre étant constante, celle d'oxygène varie comme les nombres 1, 2, 3. Tels sont :

L'acide hyposulfureux.	$SO.$
— sulfureux.	$SO^2.$
— sulfurique.	$SO^5.$

Dans l'autre, la quantité d'oxygène étant constante, celle du soufre varie comme les nombres 2, 3, 4, 5. On la nomme série *thionique*, de θεῖον, soufre. Elle est formée des

Acide dithionique S^2O^5 hyposulfurique (Gay Lussac et Welter).
  — trithionique S^3O^5 sulfhyposulfurique (Langlois).
  — tétrathionique S^4O^5 hyposulfurique bisulfuré (Fordos et Gélis).
  — pentathionique S^5O^5 (Fordos et Gélis).

On peut remarquer que ce dernier acide est isomère avec l'acide hyposulfureux ; il en diffère cependant beaucoup par ses combinaisons salines, moins solubles que celles des hyposulfites, et par leur action nulle sur l'iode.

Acide hyposulfureux (S^2O^2). — Cet acide est très-éphémère. En traitant un hyposulfite par des acides, il se forme un acide nouveau qui ne tarde pas à donner naissance à de l'acide sulfureux et à un dépôt de soufre. Cependant MM. Persoz et Langlois paraissent avoir réussi à l'isoler, le premier en décomposant l'hyposulfite de plomb par l'acide sulfhydrique, le second en précipitant l'hyposulfite de potasse par l'acide perchlorique ; on concentre ensuite dans le vide.

Sa saveur est amère et très-acide, sans ronger comme l'acide sulfurique, il est très avide d'humidité et se décompose à 80° en acide sulfureux et soufre.

Acide sulfureux (SO^2). — C'est l'acide qui se produit quand on brûle du soufre à l'air, et Stahl l'avait parfaitement distingué. Il est gazeux, incolore, impropre à la combustion et à la respiration. Sa saveur est forte et désagréable, son odeur caractéristique excite la toux, resserre la poitrine et suffoque les animaux qui le respirent. Il rougit la teinture de tournesol, mais la décolore bientôt. Sa densité = 2.234.

Un froid de —15° le liquéfie, et en le comprimant en même temps qu'on le refroidit on peut même le solidifier (Faraday). À l'état liquide, il est incolore, transparent, très-volatil et bout à — 10°. En se volatilisant, le froid qu'il produit est tel qu'il peut solidifier le mercure et liquéfier l'ammoniaque, le chlore et le cyanogène (Bussy). Évaporé dans le vide il produit un froid de — 68°. Enfin il se congèle quand on l'expose au froid que produit un mélange d'éther et d'acide carbonique solide dont la température descend jusqu'à — 100° (Faraday).

L'oxygène sec est sans action, à froid, sur l'acide sulfureux ; mais sous l'influence de la chaleur et de la mousse de platine, il se transforme en acide sulfurique anhydre. L'hydrogène et le carbone le décomposent à une température élevée, et se combinent à la fois avec l'oxygène et le soufre qui constituent cet acide.

Le chlore et l'acide sulfureux exposés à la lumière solaire forment un corps nouveau, découvert par M. Regnault et appelé acide *chlorosulfurique* (SO^2Cl).

L'eau dissout 37 fois son volume de gaz sulfureux à la température de 20°, et, sous la pression ordinaire, cette dissolution constitue l'*acide sulfureux liquide*. Selon M. Larive, l'eau formerait, avec cet acide, un hydrate cristallin qui se dépose quand on refroidit à — 10° le gaz sulfureux humide.

L'acide sulfureux décolore la plupart des matières colorantes, mais sans détruire la matière organique. Aussi s'en sert-on avec avantage dans le blanchiment de la soie et de la laine, auxquelles le chlore communiquerait une teinte jaunâtre.

Cet acide existe aux environs des volcans. Pour le préparer on chauffe du cuivre ou du mercure avec de l'acide sulfurique.

$$2SO^3,HO + Hg = HgO,SO^5 + 2HO + SO^2.$$

On peut encore se servir de charbon et d'acide sulfurique ; mais dans ce cas il se forme des gaz oxyde de carbone et carbonique qui se mêlent à l'acide sulfureux. Enfin, si l'on chauffe du soufre avec du peroxyde de manganèse on obtient du sulfure de manganèse et de l'acide sulfureux :

$$S^2 + MnO^2 = MS + SO^2.$$

Il est employé dans la fabrication de l'acide sulfurique ; pour blanchir la soie, la laine, etc. ; en médecine, contre les maladies de la peau et particulièrement contre la gale, dans certains cas de douleurs rhumatismales et arthritiques, d'engorgements scrofuleux, etc.

Acide sulfurique. — Cet acide est non seulement le plus important des acides du soufre, mais encore il est l'un des plus employés dans l'industrie. On lui connaît plusieurs états que quelques chimistes regardent comme des combinaisons bien définies ; ce sont :

L'acide sulfurique anhydre = SO^3 ;
— de Nordhausen = $(SO^3)^2,HO$;
— monohydraté du commerce = SO^3,HO ;
— bi-hydraté = $SO^3,2HO$;
— tri-hydraté = $SO^3,3HO$.

Acide sulfurique sec ou *anhydre* (SO^3). Solide au-dessous de 25°, blanc opaque, en houppes soyeuses. On peut le presser entre les doigts secs sans qu'il brûle. Sa densité = 1,97 (Bussy). Son point d'ébullition est très-rapproché de son point de fusion, qui est à 25 degrés ; il se volatilise très-rapidement.

Le soufre se dissout dans cet acide et le colore en brun, vert ou bleu, selon la proportion de soufre. Une chaleur rouge le décompose en acide sulfureux et oxygène. Son affinité pour l'eau est très-grande. Mis en contact avec ce liquide, il fait entendre un bruit semblable à celui qu'y produirait un fer rougi.

On peut le préparer en faisant arriver sur de la mousse de platine un mélange d'acide sulfureux et d'oxygène (Kulmann).

Le procédé le plus usité consiste à chauffer doucement l'acide de Nordhausen dans une cornue de verre terminée par un tube recourbé en U et plongeant dans de la glace (fig. 18).

Fig. 18.

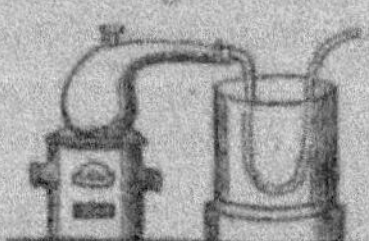

Acide de Nordhausen (acide fumant, acide de (Saxe) $2SO^3 + HO$). On nomme ainsi un mélange d'acide sulfurique anhydre, d'acide sulfureux et d'acide sulfurique ordinaire. Il est liquide, ordinairement brun. Cette couleur est due à des matières organiques. Il est fumant et peut cristalliser par le froid.

Cet acide s'obtient en distillant du sulfate de protoxyde de fer bien desséché dont la formule = $FeO,SO^3 + HO$; alors on a :

$$2(FeO,SO^3) = SO^2 + SO^3 + Fe^2O^3 ;$$

c'est-à-dire de l'acide sulfureux, du peroxyde de fer et de l'acide sulfurique anhydre ; mais le sel contenant toujours plus ou moins d'eau, celle-ci se retrouve dans les produits de la distillation.

Il possède la propriété de dissoudre très-facilement l'indigo, et comme il ne contient jamais d'acide azotique, on le préfère à l'acide sulfurique ordinaire pour dissoudre l'indigo.

Acide sulfurique hydraté (acide anglais) (SO³, HO), liquide, blanc, inodore, d'une consistance oléagineuse qui lui a valu le nom *d'huile de vitriol*. Sa densité = 1,842. C'est un des plus violents caustiques ; il désorganise sur-le-champ un grand nombre de matières organiques en s'emparant de leur eau. Aussi est-il un violent poison. A — 34° il cristallise en prismes réguliers à six pans. Il bout à 310° et distille alors sans décomposition. Il n'en serait pas ainsi si l'on faisait passer sa vapeur dans un tube de porcelaine rougi, car alors il se décompose comme l'acide anhydre.

La plupart des métalloïdes le décomposent à une température élevée en s'emparant de son oxygène, et dans quelques cas en s'unissant au soufre réduit.

L'eau se combine avec l'acide sulfurique monohydraté avec dégagement de chaleur et diminution de volume. Il peut en résulter des combinaisons définies appelées *acide bi-hydraté* (SO³,2HO) et *tri-hydraté* (SO³,3HO). La température d'un mélange de 4 parties d'acide et de 1 partie d'eau s'élève jusqu'à 105 degrés, température qui briserait le vase si le mélange était fait sans précautions. Mêlé avec de la neige ou de la glace, on obtient, selon les proportions, de la chaleur ou du froid. 4 parties d'acide et 1 partie de neige produisent de la chaleur due à la combinaison de l'eau avec l'acide ; les proportions inverses donnent un froid de — 17°.

État, préparation. — Cet acide ne peut exister que momentanément dans certaines grottes aux environs des volcans ; mais, combiné aux bases, il forme les sulfates qui sont très-abondants dans la nature. On le prépare, dans les arts, en faisant arriver dans une série de chambres de plomb de l'acide sulfureux provenant de la combustion du soufre, de l'acide nitrique ou du bi-oxyde d'azote, de l'eau ou sa vapeur, et de l'air. Pour bien comprendre la théorie de la formation de l'acide sulfurique, il est nécessaire de connaître les réactions suivantes :

1° L'acide sulfureux décompose l'acide nitrique, devient acide sulfurique et le réduit à l'état d'acide hypo-azotique :

$$SO^2 + AzO^3,HO = SO^3,HO + AzO^4.$$

2° Ce dernier acide se transforme, dans son contact avec l'eau, en acide azotique et bi-oxyde d'azote :

$$3\,AzO^4 + 2HO = 2\,(AzO^5,HO) + AzO^2.$$

3° Le bi-oxyde devient acide hypo-azotique en prenant de l'oxygène à l'air :

$$AzO^2 + O^2 = AzO^4.$$

4° L'acide hypo-azotique, en réagissant sur l'acide sulfureux ou l'acide sulfurique, peut former de l'acide azotosulfurique capable de cristalliser lorsque la chambre n'est pas trop humide. Dans le dernier cas, il y a de plus formation d'acide azotique :

$$2SO^2 + 2AzO^4 = (S^2AzO^9) + AzO^3,$$

ou bien :

$$2AzO^4 + 2(SO^3,HO) = AzO^3, 2HO + (S^2AzO^9).$$

5° Enfin l'acide azotosulfurique est décomposé par l'eau en acide sulfurique, acide azotique et bi-oxyde d'azote :

$$3(S^2AzO^9) + 7HO = 6(SO^3,HO) + AzO^5,HO + 2AzO^2.$$

La première et la dernière réaction rendent compte de la formation de l'acide sulfurique. Cet acide, très-étendu d'eau, se répand sur le sol des chambres à mesure qu'il se forme, sol qui est légèrement incliné pour l'écoulement de l'acide. On le retire et on le concentre dans des chaudières de plomb jusqu'à un certain point, après lequel la concentration complète, c'est-à-dire jusqu'à 66°, s'achève dans des vases de verre ou de platine. Cet acide contient un peu d'acide azotique et de sulfate de plomb, dont on peut le débarrasser par la distillation.

On peut remarquer que l'acide azotique est constamment régénéré et pourrait acidifier d'une manière *incessante* des quantités indéfinies d'acides sulfureux, s'il ne survenait des pertes dues à diverses causes que nous ne pouvons signaler ici.

Un moyen de purification a été proposé récemment par M. Pelouze : il est fondé sur la propriété qu'ont les oxydes d'azote de se décomposer en présence de l'ammoniaque; il suffit de chauffer à 160° l'acide auquel on a ajouté 2 à 3 millièmes de sulfate d'ammoniaque. Il se dégage alors de l'azote. L'acide ainsi purifié peut très-bien servir à dissoudre l'indigo et purifier les huiles, ce qui ne pourrait avoir lieu avec l'acide qui contiendrait des oxydes d'azote.

Usages. — Ils sont très-nombreux; on s'en sert pour faire presque tous les acides : le sulfate de soude, l'alun, le sulfate de fer, le chlore, le glucose, l'éther sulfurique, etc.; enfin il est employé comme réactif.

L'acide sulfurique est un poison énergique ; mais, étendu d'eau, il constitue une boisson agréable appelée *limonade sulfurique* ou *minérale* qui active les fonctions digestives et la sécrétion urinaire. Elle étanche la soif, diminue la chaleur et ralentit la circulation. Elle augmente surtout la tonicité des organes. On a administré cette limonade dans les fièvres bilieuses et typhoïdes, dans le scorbut, les dyssenteries et les diarrhées chroniques, les hémorrhagies passives. M. Gendrin l'emploie pour combattre la colique de plomb. A l'intérieur, cet acide étendu d'eau est styptique et astringent ; on l'a employé souvent contre quelques maladies de la peau. Uni à l'alcool, il constitue *l'eau de Rabel*, que l'on emploie souvent de préférence à l'acide pur pour l'usage interne.

Série thionique.

Acide dithionique ou *hyposulfurique* (S^2O^5). Liquide, incolore, inodore, se décomposant par la chaleur en acide sulfurique et en acide sulfureux. Il ne peut exister sans eau, il peut être concentré dans le vide jusqu'à la densité de 1,347; mais passé ce point, il se décompose comme par la chaleur. Ce sont MM. Gay-Lussac et Welter qui l'ont découvert.

Cet acide se produit quand on fait passer de l'acide sulfureux dans de l'eau tenant en suspension du bi-oxyde de manganèse :

$$3SO^2 + 2MnO^2 = MnO,SO^3 + MnO,S^2O^5.$$

On ajoute à la liqueur de la baryte qui précipite le protoxyde de manganèse et l'acide sulfurique à l'état de sulfite de barite insoluble, tandis que l'acide hyposulfurique reste à l'état d'hyposulfate de barite soluble. En ajoutant avec précaution de l'acide sulfurique, on précipite la baryte, et l'acide dithionique reste pur.

Acide trithionique ou *hyposulfurique sulfuré* de M. Langlois. Il diffère des autres acides du soufre en ce que, par la chaleur il se transforme en acide sulfureux, acide sulfurique et soufre, et par la propriété qu'il a de précipiter en noir l'azotate de protoxyde de mercure. Sa formule = S^3O^5 ou $SO^3 + SO^2 + S$. Il se produit lorsque l'on traite à une douce chaleur le bisulfate de potasse par le soufre ou par la décomposition spontanée des hyposulfites de zinc, de cadmium ou de plomb :

$$2(ZnO,S^2O^2) = ZnS + ZnO,S^3O^5$$

Acide tétrathionique ou *hyposulfurique bisulfuré* de MM. Fordos et Gélis, qui l'ont obtenu en traitant les hyposulfites, particulièrement celui de baryte par l'iode. L'acool sépare l'excès d'iode et l'iodure de baryum formé. Il reste une poudre cristalline d'hyposulfate de baryte bisulfuré qui est ensuite traité par une quantité équivalente d'acide sulfurique nécessaire à la précipitation de toute la baryte. Formule : S^4O^5.

Acide pentathionique (S^5O^5). Obtenu par MM. Fordos et Gélis en examinant les produits de la réaction de l'eau sur les chlorures de soufre. Il est isomère avec l'acide hyposulfureux; mais ses sels sont beaucoup moins solubles, et ils sont sans action sur l'iode.

Art. VII. COMBINAISON DE L'OXYGÈNE ET DU SÉLÉNIUM.

On connaît trois combinaisons de sélénium et d'oxygène : l'*oxyde de sélénium*, gazeux, d'une odeur caractéristique de raves; l'*acide sélénieux* (SeO^2), solide, très-soluble, d'une saveur acide, cristallisé en longues aiguilles ou en prismes volumineux; volatil sans fusion, et donnant un gaz jaunâtre.

L'*acide sélénique* (SeO^3,HO). Liquide, aussi avide d'eau que l'acide sulfurique mono-hydrate, d'une densité de 1,6, formant, avec la baryte, un séléniate que l'acide sulfurique ne décompose pas. Chauffé à 300°, il se décompose en acide sélénieux et en oxygène.

Ces combinaisons n'étant pas employées, nous nous bornons au peu de détails que nous venons de donner.

Art. VIII. COMBINAISON DE L'OXYGÈNE ET DE L'IODE.

On ne connaît bien que trois combinaisons d'iode et d'oxygène : l'*acide iodeux* (IO^3), l'*acide hypo-iodique* (IO^4), l'*acide iodique* (IO^5) et l'*acide hepta-iodique* (IO^7).

Acides iodeux et *hypo-iodique*. Suivant M. Millon, quand on chauffe la combinaison de l'acide iodique avec l'acide sulfurique, il se produit de l'oxygène, de l'acide hypo-iodique et un acide double particulier qui peut être considéré comme formé d'acide iodeux et d'acide hypo-iodique : $4IO^4,IO^5$.

Acide iodique (IO^5). Solide, cristallisable en table à six faces; inodore, d'une saveur aigre et astringente, soluble dans l'eau, rougissant le tournesol, qu'il décolore ensuite. La chaleur le décompose en oxygène et iode, sans donner d'acide hepta-iodique. Les métalloïdes le décomposent avec détonation en s'emparant de son oxygène; les acides sulfureux et sulfhydrique le décomposent avec dépôt d'iode.

M. Millon admet trois états de l'acide iodique : 1° anhydre; 2° combiné avec 1/3 d'eau $(IO^5)^5,HO$; 3° combiné avec un équivalent d'eau (IO^5,HO).

On prépare cet acide en oxydant l'iode par l'acide azotique fumant et exempt d'acide hypo-azotique, parce que cet acide réduit facilement l'acide iodique; pendant la réaction on voit l'acide iodique se déposer peu à peu. On le recueille, on le dissout dans l'eau pure, puis on y ajoute de l'acide azotique concentré qui, en s'emparant de l'eau, précipite l'acide à l'état de pureté.

On peut encore l'obtenir en faisant passer un courant de chlore sur de l'iode tenu en suspension dans l'eau; il se forme des acides chlorhydrique et iodique :

$$5Cl + 5HO + I = 5HCl + IO^5.$$

Acide hyperiodique (IO^7). Découvert par MM. Magnus et Ammermüller, cet acide est solide, non déliquescent et cristallisant en prismes rhomboïdaux obliques. Il est décomposable par la chaleur en iode et oxygène. L'eau, l'alcool et l'éther le dissolvent; enfin il forme avec la soude un sel très-peu soluble.

On le forme en traitant de l'iodate de soude très-alcalin par le chlore : celui-ci, pour former du chlorure de sodium, chasse l'oxygène de la soude, qui se combine avec l'iodate et forme l'hyperiodate de soude qui se précipite :

$$NaO,IO^5 + 3NaO + 2Cl = 2NaCl + (NaO)^2,IO^7.$$

L'hyperiodate bibasique de soude est traité par une dissolution de nitrate d'argent qui, par double décomposition, fait un hyperiodate d'argent basique, que l'acide nitrique étendu transforme en hyperiodate neutre, en dissolvant l'excès d'oxyde d'argent. Enfin le sel neutre, traité par l'eau, est décomposé en hyperiodate basique d'argent insoluble et acide hyperiodique, qui reste dans la liqueur. Par l'évaporation, on obtient des cristaux d'acide hyperiodique.

Acides bromique (BrO^5) et *hypobromeux* (BrO). Ces acides sont trop peu étudiés et trop peu employés pour devoir nous occuper.

Art. IX. COMBINAISON DE L'OXYGÈNE ET DU CHLORE.

En se combinant avec le chlore, l'oxygène donne lieu à sept combinaisons : *l'acide hypochloreux* (ClO), *l'acide chloreux* (ClO^3), *l'acide hypochlorique* (ClO^4), *l'acide chlorique* (ClO^5), *l'acide perchlorique* (ClO^7), *l'acide chlorochlorique* ($2ClO^5,ClO^3$), et *l'acide chloroperchlorique* ($2ClO^7,ClO^3$).

Acide hypochloreux (ClO). Découvert par Balard, cet acide est liquide, d'un rouge foncé, d'une odeur vive et pénétrante, analogue à celle du chlore. Il bout à $+ 20°$ et donne une vapeur jaune-rougeâtre d'une densité de 2,977.

L'eau dissout très-bien cet acide, et cette dissolution jaune foncée désorganise vivement la peau et détruit les matières colorantes, en agissant sur elles par ses deux éléments : chlore et oxygène. D'où il suit qu'une dissolution aqueuse contenant 200 fois son volume d'acide hypochloreux agira comme une dissolution qui contiendrait 400 volumes de chlore. L'acide chlorhydrique versé dans cette solution dégage du chlore :

$$ClO + HCl = HO + 2Cl.$$

Par le froid, cette dissolution abandonne une grande quantité de cristaux d'hydrate de chlore.

C'est un oxydant très-énergique, qui transforme le sulfure de plomb en sulfate, propriété mise à profit pour blanchir les peintures à la céruse transformée en sulfure noir de plomb.

Le charbon, le phosphore, l'arsenic, l'antimoine, l'hydrogène, l'hydrogène phosphoré, l'ammoniaque, décomposent l'acide hypochloreux, liquide à la température ordinaire et quelquefois avec une violente détonation.

Préparation. — On l'obtient en faisant passer un courant de chlore sur de l'oxyde rouge de mercure très-divisé et contenu dans un tube que l'on a soin d'entourer de glace. Le gaz qui se produit est reçu dans des flacons pleins d'air, parce qu'il attaque le mercure ou se dissout dans l'eau ; ou, si l'on veut l'obtenir liquide, on le reçoit dans un tube plongeant dans un mélange réfrigérant (fig. 19).

Fig. 19.

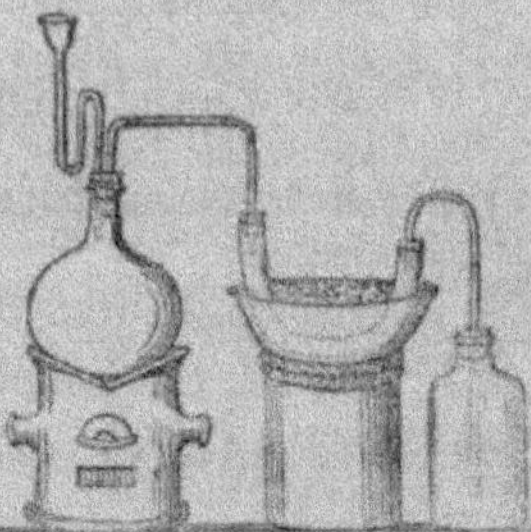

Combiné avec les bases, il forme les hypochlorites ou chlorures décolorants, les seuls où cet acide soit employé.

Acide chloreux (ClO^3). Gazeux, jaune-verdâtre, d'une odeur de chlore, très-stable; sa densité $= 2,646$. Un froid de $— 15°$ ne le liquifie pas. Il décolore le tournesol et le sulfate d'indigo.

L'eau en dissout cinq ou six fois son volume; il en résulte un liquide jaune d'or doué des mêmes propriétés.

La chaleur le décompose avec une légère détonation; il en résulte de l'acide perchlorique, du chlore et de l'oxygène :

$$3ClO^3 = ClO^7 + O^2 + Cl^2.$$

Cet acide se prépare en chauffant à 50° un mélange de 1 partie d'acide tartrique, 4 parties de chlorate de potasse, 6 d'acide azotique et 8 d'eau. Le gaz, desséché par le chlorure de calcium, est reçu dans des flacons secs et refroidis.

Acide hypochlorique (ClO^4), (oxyde de chlore, acide chloreux). Découvert par Davy, cet acide est liquide, rouge foncé, d'une odeur désagréable de caramel et de chlore, d'une densité de 2,315. Il bout à 20° et donne un gaz jaune-verdâtre. Il détruit le tournesol sans le rougir. A 4° l'eau en dissout 20 fois son volume et se colore en jaune-verdâtre. Sa saveur est corrosive et astringente. Peu stable, la lumière le détruit et une chaleur de 65° le décompose avec détonation en oxygène et chlore.

Il se prépare en projetant dans de l'acide sulfurique refroidi du chlorate de potasse. Quand la liqueur est devenue d'un rouge de sang, on la chauffe dans un ballon à col bien sec, à une température de 30°. Le gaz qui s'en échappe peut être reçu dans l'eau ou condensé dans des flacons refroidis :

$$3KO, ClO^5 + 3SO^5 HO = 3KO, SO^5 + 3HO + ClO^7 + 2ClO^4.$$

Acide chlorique (ClO^6, HO). Isolé pour la première fois par M. Gay-Lussac; mais c'est Berthollet qui l'a indiqué en combinaison avec les bases. Cet acide est liquide, inodore, incolore, très-acide, rougit le tournesol, puis le décolore. Soluble dans l'eau en toutes proportions.

La dissolution chauffée se concentre d'abord, puis se décompose en acide chloreux et oxygène, ou en oxygène chlore et acide perchlorique.

C'est un oxydant très-énergique, surtout lorsque par la concentration il a pris une teinte jaunâtre; alors il agit vivement sur tous les corps organiques. Versé sur du papier brouillard, il l'enflamme. Il décompose l'alcool en lui enlevant de l'hydrogène et le transformant en acide acétique. Il agit de même sur l'éther.

Il se prépare en versant dans une dissolution de chlorate de baryte une quantité d'acide sulfurique, telle que la liqueur ne contienne ni acide sulfurique en excès, ni sel de baryte, et l'on concentre par une douce chaleur.

Acide perchlorique (ClO7) (acide chlorique oxygéné). Découvert par le comte Stadion, cet acide est solide lorsqu'il est anhydre, le plus souvent il est liquide, incolore, inodore, très-acide, rougissant le tournesol sans le détruire. Il se volatilise à 140°. Cet acide est remarquable par sa stabilité plus grande que celle des autres composés, moins oxygénés du chlore; car, chauffé au rouge sombre, il ne se décompose pas, mais au rouge vif il se décompose en oxygène et chlore.

Les acides sulfureux, sulfhydrique et chlorhydrique ne le décomposent pas, tandis qu'ils décomposent l'acide chlorique. De même, il n'enflamme pas l'alcool et le papier comme le fait ce dernier acide : il est donc facile à distinguer. C'est un des réactifs de la potasse avec laquelle il forme un sel très-peu soluble, tandis que le contraire a lieu avec la soude.

C'est en chauffant dans une cornue l'hyperchlorate de potasse avec de l'acide sulfurique que l'on obtient cet acide. En effet, l'acide sulfurique s'empare de la potasse, et l'acide mis à nu se volatise et se rend dans un récipient.

On peut encore l'obtenir en traitant l'hyperchlorate de baryte par l'acide sulfurique.

Nous ne dirons rien des acides chlorochlorique et chloroperchlorique peu étudiés et complètement inusités.

Art. X. COMBINAISONS DE L'OXYGÈNE ET DE L'AZOTE.

L'oxygène et l'azote se combinent en cinq proportions et donnent lieu à deux gaz et trois acides, ce sont : le *protoxyde d'azote* (Az O), le *bioxyde d'azote* (AzO2) et les acides *azoteux* (AzO3), *hypo-azotique* (AzO4) et *azotique* (AzO5).

Protoxyde d'azote (AzO). Découvert par Priestley en 1776, ce gaz a été appelé *oxyde d'azote, oxyde nitreux, gaz nitreux déphlogistiqué*, etc. Il n'est pas permanent; par le froid et une très-forte pression, M. Faraday a pu le liquéfier et même le solidifier. Le froid que produit ce gaz liquéfié en s'évaporant est très-considérable.

Ce gaz est incolore, inodore, d'une saveur légèrement sucrée, d'une densité de 1,5269. Il entretient la combustion et rallume une allumette presque éteinte. Il est impropre à la respiration ; les personnes qui le respirent éprouvent de l'ivresse, des céphalalgies, des syncopes suivies d'asphyxie : cependant quelques personnes ont éprouvé un sentiment de gaîté qui allait jusqu'à l'hilarité ; de là, le nom de *gaz hilariant* qu'on lui a donné.

La chaleur le décompose en azote et acide hypo-azotique :

$$4Az\,O = Az\,O^4 + 3Az.$$

Ce gaz s'obtient lorsque l'on chauffe l'azotate d'ammoniaque. En effet, ce sel se dédouble en eau et protoxyde d'azote :

$$AzH^3,HO + AzO^5 = 4HO + 2AzO.$$

Bi-oxyde d'azote (AzO^2). Gazeux, incolore, peu soluble dans l'eau, sans action sur le tournesol, il n'a pu être liquéfié par une pression de trente-cinq atmosphères et un froid très-grand. On ne connaît ni sa saveur ni son odeur, car aussitôt qu'il a le contact de l'air il devient acide hypo-azotique, ce que l'on reconnaît à la coloration jaune-orangé ou *rutilante*, qui est la propriété caractéristique de ce gaz. Il est impropre à la combustion et à la respiration ; sa densité $= 1,039$.

La chaleur le décompose comme le protoxyde d'azote, en donnant les mêmes produits.

Les sels de fer au minimum d'oxydation absorbent ce gaz en se colorant en brun, propriété qui est mise à profit pour séparer le bi-oxyde d'azote des autres gaz.

Le bi-oxyde d'azote décompose l'acide azotique et le transforme en acide hypo-azotique :

$$AzO^2 + 2AzO^5 = 3AzO^4.$$

Deux volumes d'acide sulfureux et quatre volumes de bi-oxyde d'azote se transforment peu à peu en acide sulfurique et protoxyde d'azote que les alcalis absorbent en formant des sels particuliers (*nitrosulfates*, Pelouze).

On obtient ce gaz en dissolvant à froid le cuivre, le mercure ou l'argent dans de l'acide azotique étendu :

$$4AzO^5 + 3Cu = 3CuO,AzO^5 + AzO^2.$$

Acide azoteux (AzO^5). Découvert et étudié par M. Gay-Lussac dans ses combinaisons avec les bases : dans cet état, on ne peut l'isoler, car il se décompose aussitôt en acide hypo-azotique ou azotique et bi-oxyde d'azote. Cependant MM. Berzélius et Mischerlich, d'une part, et M. Person, de l'autre, ont pu l'obtenir en faisant réagir le bi-oxyde d'azote sur l'acide hypo-azotique. On obtient alors un liquide bleu distillant à — 2°, qui paraît être l'*acide azoteux*, très-peu stable, et que l'eau décompose en acide azotique et bi-oxyde d'azote.

Suivant M. Frémy, il serait absorbé par les sulfites alcalins et formerait des sels *sulfozotés*.

Acide hypo-azotique (AzO^4). Découvert en même temps que l'acide azotique, cet acide n'a été bien étudié que par MM. Gay-Lussac et Dulong. On le connaît sous les noms de *vapeur nitreuse*, *vapeur rutilante* et *acide hyponitrique*.

Cet acide est liquide, d'une couleur jaune, d'une saveur caustique, d'une odeur très-forte, caractéristique. Sa densité = 1,451. Il répand à l'air des vapeurs rutilantes, il rougit le tournesol et tache la peau en jaune, en la désorganisant. Exposé à un froid de — 9°, il cristallise en prismes transparents et bout à 22°.

Oxydant énergique, il brûle rapidement le soufre et le phosphore en les acidifiant.

L'acide sulfhydrique le décompose en formant de l'eau, du bi-oxyde d'azote et un dépôt de soufre :

$$2HS + AzO^4 = AzO^2 + 2HO + 2S.$$

Avec l'acide sulfurique il forme un composé cristallin appelé *acide azotosulfurique*.

L'acide azotique dissout cet acide et prend des teintes variables selon sa densité ; ainsi il se colore en brun à 1,510 de densité, en jaune à 1,410, en vert bleuâtre à 1,320, enfin il reste incolore à 1,150. L'acide dissout d'autant plus d'acide hypo-azotique qu'il est plus concentré.

L'eau agit sur l'acide hypo-azotique en le transformant en bi-oxyde d'azote et en acide azotique, et donne lieu aux mêmes colorations que celles que nous venons de signaler. Par exemple, une petite quantité d'eau donne un acide azotique concentré qui peut dissoudre l'acide hypo-azotique et rester coloré en brun ; des quantités d'eau successivement plus grandes donnent des liqueurs jaune, verte ou incolore.

En contact avec les bases, il se dédouble et forme un mélange d'azotite et d'azotate :

$$2(MO + AzO^4) = MO,AzO^5 + MO,AzO^3,$$

ce qui permet de considérer cet acide comme une combinaison d'acide azotique et d'acide azoteux.

On obtient cet acide en chauffant jusqu'au rouge, dans une cornue de grès, de l'azotate de plomb sec et faisant arriver le gaz dans un flacon entouré d'un mélange réfrigérant. L'équation :

$$PbO,AzO^5 = PbO + O + AzO^4$$

explique la réaction.

Acide azotique (AzO^5). Découvert par Raymond Lulle, en 1225, et étudié par Cavendish, Davy, Gay-Lussac, etc.; il a été connu sous les noms d'*acide nitrique*, *d'eau forte*, *d'esprit de nitre*.

Cet acide est liquide, incolore, très-acide et corrosif. C'est un poison violent. Il tache la peau en jaune en la désorganisant, et détruit rapidement les matières organiques ; sa densité = 1,510 ; exposé à un froid de —50° il se solidifie en une masse butyreuse. Il bout à 86°, se volatilise et se condense après s'être en petite partie décomposé, d'où résulte un peu d'acide hypo-azotique qui colore le produit. Une chaleur rouge le décompose en oxygène et en acide hypo-azotique :

$$AzO^5 = AzO^4 + O.$$

Enfin, à une chaleur blanche, il se décompose en azote et oxygène.

La lumière solaire le décompose en oxygène et en acide hypo-azotique, qui le colore ; mais l'action s'arrête bientôt par suite de l'affaiblissement de l'acide. Selon M. Gay-Lussac, lorsqu'il n'a plus qu'une densité de 1,32, il n'est plus décomposé.

C'est un des plus énergiques oxydants ; aussi la plupart des métalloïdes et des métaux le décomposent-ils en lui enlevant son oxygène. En général, plus l'affinité du corps pour l'oxygène est grande, plus profonde est la décomposition : voilà pourquoi on obtient tantôt de l'acide hypo-azotique, tantôt du bi-oxyde, ou même du protoxyde d'azote, ou bien encore de l'azote.

Il rougit fortement le tournesol, détruit toutes les matières colorantes, même l'indigo, qu'il colore en jaune, quelque faible que soit la quantité d'acide. Cette propriété caractéristique sert à faire reconnaître dans une liqueur la présence de l'acide azotique.

L'eau le dissout en toute proportion, en donnant lieu à un dégagement de chaleur, ce que l'on attribue à une combinaison entre les deux liquides. L'acide le plus concentré contient toujours un équivalent d'eau $= AzO^5, HO$, c'est celui qui bout à 86° ; mais à mesure qu'il bout, son point d'ébullition s'élève et se fixe à 123°. On le considère alors comme l'hydrate le plus stable ; car, en distillant de l'acide azotique très-aqueux, l'excès d'eau se dégage, et l'acide finit par bouillir à 123°, comme précédemment. Dans les deux cas, l'acide a pour composition $AzO^5, 4HO$. Cet acide ne peut exister sans eau ; aussi lorsqu'on chauffe 1 partie d'acide azotique et 5 parties d'acide sulfurique, il se dédouble en acide hypo-azotique et en oxygène.

Les hydracides, en réagissant sur cet acide, le transforment en acide hypo-azotique, en même temps qu'il se forme de l'eau et que le radical de l'hydracide tend à s'isoler. On connaît, sous le nom d'*eau régale*, un mélange de 1 partie d'acide azotique et 3 parties ou 4 d'acide chlorhydrique. Ces deux acides donnent lieu à la réaction suivante :

$$AzO^5 + HCl = AzO^4 + HO + Cl.$$

Suivant M. Baudrimont, il se formerait dans cette réaction un acide particulier, *chloro-azotique* (AzO^5Cl^2) :

$$AzO^5 + 2HCl = AzO^5Cl^2 + H^2O^2.$$

Cet acide, gazeux, jaune-rougeâtre, donne par le froid un liquide qui bout à 7° et présente les propriétés de l'eau régale, c'est-à-dire dissout l'or, le platine, etc.

Enfin, suivant M. Gay-Lussac, il se produirait deux combinaisons représentées par les formules :

$$AzO^2Cl^2 \text{ et } AzO^2Cl.$$

État, préparation. — On ne trouve l'acide azotique qu'à l'état de combinaison avec la soude, la potasse, la chaux et la magnésie. Cependant on en a constaté la présence dans les pluies d'orage.

M. Kuhlmann a démontré que l'acide azotique se forme quand on fait passer un mélange d'ammoniaque et d'air en excès ou d'oxygène sur de l'éponge de platine :

$$AzH^3 + O^8 = AzO^5 + 3HO.$$

Cependant le procédé des laboratoires consiste à distiller dans l'appareil, une cornue de verre (fig. 20), 6 parties de nitrate ou azotate de potasse

Fig. 20.

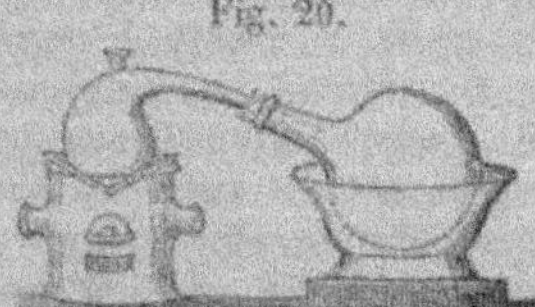

et 4 parties d'acide sulfurique du commerce. L'équation suivante :

$$KO,AzO^5 + 2SO^3,HO = Az^2O^5,HO + KO,2SO^3,HO,$$

rend compte de la réaction. Dans les premiers moments de la distillation, il se forme des vapeurs rutilantes dues à l'action de l'acide sulfurique en excès sur l'acide azotique. Bientôt ces vapeurs cessent et reparaissent vers la fin de l'opération, parce que l'acide sulfurique redevient prédominant et ne fournit plus à l'acide azotique l'eau nécessaire à sa constitution. Il est donc nécessaire, comme on l'a recommandé, d'étendre l'acide sulfurique d'un peu d'eau : en effet, il ne se produit que peu de vapeurs rutilantes, à moins que le nitre ne contienne des chlorures : dans ce cas, l'acide chlorhydrique mis à nu réagirait sur l'acide nitrique et donnerait lieu au phénomène qui se produit dans l'eau régale. En le distillant sur un léger excès d'azotate d'argent, on le prive à la fois et de l'acide chlorhydrique et de l'acide sulfurique qu'il pourrait encore contenir. Enfin en chauffant l'acide azotique jusqu'à l'ébullition et y faisant passer un courant d'acide carbonique, on le prive de l'acide azoteux qu'il contient. M. Millon arrive au même résultat en le distillant avec une petite quantité d'urée ou d'azotate d'urée, qui détruit facilement l'acide azoteux.

Dans cet état, cet acide possède quelques propriétés nouvelles qu'il est bon d'indiquer. Il ne précipite plus l'iode des iodures, le soufre des sulfures : il ne colore pas en brun les sels de protoxyde de fer. Cet acide monohydraté n'attaque ni le cuivre, ni le fer, ni l'étain, tandis que la plus légère quantité d'acide azoteux ou d'acide hypo-azotique lui donne la propriété d'attaquer ces métaux. Enfin M. Gay-Lussac a vu que du cuivre en contact avec l'acide azotique très-étendu et contenant de l'acide azoteux s'y dissout en quantité proportionnelle à la quantité d'acide azoteux ; d'où il suit que l'acide azotique étendu serait sans action sur le métal.

Usages. — C'est un oxydant énergique, qui le rend très-utile dans l'industrie et les laboratoires. On s'en sert dans la fabrication de l'acide sulfurique ; mêlé à l'acide chlorhydrique, il forme l'*eau régale*. Il sert à convertir l'amidon et le sucre en acide oxalique ; on s'en sert encore dans la teinture et dans la gravure sur cuivre et sur acier, dans les essais des monnaies. Enfin il s'unit aux matières ligneuses et les transforme en *pyroxyline* ou *poudre-coton*.

En médecine, on l'emploie pour cautériser les ulcères compliqués de pourriture d'hôpital, ou pour détruire les verrues : il faut alors l'employer avec beaucoup de prudence, à cause de son énergie. Très-étendu, il agit comme stimulant. On prétend qu'administré trop longtemps, il produit tous les accidents d'une fièvre inflammatoire et quelquefois une toux opiniâtre et des crachements de sang. La *limonade nitrique* a été vantée dans les fièvres typhoïdes, les affections chroniques du foie, quelques cas d'asthme, le scorbut. Enfin on l'a prescrit dans le traitement de la syphilis ; mêlé avec l'alcool, il forme, avec l'eau sucrée, une boisson agréable, que l'on emploie encore comme diurétique.

Art. X. COMBINAISONS DE L'OXYGÈNE ET DE L'ARSENIC.

L'arsenic forme trois combinaisons oxygénées : l'*oxyde d'arsenic*, combinaison douteuse, et les acides *arsénieux* (AsO^3), *arsénique* (AsO^5), beaucoup mieux étudiés.

Acide arsénieux (AsO^3). Solide, blanc, saveur âcre et nauséabonde : introduit dans l'estomac, il y produit des taches gangréneuses et cause la mort. Le peroxyde de fer hydraté, le persulfure de fer hydraté et la magnésie sont les meilleurs contre-poisons de cet acide.

Il est volatil, et ses vapeurs sont inodores ; mais projeté sur les charbons, il offre une odeur alliacée, ce qui tient à ce qu'il est réduit par le charbon. Dans un tube fermé, il peut fondre. Si la distillation se fait dans un récipient refroidi, il cristallise en octaèdres ; autrement il forme une couche vitreuse transparente. Au bout d'un certain temps, cette couche perd sa transparence et constitue un état isomérique, qui a été parfaitement établi par M. Guibourt. Selon ce chimiste, l'acide vitreux a une densité de 3,7385, tandis que celle de l'acide opaque est de 3,699.

M. H. Rose a vu que l'acide vitreux, dissous dans l'acide chlorhydrique étendu et bouillant, cristallise par refroidissement en octaèdres régulier avec émission de lumière. L'acide opaque, au contraire, n'émet aucune lumière.

L'acide arsénieux s'obtient dans le grillage des minerais d'étain et de cobalt et du fer arsénical. On le pratique dans des fours à réverbère communiquant avec des chambres où l'acide vient se condenser. On le purifie ensuite par sublimation.

Usages. — Il est employé dans les verreries et dans les fabriques de toiles peintes ; il sert à chauler le blé. En médecine, il est employé à l'extérieur comme caustique puissant dans le traitement des ulcères cancéreux ; ce serait un excellent médicament, mais il est si facilement absorbé, qu'il faut ne l'employer qu'avec beaucoup de prudence. A l'intérieur il a été employé dans quelques maladies de la peau. (Voir **HYDROGÈNE ARSÉNIQUÉ**, pour le reconnaître dans les cas de médecine légale.)

Acide arsénique (AsO^5). Blanc, solide, très-soluble dans l'eau et plus vénéneux encore que l'acide arsénieux. Il rougit fortement le tournesol. Suivant Mitscherlich, sa dissolution peut, par l'évaporation, fournir des cristaux volumineux. La chaleur le décompose en acide arsénieux et en oxygène. Saturé par une base, l'azotate d'argent le précipite en rouge brique.

On le prépare en faisant chauffer l'acide arsénieux avec de l'acide azotique, mêlé à une faible proportion d'acide chlorhydrique, puis évaporant jusqu'à siccité.

CHAPITRE V.

DES ACIDES MÉTALLOIDIQUES NON OXYGÉNÉS.

Dans ce chapitre, nous traiterons de tous les composés des métalloïdes entre eux dont les propriétés acides sont bien constatées. La plupart résultent de la combinaison de l'hydrogène et d'un métalloïde ; ils sont connus sous le nom d'*hydracides*.

HYDRACIDES.

On nomme *hydracides* des combinaisons dans lesquelles l'hydrogène se trouve en proportion telle, qu'en s'unissant à l'oxygène d'un oxyde, il se forme juste de l'eau et un nouveau composé que nous étudierons sous le nom de *sel haloïde*. Pour bien démontrer cette théorie, nous prendrons l'action de l'acide chlorhydrique sur un oxyde ; en effet, nous avons :

$$HCl + MO = HO + MCl.$$

Cette théorie s'applique à tous les hydracides.

Art. Ier. COMBINAISONS DE L'HYDROGÈNE ET DU SOUFRE.

Le soufre et l'hydrogène forment deux combinaisons : l'acide *sulfhy-*

drique et le *polysulfure d'hydrogène*, dont nous parlerons plus tard. Nous ne traitons ici que la première combinaison.

Acide sulfhydrique (HS). Découvert par Scheele, on le nomme encore *hydrogène sulfuré, acide hydrosulfurique.*

C'est un gaz incolore, d'une odeur et d'une saveur caractéristiques d'œufs pourris. Il éteint les corps en combustion ; il est très-délétère : en effet, un verdier meurt immédiatement dans un air qui en contient 1/1500 de son volume ; 1/800 fait périr un chien de moyenne taille ; 1/200 suffit pour donner la mort à un cheval.

Il se liquéfie sous une pression de dix-sept atmosphères, et se solidifie en prenant l'aspect du camphre sous la double influence d'un froid et d'une pression considérables.

La chaleur le décompose en partie en soufre et oxygène ; mis en contact avec une allumette enflammée, il se transforme en eau et acide sulfureux.

L'iode le décompose en produisant de l'acide iodhydrique et un dépôt de soufre :

$$HS + I = HI + S.$$

Cette propriété de l'iode sur l'acide sulfhydrique est telle, qu'en employant une dissolution titrée d'iode, c'est-à-dire pouvant décomposer des quantités d'hydrogène sulfuré connues à l'avance, on peut facilement reconnaître la quantité d'acide sulfhydrique contenue dans une eau sulfureuse. C'est à M. Dupasquier qu'est due cette méthode d'analyse connue sous le nom de *sulfhydrométrie*. Une petite quantité d'amidon, délayé dans l'eau à essayer, accuse par une couleur bleue le moment où l'iode ne trouve plus d'acide sulfhydrique.

Le chlore est le corps qui possède cette propriété au plus haut degré ; aussi est-il généralement employé dans des cas d'asphyxie par l'acide sulfhydrique. Le brôme agit d'une manière analogue.

L'eau dissout près de trois fois son volume de ce gaz, et constitue alors l'acide *sulfhydrique liquide*, que l'on prépare dans l'appareil de Wolf (fig. 9).

Les acides oxygénés sulfureux, sulfurique, iodique, bromique, chlorique, azotique, etc., décomposent l'acide sulfhydrique ; il se forme de l'eau et un dépôt de soufre.

Beaucoup de métaux décomposent ce gaz, surtout à l'aide de la chaleur ; ils s'emparent du soufre, forment un sulfure et dégagent l'hydrogène. Le potassium, le mercure, l'argent agissent à froid ; les autres exigent une température plus ou moins élevée.

L'acide sulfhydrique existe dans les eaux sulfureuses ; il se produit dans les décompositions spontanées des matières organiques qui contiennent du soufre. Il s'obtient en traitant le sulfure d'antimoine ou de fer par l'acide chlorhydrique ou l'acide sulfurique étendu d'eau :

$$FeS + HCl = FeCl + HS.$$

Il est employé comme réactif, et en médecine, sous forme de bains, contre les maladies de la peau, etc.

Art. II. COMBINAISON DE L'HYDROGÈNE ET DE L'IODE.

Acide iodhydrique (HI). Seule combinaison connue d'hydrogène et d'iode découverte par M. Gay-Lussac. C'est un gaz incolore, fumant à l'air, d'une odeur piquante, très-acide, rougissant fortement la teinture de tournesol, d'une densité de 4,433.

L'air sec ne l'altère pas ; mais à l'air humide l'oxygène s'unit à l'hydrogène, forme de l'eau, et l'iode est mis à nu. Voilà pourquoi, dissous dans l'eau, cet acide se colore rapidement en brun si le flacon est mal fermé.

La chaleur le décompose en partie en iode et hydrogène. Soumis à un froid très-vif, M. Faraday a pu l'obtenir liquide et même solide Le chlore et le brôme s'emparent de son hydrogène et régénèrent l'iode.

Un grand nombre de métaux, potassium, sodium, zinc, fer, mercure, etc., s'emparent de son iode pour former des iodures et dégagent son hydrogène.

Il est très-soluble dans l'eau, et sa dissolution saturée, constituant l'*acide iodhydrique liquide*, soumise à l'ébullition, perd du gaz iodhydrique jusqu'à ce que son point d'ébullition ait lieu à 128° ; alors il distille sans perdre de gaz.

C'est en traitant l'iodure de phosphore (PhI^5) par l'eau que l'on se procure cet acide ; en effet, il se forme de l'acide phosphoreux et de l'acide iodhydrique :

$$PhI^5 + 3HO = 3HI + PhO^5.$$

On peut l'obtenir liquide en traitant de l'iode tenu en suspension dans l'eau par un courant de gaz sulfhydrique :

$$I + HS = S + HI.$$

On continue le courant jusqu'à disparition complète d'iode. On filtre alors la liqueur et on l'évapore.

Art. III. COMBINAISON DE L'HYDROGÈNE ET DU CHLORE.

Acide chlorhydrique (HCl). Découvert par Glaubert, cet acide a été longtemps nommé *acide marin, acide muriatique, acide hydrochlorique, esprit de sel*. On le considérait comme un oxacide, jusqu'à ce que MM. Gay-Lussac et Thénard eussent démontré qu'il était formé de chlore et d'hydrogène.

C'est un gaz incolore, d'une odeur vive et irritante, répandant à l'air humide des fumées blanches et excitant la toux lorsqu'on le respire. Sa densité = 1,247. Il se liquéfie à + 10°, sous une pression de quarante atmosphères. La chaleur ne le décompose pas. L'étincelle électrique le décompose, mais seulement en partie.

Lorsque l'on met une cloche pleine de ce gaz en contact avec l'eau, celle-ci est si vivement absorbée que presque toujours la cloche se brise. Une dissolution saturée à 0° a une densité de 1,2109 et contient 6 équivalents d'eau ; abandonnée à l'air, elle répand d'épaisses fumées blanches, en laissant dégager une partie de gaz chlorhydrique, et forme un hydrate à 12 équivalents d'eau. Sa densité $= 1,128$ à 14°, et il bout à 106°. Enfin, soumise à la distillation, cette dissolution perd une grande quantité de gaz, jusqu'à ce que son point d'ébullition se fixe à 110° ; alors il forme un nouvel hydrate à 16 équivalents d'eau.

Nous voyons donc qu'il existe trois hydrates de cette acide :

$$HCl,6HO ; HCl,12HO, \text{ et } HCl,16HO.$$

Ce que l'on nomme *acide chlorhydrique liquide* est la dissolution saturée qui correspond à l'hydrate à 12 équivalents d'eau. Cette dissolution s'obtient dans l'appareil de Wolf (fig. 21), en faisant arriver dans

Fig. 21.

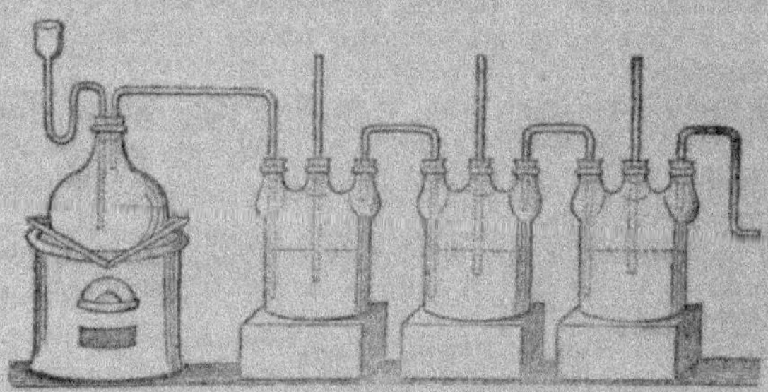

les flacons contenant de l'eau un courant de gaz chlorhydrique obtenu comme nous le dirons plus loin.

L'acide chlorhydrique est sans action sur les métalloïdes ; mais plusieurs métaux, potassium, fer, étain, etc., le décomposent en s'emparant du chlore et dégageant l'hydrogène ; l'argent le décompose aussi, mais à une température élevée.

Avec les oxydes il forme de l'eau et des chlorures :

$$HCl + MO = MCl + HO.$$

On prétend qu'il existe dans les eaux du Rio-Vinagre. On l'obtient en chauffant dans un ballon six parties de chlorure de sodium, ou sel marin, et cinq parties d'acide sulfurique. Le gaz qui se dégage est reçu dans des flacons pleins de mercure.

On se sert de cet acide comme réactif des sels d'argent ; dans les arts, il sert à la préparation du chlore, des hypochlorites, de la gélatine, etc.

En médecine, on l'emploie quelquefois comme caustique. La *limonade hydrochlorique* a été vantée dans la période de putridité des affections typhoïdes et dans certaines affections cutanées. En gargarisme, on l'emploie pour combattre les aphthes et les ulcères gangreneux de la gorge. Enfin, on en fait fréquemment des pédiluves excitants.

Art. IV. Combinaison de l'hydrogène et du fluor.

Acide fluorhydrique (HFl). Cet acide, découvert par Scheele, a été connu sous les noms d'acide *hydrophtorique, hydrofluorique.*

Il est liquide, incolore, très-acide et répandant à l'air des fumées épaisses. Il bout à 20°. Sa densité = 1,06.

Concentré, il constitue un des corps les plus corrosifs qui existent. Il désorganise la peau et y produit une ampoule douloureuse, suivie de fièvre, dont la cicatrisation est très-lente.

Quand on le projette dans l'eau, il s'y dissout en produisant un bruit semblable à celui qu'y produirait un fer rouge.

Un froid de 40° ne le congèle pas.

L'oxygène, l'air et les métalloïdes sont sans action sur lui.

La propriété la plus remarquable de cet acide consiste dans l'action qu'il exerce sur la silice. En effet, dans leur contact il se forme de l'eau et un corps gazeux nommé *fluorure de silicium* ou *acide fluosilicique.* De là, la gravure sur verre par l'acide fluorhydrique. Cette opération se fait en recouvrant le verre bien sec d'une couche de cire, que l'on enlève en formant des dessins à l'aide d'un burin; puis on applique sur le verre l'acide étendu, qui attaque les parties mises à nu. On peut encore exposer le dessin à la vapeur de l'acide fluorhydrique : le résultat est le même.

On prépare cet acide en traitant à chaud le spath fluor (fluorure de calcium) par l'acide sulfurique concentré et récemment bouilli :

$$CaFl + SO^3,HO = CaO,SO^3 + HFl.$$

On fait l'opération dans une cornue et un récipient de plomb, à cause de son action sur le verre.

Suivant M. Louyet, l'acide ainsi obtenu est un hydrate qui, distillé sur de l'acide phosphorique anhydre, perd son eau et se transforme en un gaz incolore, fumant à l'air, et qui serait le véritable acide fluorhydrique anhydre. Dans cet état, il est sans action sensible sur le verre (Louyet).

Art. V. Combinaison de l'hydrogène et du cyanogène.

Acide cyanhydrique (acide hydrocyanique ou prussique) (HCy). L'hydrogène et le cyanogène ne forment que cet acide. Il est liquide, incolore, d'une densité de 0.697. Soluble dans l'eau, l'alcool et l'éther. Son odeur est analogue à celle des amandes amères. Il bout à 26°,5 ; la densité de sa vapeur est 0,9436 ; il se solidifie à — 30°. Si son évaporation est accélérée, une partie se solidifie et cristallise.

Il est inflammable et brûle comme l'alcool, en émettant une flamme d'un blanc bleuâtre.

Cet acide se décompose facilement quand on l'abandonne à lui-même; il se colore en noir et se change en une masse solide de nature peu connue.

Sous l'influence de la lumière, le chlore le décompose et forme un *chlorure de cyanogène* solide.

Sous l'influence de l'acide chlorhydrique liquide, il se dédouble en acide formique et en ammoniaque :

$$HC^2Az + 4HO = C^2HO^3,HO + AzH^3.$$

En outre, au bout de quelques heures, on trouve dans la liqueur des cristaux de chlorhydrate d'ammoniaque.

C'est un des plus violents poisons que l'on connaisse. Ses contre-poisons sont le chlore et l'ammoniaque.

Cet acide existe dans l'eau distillée des feuilles et des fleurs de pêcher, de laurier cerise et d'amandes amères.

On le produit toujours en décomposant un cyanure par un oxacide hydraté ou un hydracide.

Il se prépare en plaçant dans une cornue tubulée (fig. 22) du cya-

Fig. 22.

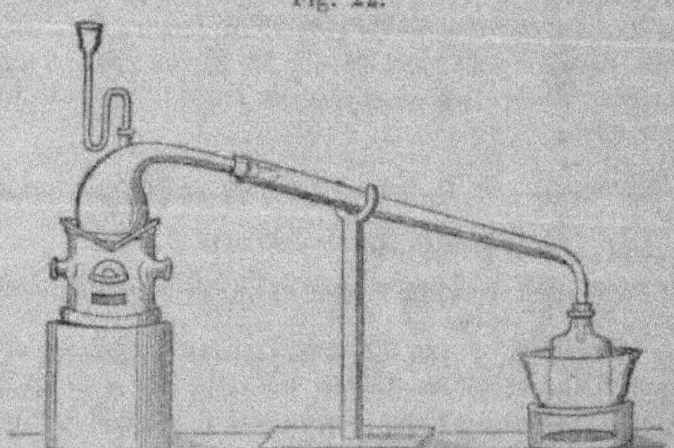

nure de mercure pulvérisé. Au bec de la cornue est adapté un long tube contenant dans son premier tiers du marbre concassé, et dans les deux autres tiers du chlorure de calcium bien sec et concassé; ce tube lui-même se rend dans un récipient plongeant dans un mélange réfrigérant. Par la tubulure de la cornue, on verse, à l'aide d'un tube en S, une certaine quantité d'acide chlorhydrique concentré, et l'on chauffe doucement la cornue. Bientôt l'acide cyanhydrique se volatilise sur le marbre, d'où on le dirige à l'aide de la chaleur sur le chlorure de calcium, puis dans le récipient, où il se condense. Cette formule rend compte de la réaction :

$$HgCy + HCl = HCy + HgCl.$$

L'acide, tel qu'il vient d'être obtenu, ne se conserve pas : au bout de quelques jours il est décomposé. Le procédé dû à Gea-Pessina, est plus économique et donne un acide qui se conserve mieux. On l'obtient en traitant le protocyanure de fer et de potassium par l'acide sulfurique étendu d'eau ; on opère à peu près de la même manière. Ce procédé donne un acide étendu d'eau. Pour l'employer il faut l'analyser.

Quoi qu'il en soit, l'acide pur a besoin d'être étendu de six fois son volume d'eau distillée ou de huit fois et demie son poids pour devenir *médicinal.*

Usages. — Convenablement affaibli, il agit d'abord en irritant l'estomac, puis augmente la fréquence du pouls ; mais ces effets ne sont que momentanés. L'acide prussique agit comme un calmant énergique, à doses convenables ; mais à des intervalles trop rapprochés, il produit de la céphalalgie et une sorte de vertige passager. On l'a vanté comme palliatif dans la phthisie et dans plusieurs autres maladies de poitrine. Enfin il a été employé dans beaucoup d'autres maladies ; mais c'est un médicament peu fidèle et qui ne produit pas toujours le soulagement qu'on en attend : des observations recueillies dans le service de M. Andral, par M. A. Becquerel, tendent à diminuer son importance.

CHAPITRE VI.

BASE MÉTALLOIDIQUE.

Nous traiterons ici de la combinaison de l'hydrogène et de l'azote, combinaison dont les propriétés alcalines sont très-manifestes : elle est connue sous le nom d'*ammoniaque.*

Ammoniaque (AzH^5). Désigné sous les noms d'*alcali volatil, alcali fluor, esprit de sel ammoniac, azoture d'hydrogène,* ce corps se présente sous la forme d'un gaz incolore, transparent, d'une saveur âcre et caustique, d'une odeur *sui generis* très-vive ; il verdit fortement le sirop de violettes ; il provoque les larmes et attaque les membranes muqueuses. Sa densité = 0,591.

Indécomposable par le calorique, l'ammoniaque cède à l'action de l'électricité ; soumise à un froid produit par un mélange d'acide carbonique solide et d'éther, et comprimée en même temps, M. Faraday est parvenu à la liquéfier et la solidifier.

L'oxygène ne la décompose qu'à une température élevée : il se forme de l'eau, un peu d'acide nitrique, et il y a de l'azote mis en liberté. Selon M. Kulmann, en faisant passer un mélange d'ammoniaque et d'oxygène sur de la mousse de platine, on peut obtenir de l'acide nitrique :

$$AzH^3 + O^8 = AzO^3 + 3HO.$$

L'action de l'air est la même, mais à un degré plus faible. Une mesure de carbone absorbe 90 mesures de ce gaz. L'iode bien sec, mis en contact avec l'ammoniaque, se combine de suite et forme de l'*iodure d'ammoniaque*, liquide, visqueux, offrant un aspect métallique : cet iodure, s'emparant ensuite d'une nouvelle quantité d'ammoniaque, donne lieu à de l'iodure avec excès d'alcali. Si l'un des deux corps est humide, on obtient de l'hydriodate d'ammoniaque et de l'*iodure d'azote*. Si l'on fait arriver du chlore gazeux dans une cloche presque pleine de gaz ammoniac, il y a prompte combinaison des deux gaz avec dégagement de calorique et de lumière, et formation de vapeurs blanches épaisses, qui ne sont autre chose que de l'hydrochlorate d'ammoniaque; il se trouve alors un peu d'azote mis en liberté :

$$4AzH^3 + 3Cl = 3(AzH^3,HCl) + Az.$$

L'ammoniaque est très-soluble dans l'eau. Ce liquide, à la température et à la pression ordinaires, peut en dissoudre 430 fois son volume ; cette solution incolore jouit des mêmes propriétés que l'ammoniaque à l'état de gaz, mais à un degré bien inférieur : c'est l'*ammoniaque liquide*.

Parmi les métaux, le fer, le cuivre, l'argent, le platine et l'or, mais principalement les deux premiers, jouissent, à une température élevée, de la propriété de décomposer l'ammoniaque. Ainsi, que l'on place un de ces métaux réduits en fils dans un tube de porcelaine où l'on fera arriver un courant de gaz ammoniac, que l'on chauffe fortement, et l'on remarquera qu'il y a plus ou moins de gaz décomposé. M. Despretz a observé que le fer et le cuivre absorbent une certaine quantité d'azote et deviennent cassants.

Les propriétés les plus remarquables de ce corps consistent dans la manière dont le potassium, le sodium et le mercure agissent sur lui. En effet, chauffé avec l'un des deux premiers métaux, il se décompose en hydrogène qui se dégage, et azote qui s'unit au métal, et l'azoture lui-même se combine avec de l'ammoniaque pour former un *azoture ammoniacal de potassium ou de sodium*.

Le mercure uni au potassium ou au sodium et mis en contact avec l'ammoniaque liquide ou une dissolution de sel ammoniac, augmente considérablement de volume, prend une consistance butyreuse en conservant son aspect métallique. La pile agit de la même manière sur le mercure seul placé dans l'une des dissolutions précédentes. On admet qu'il se forme un corps nouveau, *ammonium* (Az H⁴), qui jouerait le rôle de métal et formerait un amalgame d'ammonium; et en effet, une partie de l'ammoniaque paraît se décomposer pour fournir à l'autre une certaine quantité d'hydrogène, de manière à former le nouveau corps.

On trouve l'ammoniaque à l'état de sel dans les urines de différents animaux, dans les excréments des chameaux et dans la plupart des matières animales putréfiées.

On l'obtient en chauffant ensemble, dans l'appareil (fig. 23), parties égales de chlorhydrate d'ammoniaque et de chaux vive :

$$ClH,AzH^3 + CaO = CaCl + HO + AzH^3.$$

Fig. 23.

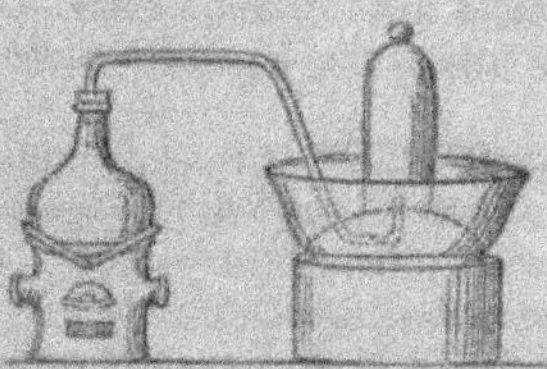

En faisant arriver le gaz dans les flacons à moitié plein d'eau de l'appareil de Wolf (fig. 9), on obtient l'ammoniaque liquide, la seule qui soit usitée.

Usages. — On emploie avec succès l'ammoniaque pour combattre les morsures des animaux venimeux. Elle est employée comme réactif et pour détacher les étoffes salies par des corps gras. En médecine, elle est employée à l'intérieur et à l'extérieur. A l'intérieur, comme diaphorétique et sudorifique dans quelques cas d'éruptions cutanées, dans les fièvres ataxiques, le rhumatisme chronique. Elle est encore employée contre les aigreurs de l'estomac, et contre l'ivresse et la chorée alcoolique. A l'extérieur, comme rubéfiant dans les rhumatismes chroniques, les tumeurs froides, les névralgies, le croup, les engorgements des mamelles, etc. On la fait respirer dans les cas de syncope, pour irriter la membrane pituitaire ; mais son énergie est grande, et il faut en user avec de grandes précautions. Enfin elle a été vantée dans le traitement d'autres maladies : telles sont les angines pharyngées chroniques, certaines ophthalmies, l'amaurose simple et récente, etc., etc.

L'ammoniaque, en s'unissant aux acides, forme une série de sels (*ammoniacaux*) qui sont caractéristiques et dont les propriétés se ressemblent assez pour que l'on puisse en donner les caractères généraux. Ils sont tous solubles dans l'eau, sans couleur quand l'acide est lui-même incolore ; leur saveur est piquante, et ils cristallisent presque tous. Le feu les décompose presque toujours : si l'acide est fixe, comme l'acide phosphorique, l'ammoniaque se dégage et l'acide reste libre. S'il n'est pas fixe, très-souvent il se décompose en même temps que l'ammoniaque elle-même. Il n'y a que le cas où l'acide est volatil que le sel se volatilise sans se décomposer ; encore change-t-il quelquefois d'état de saturation. Leurs dissolutions ne précipitent ni par les carbonates de potasse, de soude et d'ammoniaque, ni par les sulfhydrates, ni par le cyanure de potassium. Elles forment, avec le chlorure de platine, un précipité jaune serin, avec le sulfate d'alumine un précipité cristallin. Enfin ces sels diffèrent de ceux de potasse en ce que, triturés avec un alcali, ils dégagent du gaz ammoniaque. Les sels neutres sont formés de 1 équivalent d'acide et 1 équivalent d'ammoniaque $=$ Ac,AzH³, Ac représentant un acide quelconque.

Nous allons dès à présent passer en revue les principaux sels ammoniacaux.

Carbonates. On connaît trois combinaisons d'ammoniaque avec l'acide carbonique, dont une seule, le *sesqui-carbonate*, est quelquefois employé.

Sesqui-carbonate ($3AzH³,2CO²$). Ce sel, connu sous les noms de *sel volatil concret* ou d'*Angleterre, carbonate d'ammoniaque*, etc., est sous forme de masses blanches, demi-transparentes, formées de petits cristaux agglomérés, d'une odeur ammoniacale très-prononcée, verdissant le sirop de violettes, volatil à la température ordinaire, soluble dans le double de son poids d'eau froide.

Il n'existe que dans les urines putréfiées; il provient de la transformation de l'*urée* ($CAzH²O$), qui avec les éléments de l'eau forme du carbonate d'ammoniaque :

$$CAzH²O + HO = AzH³,CO².$$

Il se prépare en chauffant un mélange de chlorhydrate d'ammoniaque et de carbonate de chaux. Il est employé dans les laboratoires comme réactif. En médecine, on l'emploie quelquefois dans les cas où l'ammoniaque est indiquée. A l'extérieur, il produit la rubéfaction et peut même amener des phlyctènes. On l'a vanté en friction sur le cou contre le croup; il est préférable à l'ammoniaque dans les syncopes, lorsqu'il s'agit, par la respiration, de provoquer la membrane pituitaire. Administré à l'intérieur à hautes doses, c'est un poison irritant; mais à doses modérées, c'est un puissant stimulant, que l'on administre comme diaphorétique dans les mêmes maladies que l'ammoniaque. On l'a administré avec succès dans les cas de croup, et le docteur Bouchardat l'a employé avec avantage dans le diabète sucré. On doit dans son emploi user des plus grandes précautions.

Phosphate neutre. Blanc, inodore, d'une saveur piquante, verdissant le sirop de violettes, inaltérable à l'air, cristallisable en prismes à 4 pans. Exposé au feu, il perd son ammoniaque et laisse un résidu d'acide pyrophosphorique affectant la forme de verre fondu. Il est soluble dans l'eau, plus à chaud qu'à froid. Quand on plonge une étoffe dans une dissolution de ce sel, elle y acquiert la propriété d'être *incombustible.* Pour cela il faut que la dissolution soit concentrée et le tissu desséché après l'immersion. On peut alors exposer le tissu à la flamme d'une bougie sans l'enflammer. Cet effet est dû à ce que le sel, en se décomposant, laisse à nu l'acide phosphorique sous forme de couche revêtant le tissu et s'opposant à l'action de l'air.

On le prépare de la même manière que le phosphate de soude, toutefois en se servant d'ammoniaque liquide.

Sulfate neutre. Blanc, amer, très-piquant, cristallisant en prismes à 6 pans ; contenant environ 24 centièmes d'eau de cristallisation ; soluble dans son poids d'eau bouillante. Au feu, il perd une partie de son ammoniaque, passe à l'état de sulfate acide, puis se décompose complètement au rouge cerise, donne lieu à un dégagement d'azote, à de l'eau et à une fumée blanche de sulfite acide d'ammoniaque.

On l'obtient directement en neutralisant de l'acide sulfurique étendu par de l'ammoniaque et évaporant la liqueur, ou dans les arts en traitant le carbonate d'ammoniaque provenant de la distillation des matières animales par le sulfate de chaux. Il sert à faire l'alun à base d'ammoniaque. (Voyez ALUN.)

Azotate. Acre, piquant, un peu déliquescent, soluble dans 2 parties d'eau à 15° et moins d'eau bouillante ; cristallisant en longs prismes à 6 pans, brillants et comme satinés. Au feu, il éprouve la fusion aqueuse, perd son eau de cristallisation, puis se décompose à 250° en eau et protoxyde d'azote :

$$AzH^3, HO, AzO^5 = 4HO + 2AzO.$$

A une plus forte chaleur il donnerait de plus du bi-oxyde d'azote ou de l'acide hyponitrique. Enfin, projeté dans un creuset rouge, il se décompose rapidement en déterminant une légère détonation, ce qui lui a valu le nom de *nitre inflammable*. Pour l'obtenir on sature, par un excès d'ammoniaque, l'acide azotique, et la liqueur qui en résulte est ensuite évaporée jusqu'à pellicule. Il ne sert que pour préparer le protoxyde d'azote.

Chlorhydrate. Ce sel, très-connu sous le nom de *sel ammoniac*, est blanc, piquant ; cristallisant en longues aiguilles, disposées comme les barbes d'une plume ; soluble dans un peu moins de 3 parties d'eau à 15° et dans beaucoup moins d'eau bouillante. Au feu, il éprouve la fusion aqueuse, bout et forme des vapeurs blanches de sel non décomposé. On le trouve dans les urines de l'homme, la fiente de quelques animaux, tels que le chameau. Pour l'obtenir, on brûle la fiente des chameaux et on sublime la suie qui en résulte, ou bien, comme on le fait en France, on décompose le sulfate d'ammoniaque par du chlorure de sodium.

Il sert à faire l'ammoniaque, le carbonate d'ammoniaque, pour décaper les métaux, etc. En médecine, il est employé comme stimulant. A l'extérieur, il produit une vive irritation, puis il est absorbé et réagit sur le système nerveux. A l'intérieur, il est d'abord irritant ; il peut déterminer des nausées et des vomissements ; il modifie la nature du sang par son action sur la fibrine, il le rend moins coagulable : aussi l'a-t-on conseillé dans plusieurs maladies inflammatoires. On l'a vanté dans les maladies de la peau, les rhumatismes, quelques hydropisies et certains cas d'engorgements glandulaires. Enfin il est utilement appliqué à certaines tumeurs indolentes, aux angines chroniques, etc.

Iodhydrate. Difficile à obtenir blanc, cristallisant en cubes, volatil, déliquescent, très-soluble dans l'eau. À l'air, il se colore toujours par un excès d'iode qui devient libre. On le prépare de la même manière que l'iodure de potassium, en se servant de carbonate d'ammoniaque au lieu de carbonate de potasse. On l'emploie aux mêmes usages que l'iodure de potassium.

CHAPITRE VII.

APPENDICE AUX COMBINAISONS MÉTALLOÏDIQUES.

Dans ce chapitre nous réunissons des combinaisons qui, bien qu'elles diffèrent totalement sous le rapport de leur composition, se ressemblent tellement par l'ensemble de leurs propriétés, que l'histoire de l'une jette le plus grand jour sur celle de l'autre. Il paraît que dans ces composés, les éléments sont retenus et obéissent à une force particulière autre que l'affinité, puisque les corps qui opèrent leur décomposition ne contractent aucune combinaison nouvelle.

Les composés dont nous allons parler sont le *bi-oxyde d'hydrogène* et le *polysulfure d'hydrogène.*

Bi-oxyde d'hydrogène (eau oxygénée) (HO^2). C'est à M. Thénard qu'est due la découverte du bi-oxyde d'hydrogène, dont les propriétés sont si remarquables.

Ce composé est liquide, incolore et inodore. Il détruit la couleur du papier de curcuma; sa saveur est métallique, picotant la langue et épaississant la salive; il attaque la peau, l'altère et la détruit quand on l'y applique en couches assez épaisses; sa tension est plus faible que celle de l'eau, ce qui explique pourquoi on peut la concentrer dans le vide à côté d'un corps avide d'eau, comme l'acide sulfurique, etc.; sa densité $= 1,452$.

Exposé à la chaleur, il perd une partie de son oxygène, et d'autant plus que la température est élevée. Le fluide électrique en dégage une plus grande quantité; le froid ne le congèle pas même quand il est $=$ à $-30°$.

Parmi les métalloïdes, le sélénium et le charbon seuls décomposent le bi-oxyde d'hydrogène: le sélénium s'acidifie, et le charbon dégage de l'oxygène sans contracter de combinaison.

Tous les métaux, l'antimoine, le tellure, le fer et l'étain exceptés, décomposent l'eau oxygénée et la ramènent à l'état d'eau ordinaire. Mais cette action ne devient bien manifeste que lorsqu'ils sont réduits en poudre. Quelques-uns passent à l'état d'oxyde; d'autres restent tels qu'ils ont été employés, dégagent néanmoins tout l'oxygène qui le constituait, et il ne reste plus que de l'eau.

Parmi les sulfures métalliques, il n'y a que celui d'argent et celui de mercure qui, mis en contact avec le bi-oxyde d'hydrogène, ne l'aient pas décomposé. Tous les autres, au contraire, le décomposent, s'emparent d'une partie de son oxygène et passent à l'état de sulfate; mais cette manière d'agir n'est pas la même pour tous, car il en est dont l'action est violente, et d'autres, comme ceux de bismuth ou d'étain, dont l'action est très-faible.

Les oxydes métalliques tendent en général à le ramener à l'état d'eau. Quelques-uns s'oxydent davantage, d'autres ne s'altèrent pas; enfin plusieurs sont susceptibles de réduction. La force décomposante des oxydes est très-variable. Ainsi les uns chassent subitement l'oxygène de la liqueur avec une sorte d'explosion, dégagement de calorique et même de lumière. Parmi les oxydes qui se suroxydent, se trouvent ceux de *baryte*, de *strontiane*, de *chaux*, etc. Ceux qui ne s'altèrent pas sont les peroxydes de *manganèse*, de *cobalt*, de *fer*; le protoxyde de plomb, etc. Ceux qui se réduisent sont les oxydes *d'argent*, *d'or*; les *oxydes de plomb*, autres que le protoxyde, etc. Enfin trois font explosion : ce sont l'oxyde d'*argent*, les *peroxydes de plomb* et de *manganèse* (1).

Les acides, au contraire, possèdent la propriété de donner à l'eau oxygénée plus de stabilité, à moins qu'ils ne soient trop faibles ou qu'ils ne changent de nature : tel est l'*acide tartrique*, etc.; alors les acides sont transformés en acide carbonique. Les acides sulfurique, phosphorique, chlorhydrique, arsénique, oxalique, etc., se trouvent dans le premier cas, c'est-à-dire qu'ils ajoutent de la fixité à l'eau oxygénée. M. Thénard pense que c'est en se combinant avec elle que les acides agissent ainsi.

Les sels ont une action sur l'eau oxygénée, plutôt semblable à leurs oxydes qu'à leurs acides.

Parmi les matières végétales, il ne paraît y avoir que le tournesol qui décompose l'eau oxygénée, ce que l'on attribue à l'alcali qu'il contient. Il en est de même des matières animales isolées, si ce n'est la fibrine qui en opère la décomposition. Mais les matières animales organisées, les tissus organiques des animaux, opèrent toute la décomposition du bi-oxyde d'hydrogène, à la manière des oxydes métalliques et des métaux, et cela sans absorber d'oxygène ni céder rien de leurs principes.

Les diverses analyses prouvent que l'eau oxygénée est un bi-oxyde d'hydrogène, par conséquent formé de 1 équivalent d'hydrogène et de 2 équivalents d'oxygène; d'où la formule H^2O^2.

Pour préparer l'eau oxygénée, on se procure du bi-oxyde de baryum; on le broie dans un peu d'eau, de manière à en faire une pâte; d'un autre côté, on fait un mélange d'acide chlorhydrique et d'une certaine quantité d'eau que l'on place dans une éprouvette entourée de glace;

____

(1) Le platine, l'osmium et l'argent agissent de la même manière.

alors on ajoute dans l'acide le bi-oxyde de baryum, qui s'y dissout sans effervescence, surtout en ayant soin d'agiter. L'acide chlorhydrique, en ramenant le bi-oxyde à l'état de protoxyde pour s'y combiner, en dégage l'oxygène qui s'unit à l'eau; de sorte que la dissolution est formée de chlorure de baryum, de bi-oxyde d'hydrogène et d'eau. On ajoute à cette dissolution, goutte à goutte, de l'acide sulfurique, qui s'empare de la baryte et la précipite à l'état de sulfate, en même temps que l'acide chlorhydrique est devenu libre; on sépare le précipité par la filtration, et l'on recommence à ajouter comme ci-dessus du bi-oxyde de baryum réduit en pâte et de l'acide sulfurique, qui, séparant la baryte en rendant libre l'acide chlorhydrique, permet de recommencer assez souvent cette manipulation pour charger l'eau d'une assez grande quantité d'oxygène. Arrivé à ce point, comme l'oxyde de baryum a abandonné des flocons de silice, d'alumine, d'oxydes de fer et de manganèse, on filtre sur une toile pour les séparer. On traite la liqueur par du sulfate d'argent; il se forme un chlorure insoluble, et l'acide sulfurique est mis en liberté; on sépare ensuite cet acide par la baryte bien pure, et l'on n'a plus qu'à concentrer la liqueur au moyen de la machine pneumatique et de l'acide sulfurique.

L'eau oxygénée peut être employée à l'extérieur comme un excitant très-énergique. On s'en sert avec avantage pour restaurer les vieux dessins noircis par l'acide sulfhydrique; dans ce cas, le sulfure noir de plomb qui s'est formé passe à l'état de sulfate blanc.

Polysulfure d'hydrogène (HS²). Il est liquide à la température ordinaire. Sa couleur est jaune, tirant quelquefois sur le brun verdâtre. Il blanchit la langue comme le bi-oxyde d'hydrogène et y cause un sentiment pénible de cuisson. Il décolore et altère la peau et détruit la couleur du tournesol. Sa consistance est tantôt celle d'une huile essentielle, tantôt celle d'une huile grasse, ce qui paraît dépendre de la quantité de soufre. Son odeur est désagréable et particulière; il affecte très-péniblement les yeux. Sa densité est à peu près de 1,769; soumis à un froid de 20°, il ne se solidifie pas. Exposé à une chaleur de 60 à 70°, il commence à se décomposer; mais à la chaleur de l'eau bouillante, la décomposition est prompte. Dans tous les cas, il en résulte du gaz sulfhydrique et un résidu de soufre. Abandonné à lui-même, il donne lieu au même phénomène, si ce n'est que le gaz ne se dégage, bulle par bulle, que de temps à autre. L'air ne l'altère qu'à l'approche d'une bougie allumée; alors il s'enflamme et donne lieu à de l'eau et de l'acide sulfureux.

Le charbon, très-divisé, en dégage le gaz sulfhydrique; il en est de même du platine, de l'or, de l'iridium et de quelques autres métaux, probablement sans s'unir au soufre.

Les oxydes et les sulfures agissent sur lui comme ils agissent sur le bi-oxyde d'hydrogène, en donnant lieu à des phénomènes analogues. Mais c'est surtout l'action des persulfures alcalins qu'il est utile de re-

marquer. En effet, l'action est très-forte : il se dégage de l'acide sulfhydrique, et il se précipite du soufre ; de là vient que dans sa préparation, l'on est obligé de verser le persulfure alcalin dans l'acide, et non
pas l'acide dans le persulfure, parce que à mesure que le polysulfure
d'hydrogène se forme, il est décomposé par l'excès de persulfure alcalin.

Les acides, loin de le décomposer, lui donnent, comme au bi-oxyde
d'hydrogène, beaucoup plus de stabilité.

Enfin le sucre, l'amidon, la fibrine, la chair musculaire, le décomposent également, et l'on remarque que les matières animales agissent
plus énergiquement que les substances végétales.

L'eau ne le dissout pas sensiblement ; il en est de même de l'alcool.
L'éther le dissout d'abord, puis laisse déposer des cristaux de soufre.

Pour le préparer, on verse dans un grand entonnoir, dont le bec est
bouché, de l'acide chlorhydrique étendu d'eau, puis on y ajoute peu à
peu, et en agitant, du polysulfure de calcium ; le chlore de l'acide
s'unit avec le calcium et forme un chlorure soluble, tandis que l'hydrogène se combine avec le soufre pour constituer le polysulfure d'hydrogène, qui se précipite et que l'on sépare en ouvrant le bec de
l'entonnoir. L'analyse y a démontré des quantités variables de soufre ;
peut-être arrivera-t-on à obtenir un bisulfure dont la composition
sera de 2 équivalents de soufre et de 1 équivalent d'hydrogène $= HS^2$.

CHAPITRE VIII.

Art. Ier. DES MÉTAUX.

On nomme *métal* tout corps simple, solide ou liquide, presque complètement opaque, très-brillant en masse ou en poussière, pourvu qu'elle
ne soit pas trop fine, susceptible de prendre un beau poli, très-bon conducteur du calorique et de l'électricité, et s'unissant en plusieurs proportions avec l'oxygène pour former des *oxydes*, ou bases salifiables, et très-
rarement des acides.

La couleur des métaux est en général le blanc gris ; cependant l'or est
jaune, le cuivre et le titane sont rouge, le tantale jaune rougeâtre, et
l'argent et le platine sont blancs. Ils sont inodores, excepté le cuivre, le
plomb, le fer et l'étain, qui ont une odeur désagréable que le frottement
exhale.

Ils sont généralement plus pesants que l'eau ; le potassium et le sodium sont les seuls métaux qui soient plus légers. Leur densité varie
beaucoup entre celle du platine laminé, qui est de 22,069, et celle du
potassium, qui est égale à 0,865.

Les métaux jouissent de propriétés particulières, dont les principales
sont la *dureté*, la *ténacité*, la *ductilité* et la *malléabilité*.

La *dureté* est la propriété qu'ont les métaux de rayer plus ou moins les autres corps et d'opposer plus ou moins de résistance à l'action des instruments tranchants ; tels sont le fer, le nickel, le platine, le tungstène, le cuivre, etc.

La *ténacité* est la propriété qu'ils ont, lorsqu'ils sont réduits en fils, de supporter des poids plus ou moins considérables sans se rompre. Les plus tenaces sont le fer, le cuivre, le platine, l'argent, l'or, l'étain, etc.

La *ductilité* est la propriété que possèdent les métaux de se réduire en fils plus ou moins fins en passant à la filière : tels sont l'or, l'argent, le platine, le fer, le cuivre, le zinc, etc.

La *malléabilité* est la propriété qu'ils ont de passer au laminoir et de se réduire en lames sous le choc du marteau : or, argent, cuivre, étain, platine, plomb, etc.

Ils sont d'autant plus élastiques et sonores qu'ils sont plus durs. Ils sont plus dilatables par la chaleur que les autres solides. Leur structure est lamelleuse, grenue, ou fibreuse.

La chaleur les fond plus ou moins facilement : le mercure fond à — 39°, le potassium à $+$ 58°, le plomb à 312°, l'argent à 1022°, la fonte grise à 1587°, le fer forgé à 2118°, le platine fusible seulement au chalumeau à gaz hydrogène et oxygène.

Excellents conducteurs de l'électricité, on les emploie dans la construction des machines électriques. Soumis à l'action d'une forte pile ou d'une forte batterie électrique, ils peuvent être échauffés au point de fondre et de se volatiliser lorsque leur surface ne suffit pas à l'écoulement du fluide.

L'oxygène se combine directement à chaud ou à froid avec les métaux des cinq premières sections et forme avec beaucoup plusieurs combinaisons. Son état hygrométrique influe beaucoup sur la combinaison : humide, il peut se combiner à froid avec des métaux qui autrement ne pourraient s'y unir qu'à chaud : tels sont le fer, le zinc, etc. Quelques-unes de ces combinaisons se font avec dégagement de calorique et de lumière.

Presque tous les métalloïdes peuvent s'unir aux métaux pour former des combinaisons qui sont connues sous les noms de *sulfures, chlorures, iodures,* etc.

Les métaux s'unissent entre eux pour former des alliages dont nous parlerons plus tard.

L'eau ne dissout aucun métal ; mais plusieurs peuvent la décomposer à la température ordinaire (sodium, potassium) ; d'autres ne la décomposent qu'à une température voisine du rouge (fer, zinc, étain, etc.) ; quelques-uns ne la décomposent à aucune température, tels sont l'or, le platine.

Quelquefois l'action de l'eau est déterminée par la présence d'un acide ; dans ce cas, l'oxyde qui se forme se combine à l'acide, et l'hydrogène se dégage : fer, zinc, etc.

Plusieurs classifications ont été proposées pour faciliter l'étude des métaux ; mais la plus suivie est celle de M. Thénard, modifiée par M. Régnault. Dans cette classification, ils sont divisés en six sections.

1re *section*. — Métaux qui absorbent l'oxygène à la température la plus élevée et décomposent l'eau à froid, en dégageant de l'hydrogène et produisant des oxydes alcalins énergiques : *potassium, sodium, lithium, baryum, strontium, calcium.*

2e *section*. — Métaux qui absorbent l'oxygène à une température très-élevée et ne décomposent l'eau qu'entre 100 et 200°, ou même au rouge sombre : *glucinium, aluminium, magnésium, zirconium, thorium, yttrium, cérium, lanthane, didyme, manganèse, uranium, pélopium, niobium, erbium, terbium.*

3e *section*. — Métaux qui absorbent l'oxygène à une température élevée et ne décomposent l'eau qu'au rouge ou à la température ordinaire, en présence des acides : *fer, nickel, cobalt, zinc, cadmium, chrome, vanadium.*

4e *section*. — Métaux qui absorbent l'oxygène à une température élevée et décomposent l'eau au rouge, mais ne la décomposent pas en présence des acides : *tungstène, molybdène, osmium, tantale, titane, étain, antimoine.*

5e *section*. — Métaux qui ne décomposent l'eau que lentement et à une température très-élevée et dont les oxydes ne sont pas réduits par la chaleur : *bismuth, plomb, cuivre.*

6e *section*. — Métaux qui ne décomposent pas l'eau et dont les oxydes sont réduits par la chaleur : *mercure, argent, rhodium, iridium, palladium, ruthénium, platine, or.*

On trouve les métaux, dans la nature, sous quatre états différents : 1° à l'état natif ; 2° à l'état d'oxydes ; 3° combinés au soufre, au chlore, au carbone, etc., ou à d'autres métaux ; 4° à l'état de sels.

L'extraction des métaux sera traitée en parlant de chacun d'eux en particulier.

Art. II. DES OXYDES MÉTALLIQUES.

On nomme *oxydes* des composés binaires résultant de la combinaison de l'oxygène avec un métal. Les anciens chimistes leur avaient donné le nom de *chaux métalliques* et les considéraient comme des métaux dépourvus de phlogistique, qu'on pouvait leur rendre par la calcination avec le charbon.

Ils sont solides, cassants, ternes et de différentes couleurs ; presque tous sont insipides, inodores, plus denses que l'eau, mais moins que le métal qui les forme, à moins que ce métal n'ait une grande affinité pour l'oxygène et qu'il soit très-léger, comme le potassium ou le sodium.

La plupart jouissent de propriétés basiques bien marquées et se combinent très-bien aux acides ; on les nomme *oxydes basiques.*

Quelques-uns ont des propriétés acides bien manifestes et s'unissent bien aux bases ; on les nomme *acides métalliques*.

D'autres ne sont ni acides ni basiques, et ont été, pour cette raison, appelés *indifférents*.

Enfin il en est qui ne se combinent aux acides qu'après avoir perdu une certaine quantité d'oxygène, ce qui leur a valu le nom d'*oxydes singuliers*. Comme ils résultent, pour la plupart, de la combinaison de deux oxydes d'un même métal, l'un agissant comme acide, l'autre comme base, on leur a aussi donné le nom d'*oxydes salins*.

On peut, pour faciliter leur étude, les classer en autant de sections et d'après le même ordre que les métaux qui les ont formés.

Les oxydes de la première section et celui de magnésium verdissent le sirop de violettes et rougissent la couleur jaune de curcuma ; quelques-uns ramènent au bleu la couleur de tournesol rougie par un acide.

Soumis à l'action du calorique, les uns perdent leur oxygène en se réduisant : tels sont ceux de la sixième section.

Les autres ne sont pas réduits, mais quelques-uns d'entre eux perdent une partie d'oxygène, et passent à un degré inférieur d'oxydation. Ils sont presque tous fixes.

La lumière paraît réduire l'oxyde d'or. Tous, excepté les oxydes de la deuxième section, sont décomposés par la pile. On ne connaît de propriété magnétique que dans les oxydes de fer :

$$FeO \text{ et } FeO,Fe^2O^3.$$

Plusieurs d'entre eux, qui ne sont pas au dernier degré d'oxydation, peuvent se suroxyder lorsqu'ils sont mis en contact avec l'oxygène ou avec l'air atmosphérique, à une température élevée ; ils sont inaltérables à froid, à moins que ces gaz ne soient humides ; cependant l'air les fait quelquefois passer à l'état de carbonates.

L'hydrogène, sans action sur les oxydes de la deuxième section, ramène à l'état de protoxydes les peroxydes de la première, et réduit, en général, ceux des dernières classes en formant de l'eau avec leur oxygène. A une température plus ou moins élevée, tous les oxydes, excepté ceux de la deuxième section et quelques-uns de la première, sont entièrement réduits par le carbone.

Le phosphore ne décompose pas les oxydes de la deuxième section ; mais il agit sur tous les autres, en formant avec ceux qui sont faciles à réduire, de l'acide phosphorique et un phosphure métallique, et avec ceux qui sont assez difficiles à réduire, un phosphate et un phosphure.

Le soufre agit aussi sur tous les oxydes, ceux de la deuxième section exceptés ; il forme avec ceux de la première des sulfures métalliques et des sulfates, et il donne ordinairement avec les autres un sulfure avec dégagement d'acide sulfureux. Si l'on ajoute de l'eau au soufre, il agit sur les oxydes alcalins, de manière à former un hyposulfite insoluble et un sulfhydrate sulfuré soluble.

Parmi les oxydes sur lesquels l'iode ait de l'action, les uns entrent en combinaison avec ce corps et quelques autres donnent lieu à un dégagement d'oxygène. Les oxydes alcalins, ainsi que celui de magnésium, forment avec l'iode et l'eau des iodates peu solubles et des iodures qui sont au contraire très-solubles.

Les oxydes de la première section et celui de magnésium sont décomposés, à chaud, par le chlore gazeux, qui se combine avec ces métaux et en dégage de l'oxygène : l'action de ce corps est probablement la même sur ceux des quatre dernières sections. Le chlore liquide les fait passer aussi à l'état de chlorures ; mais bien souvent ces chlorures passent ensuite à l'état de chlorates et de perchlorates.

Les métaux agissent de diverses manières sur les oxydes. Les uns s'emparent de tout l'oxygène et s'allient, s'ils sont en excès, avec le métal revivifié ; les autres s'emparent seulement d'une portion de l'oxygène, pourvu toutefois que cet oxyde soit au deuxième ou troisième degré d'oxydation, et forment alors plusieurs oxydes qui quelquefois s'unissent entre eux ; d'autres enfin n'ont aucune action.

L'eau a beaucoup d'action sur les oxydes : la plupart de ces corps ont la propriété d'absorber une certaine quantité d'eau et de former des composés auxquels on donne le nom d'*hydrates*. Dans ces composés, la quantité d'oxygène de l'oxyde est, selon M. Berzélius, égale à la quantité d'oxygène contenue dans l'eau. Les hydrates affectent quelquefois une couleur bien différente de celle de l'oxyde ; en général ils abandonnent facilement l'eau qu'ils ont absorbée. Quelques oxydes sont solubles dans l'eau (ceux de potassium, sodium, baryum, strontium, calcium, lithium) ; d'autres la décomposent (les protoxydes de fer, de manganèse et d'étain) ; quelques-uns, au contraire, sont décomposés par elle (les peroxydes de potassium, de sodium, de baryum, de strontium et de calcium).

Un très-petit nombre d'oxydes se trouvent à l'état de pureté dans la nature ; plusieurs se présentent unis à quelques acides ou à d'autres oxydes.

On peut rapporter à sept procédés généraux les moyens de les obtenir :

1° En calcinant le métal avec le contact de l'air ou de l'oxygène ;

2° En décomposant un sel soluble dans l'eau par la potasse, la soude ou l'ammoniaque ;

3° En décomposant un carbonate par la chaleur ;

4° En décomposant un nitrate par la chaleur ;

5° En oxydant le métal au moyen de l'acide nitrique ;

6° En suroxygénant un oxyde au moyen de l'eau oxygénée ;

7° En soumettant certains oxydes à l'action du chlore, qui enlève une partie de métal et suroxyde l'autre.

Art. III. DES SULFURES MÉTALLIQUES.

Les sulfures sont solides et inodores, cassants, insipides, à l'exception des sulfures alcalins et quelques-uns de la seconde section, qui ont une odeur et une saveur d'œufs pourris. Quelques-uns ont le brillant métallique. Presque tous peuvent cristalliser. Leur densité, plus grande que celle de l'eau, l'est moins que le métal qui les forme, à moins que le métal ne soit plus léger que le soufre (potassium, sodium). Ils sont fusibles, quelques-uns volatils. Parmi ceux qui ne se volatilisent pas, il en est beaucoup qui se décomposent.

L'oxygène sec n'a pas d'action sur eux à froid; mais, humide, il oxyde les métaux facilement oxydables, et le sulfure passe à l'état de sulfite et de sulfate; à chaud, il est absorbé par les sulfures et donne lieu à des produits qui varient en raison du degré de chaleur et de la nature du métal.

L'eau dissout les sulfures alcalins, ne dissout pas ceux des quatre dernières sections, et décompose le sulfure d'aluminium en se décomposant elle-même :

$$Al^2S^3 + 3HO = Al^2O^3 + 3HS.$$

Presque tous décomposent l'eau sous l'influence des acides oxygénés ou hydrogénés :

$$MS + HO = MO + HS.$$

Dans ce cas, l'acide se combine à l'oxyde formé, et l'acide sulfhydrique se dégage.

Parmi les sulfures, les uns jouissent de propriétés électronégatives, les autres de propriétés électropositives, de sorte que l'union de certains sulfures entre eux peut s'effectuer et constituer de vrais sels appelés *sulfosels*, dans lesquels l'oxygène est remplacé par le soufre.

Les sulfures sont très-abondants dans la nature : les plus connus sont ceux de zinc, de fer, d'arsenic, de cuivre, d'étain, de plomb, d'argent, de mercure, etc.

On connaît plusieurs procédés pour les préparer.

1er *Procédé*. — Il consiste à chauffer du soufre avec le métal. Quelquefois on chauffe le métal, sur lequel alors on fait passer un courant de vapeur de soufre.

2e *Procédé*. — Dans ce procédé, on se sert d'un oxyde que l'on chauffe avec un excès de soufre. Dans ce cas, il se fait toujours de l'acide sulfureux ou sulfurique.

3e *Procédé*. — Ici on décompose un sulfate par du charbon :

$$SO^3MO + 2C = MS + 2CO^2.$$

4e *Procédé*. — Il consiste à faire passer un courant de gaz sulfhydrique sur un oxyde :

$$MO + SH = MS + HO.$$

5e *Procédé*. — Il vaut souvent mieux faire passer le courant d'acide sulfhydrique dans la dissolution de l'oxyde dans un acide, par conséquent dans un sel dissous.

6ᵉ *Procédé*. — Enfin on peut les obtenir par voie de double décomposition, en versant dans la dissolution d'un sel un proto-sulfure alcalin lui-même dissous.

ART. IV. DES CHLORURES MÉTALLIQUES.

Tous les chlorures sont solubles dans l'eau, excepté celui d'argent et le protochlorure de mercure. Quelques-uns la décomposent en se décomposant, et de là résultent de l'acide chlorhydrique et un oxyde. En général on peut admettre que cette décomposition a lieu avec tous les chlorures ; en effet,

$$MCl + HO = MO,HCl ;$$

d'où il suit qu'un chlorure dissous peut être considéré comme un *chlorhydrate*.

Soumis à l'action du feu, les uns résistent, les autres se volatilisent; ceux de la dernière section se décomposent en abandonnant leur chlore et se réduisant.

L'acide sulfurique en dégage de l'acide chlorhydrique, et l'acide azotique, en mettant à nu une portion d'acide chlorhydrique du chlorure, forme de l'eau régale : le chlorure d'argent seul n'en donne pas.

Traités par l'acide sulfurique et le by-oxide de manganèse, ils dégagent du chlore ; par les sels de protoxyde de mercure, ils forment un précipité blanc de calomélas, et par l'azotate d'argent un précipité blanc, floconneux, caséiforme, insoluble dans l'eau et l'acide azotique, très-soluble dans l'ammoniaque et les hyposulfites alcalins, et se colorant en violet par son exposition à la lumière. Leur composition correspond à celle des oxydes ; ceux qui correspondent aux protoxydes sont formés de 1 équivalent de chlore et 1 équivalent de métal = MCl.

Il en est des chlorures comme des sulfures : les uns sont électronégatifs, les autres électropositifs, et peuvent s'unir pour former des *chlorosels*, dans lesquels on peut admettre que le chlore remplit le rôle de l'oxygène.

Les chlorures sont abondants dans la nature : tels sont les chlorures de sodium, potassium, calcium, magnésium, plomb, argent, cuivre, mercure.

Préparation. — On les obtient :

1° En traitant le métal par l'acide chlorhydrique :

$$HCl + M = MCl + H ;$$

2° En faisant agir l'eau régale sur le métal ;

3° En traitant un sulfure métallique avec l'acide chlorhydrique :

$$MS + HCl = MCl + HS ;$$

4° En mettant en contact un oxyde ou un carbonate avec l'acide chlorhydrique :

$$MO + HCl = MCl + HO;$$

5° Par voie de double décomposition, en versant un chlorure soluble dans un sel ;

6° En chauffant les métaux avec le bichlorure de mercure ;

7° En traitant le métal ou son oxyde par le chlore.

Art. V. DES BROMURES MÉTALLIQUES.

Ressemblent beaucoup aux chlorures ; ils s'en distinguent en ce que, chauffés avec du bisulfate de potasse, ils dégagent du brome, reconnaissable à sa couleur jaune orangé et à son odeur vive et désagréable ; traités par l'acide sulfurique et le bi-oxyde de manganèse, ils donnent pareillement du brome. Enfin un courant de chlore dans une dissolution de bromure en dégage le brome, qui colore en jaune rougeâtre la liqueur. Avec l'azotate d'argent, ils donnent un précipité blanc soluble dans l'ammoniaque.

Tout ce que nous avons dit des chlorures s'applique aux bromures.

Art. VI. DES IODURES MÉTALLIQUES.

Ressemblent aussi beaucoup aux chlorures, avec lesquels ils sont isomorphes : chauffés avec le bisulfate de potasse ou avec un mélange de bi-oxyde de manganèse et d'acide sulfurique, ils dégagent des vapeurs violettes d'iode qui sont caractéristiques. Le chlore les décompose également et met à nu l'iode, dont les plus faibles quantités peuvent être reconnues dans une liqueur à l'aide de l'amidon, qui forme un iodure bleu d'amidon.

Les iodures solubles forment un précipité insoluble dans l'ammoniaque avec les sels d'argent, un précipité jaune avec les sels de plomb, rouge avec les deutosels de mercure, jaune verdâtre avec les protosels de mercure.

Ce que nous avons dit des autres propriétés des chlorures est applicable aux iodures. On peut les préparer par des procédés analogues.

Art. VII. DES ALLIAGES.

Les métaux se combinent entre eux et forment des composés connus sous le nom d'*alliages*. On réserve le nom d'*amalgames* aux combinaisons de mercure et d'un autre métal.

Les alliages sont tous solides, excepté celui de potassium et de sodium, et les amalgames avec excès de mercure. Ils sont brillants, opaques, et ont une couleur qui leur est particulière. Ils sont très-sonores, cristallisent assez bien et ont une densité qui participe de celles des métaux qui les forment.

Les alliages sont toujours plus durs, plus cassants, plus aigres et moins ductiles que ne le sont les métaux qui les composent. Exposés à la chaleur, ils fondent en général plus facilement que le métal le moins fusible qui entre dans leur composition. Il est encore plus fusible que le plus fusible des métaux, si ceux-ci sont fusibles au même degré à peu près. Quand ils contiennent des métaux volatils, ils se décomposent toujours, au moins partiellement. C'est ce qui arrive aux alliages d'arsenic, de potassium, etc., et aux amalgames, qui perdent tout leur mercure.

L'oxygène ou l'air agissent sur eux à peu près comme ils le feraient sur les métaux séparés. Lorsque l'un des métaux est très-avide d'oxygène quand l'autre ne l'est pas, on peut arriver à les séparer facilement par l'oxydation. C'est ainsi que dans les arts on sépare le plomb de l'argent.

Leur préparation est des plus simples, car il suffit de fondre ensemble dans un creuset les métaux, de les remuer pendant leur fusion et de les couler dans des moules ou dans une lingotière.

CHAPITRE IX.

Art. 1er. DES SELS.

On nomme *sel* le corps qui résulte de l'union d'un acide avec un oxyde ou une *base salifiable*. On donne ce nom à toute substance qui peut se combiner à un acide à la manière des oxydes, tels sont l'ammoniaque, la quinine, la morphine, en un mot tous les alcalis végétaux.

On a encore étendu le nom de *sel* à des composés qui ne résultent point de l'union d'un acide et d'une base, mais à des composés binaires dans lesquels l'oxygène n'est pas un des principes constituants. En effet, le sel marin, celui qui est connu de tout le monde et que l'on pourrait considérer comme le type du genre sel, n'est autre chose que l'union d'un équivalent de chlore et d'un équivalent de sodium (chlorure de sodium) correspondant à l'oxyde de sodium; mais si l'on se souvient de ce que nous avons dit des chlorures, on verra qu'il est impossible de le dissoudre ou de le décomposer par un acide sans qu'immédiatement on ne doive le regarder comme formé d'acide chlorhydrique et de protoxyde de sodium.

Ces considérations ont conduit Berzélius à distinguer deux catégories de sels : 1° les sels *haloïdes*; 2° les sels *amphides*. Il nomme corps *halogènes* les métalloïdes, qui, combinés aux métaux, forment des composés binaires possédant les propriétés des sels : de là le nom des premiers sels. Les sels *amphides* sont les composés qui résultent de l'union de deux corps binaires; comme un acide et un oxyde formant un *oxysel*; un chlorure acide et un chlorure basique formant un *chlorosel*; un sulfure acide et un sulfure basique constituant un *sulfosel*, etc.

Quand on verse peu à peu dans un acide une dissolution de potasse ou de soude, on remarque que les propriétés de l'acide et de la base disparaissent complétement, de sorte que la liqueur n'a plus d'action sur la teinture de tournesol. Le sel qui s'est formé est *neutre*. Cependant il est des sels chez lesquels cette saturation n'est pas aussi manifeste : la raison en est que le tournesol doit être considéré, selon M. Chevreul, comme un sel résultant de l'union d'un acide rouge et d'une base. Un acide le rougit parce qu'il s'empare de la base et met à nu l'acide rouge. Si l'on fait agir sur le tournesol un acide déjà *neutralisé* par un alcali, cet acide n'a plus d'action : c'est le cas du sulfate neutre de potasse ou de soude. Mais si au contraire on se sert d'un sel neutre dont la base ait peu d'affinité pour l'acide, il arrivera que la base du tournesol se combinera à l'acide du sel neutre, et l'acide rouge, mis à nu, indiquera une réaction acide : c'est le cas de l'alun. Il en résulte que la neutralité est une propriété relative et qu'elle doit être l'état de saturation dans lequel les propriétés antagonistes de la base et de l'acide sont le plus détruites.

Aujourd'hui on considère comme neutres les combinaisons dans lesquelles l'oxygène de l'oxyde et l'oxygène de l'acide sont, dans le même rapport que dans les sels du même genre, formés d'acide et de base énergique, et qui paraissent neutres au tournesol et au sirop de violettes. En effet, l'analyse démontre que dans les sulfates de soude ou de potasse, l'oxygène de l'acide est à l'oxygène de la base comme 3 : 1. Dès lors tous les sulfates qui seront formés dans ce rapport, quelle que soit leur action sur les réactifs colorés, devront être considérés comme neutres. Exemples : KO,SO^3, NaO,SO^3, CuO,SO^3, ou plus généralement MO,SO^3.

Quand la quantité d'acide est plus grande que dans les sels neutres, on a un sel *acide* : $MO,2SO^3$. Quand elle est moindre, on a un sel *basique* : $(MO)^2,SO^3$, etc.

Les sels sont généralement solides. L'acétate et le sous-fluoborate d'ammoniaque sont liquides. Leur couleur varie et dépend de leur base, ou quelquefois de l'acide. Beaucoup cristallisent facilement. Leur densité varie ; mais en général elle est plus grande que celle de l'eau. Leur saveur est souvent caractéristique, et dépend souvent de la base et quelquefois de l'acide. Ainsi les sels de magnésie sont amers, ceux de plomb sucrés, ceux de quinine très-amers, etc., propriétés dues aux bases ; les sulfites, les sulfures et les cyanures ont au contraire une saveur qui est due à l'acide qui les forme.

La pile agit sur les sels en les décomposant, tantôt simplement, de manière que l'acide se rend au pôle positif et la base au pôle négatif, tantôt plus profondément, de sorte que la base elle-même se décompose : alors l'acide et l'oxygène se portent au pôle positif, tandis que le métal réduit se rend au pôle négatif.

On doit à M. Faraday la connaissance de la loi suivante : « *Lorsqu'un*

*même courant traverse successivement plusieurs corps différents, pouvant
se décomposer sous son influence, les poids des éléments qu'il sépare dans
chacun d'eux sont entre eux comme les équivalents chimiques de ces éléments.* » De plus, on doit à M. Ed. Becquerel la connaissance de ce fait
que dans la décomposition des sels par un courant électrique, quelle que
soit la composition du sel, c'est toujours un équivalent d'acide qui va
au pôle positif et une quantité correspondante de base qui se rend au
pôle négatif.

L'action de la pile sur les sels a été particulièrement étudiée, d'abord
par M. Becquerel et ensuite par M. Golding Bird, qui sont parvenus,
par des moyens variés, à obtenir beaucoup de métaux parfaitement
cristallisés.

Par l'action de la chaleur, les sels riches en eau de cristallisation
éprouvent ce que l'on nomme la *fusion aqueuse*. Ceux qui ne contiennent pas d'eau ou ceux qui l'ont perdue fondent encore et éprouvent
la *fusion ignée*. Enfin quelques-uns font entendre un bruit particulier
connu sous le nom de *décrépitation* : alors ils lancent de tous côtés des
particules qui se détachent en produisant une série de petites déto-
nations. Ce phénomène peut être attribué : 1° à l'expansion subite de
l'eau contenue entre les cristaux ; 2° à une répartition inégale de la chaleur entre les molécules du sel ; car cette propriété se retrouve dans des
cristaux qui ne contiennent plus d'eau.

Quelques sels sont volatils sans décomposition ; mais il en est qui se
décomposent en perdant leur acide, alors quelquefois l'oxyde se suroxyde ; d'autres fois ils perdent leur oxygène : tels sont les sels formés
avec les oxydes de la dernière section.

Il y a des sels qui exposés à l'air deviennent liquides ; on les dit *déliquescents*. C'est ce qui arrive même à tous les sels très-solubles lorsqu'il sont placé dans un air saturé d'humidité. D'autres, au contraire,
perdent à l'air une partie ou toute leur eau de cristallisation et tombent
en poussière ; on les nomme *efflorescents*.

Leur solubilité dans l'eau varie infiniment depuis le sulfate de baryte, qui y est complètement insoluble, jusqu'aux sels déliquescents, qui
s'y dissolvent presque en toute proportion.

M. Gay-Lussac et plus tard M. Poggiale ont fait de nombreuses expériences sur la solubilité des sels, que les bornes de cet ouvrage ne
nous permettent pas de rapporter ici.

Les sels sont généralement plus solubles à chaud qu'à froid, et la
dissolution chaude, en se refroidissant, abandonne une portion du sel
qu'elle retenait. Quand le refroidissement se fait lentement, les particules de sel se réunissent par les faces qui se conviennent le mieux
et forment ainsi des *cristaux* plus ou moins réguliers. La dissolution
refroidie retient encore du sel et est nommée *eau-mère*.

Les sels qui peuvent former des hydrates solides avec l'eau déve-
loppent de la chaleur dans leur contact avec ce liquide. Ceux qui ne s'y

combinent pas produisent au contraire du froid. Dans le premier cas, la chaleur est due à une combinaison entre l'eau et le sel ; dans l'autre, le froid est dû à ce que pour passer de l'état solide à l'état liquide, le sel exige une certaine quantité de chaleur. Cette propriété a été souvent mise à profit, en chimie, pour faire des *mélanges frigorifiques*. Nous croyons utile de faire connaître la composition des principaux mélanges frigorifiques.

Chlorhydrate d'ammoniaque 5 parties, *nitre* 5, *eau* 16, abaissent le thermomètre de + 10° à — 12°.

Azotate d'ammoniaque 1 partie, *eau* 1 partie : de + 10 à — 15°.

Acide sulfurique 4 parties, *sulfate de soude*, 5 parties : de + 10 à — 16°.

Acide chlorhydrique 5 parties, *sulfate de soude*, 8 parties : de + 10 à — 17°.

Neige ou *glace pilée* 1 partie, *sel marin*, 1 partie : de 0° à — 17°.

Neige ou *glace pilée* 3 parties, *potasse* ou *chlorure de calcium hydraté* 4 parties : de 0° à — 28°.

Neige 1 partie, *acide sulfurique*, *étendu* 1 partie : de — 6° à — 51°. (Voir l'art. **ACIDE CARBONIQUE LIQUIDE ET SOLIDE** pour l'obtention de froids plus considérables.)

Quelques sels formés par des acides ou des bases au minimum d'oxydation peuvent absorber l'oxygène : les phosphites, les sulfites pour devenir phosphates et sulfates ; les sels de protoxyde de fer ou d'étain par leur oxyde.

Quand on plonge dans la dissolution d'un sel dont l'oxyde appartient à l'une des quatre dernières sections un métal ayant plus d'affinité pour l'oxygène que celui de la dissolution, ce métal en détermine la précipitation et le remplace dans la dissolution. Ce qu'il y a de remarquable, et que Richter avait parfaitement observé dès 1792, c'est que les quantités de métal précipitant et de métal précipité sont toujours proportionnelles ou équivalentes : de sorte que si le sel de la dissolution est neutre avant la précipitation, le nouveau sel le sera lui-même après :

$$CuO,SO^5 + Fe = FeO,SO^5 + Cu.$$

Si, par exemple, on plonge une lame de zinc dans une dissolution d'acétate de plomb, on obtient une cristallisation très-remarquable qu'on nomme *arbre de Saturne* et qui n'est autrement formée que par du plomb qui s'est précipité sur le zinc. On nomme *arbre de Diane* une cristallisation que l'on obtient en décomposant le nitrate d'argent par le mercure.

L'action de l'acide sur les sels est très-importante à connaître et peut se résumer dans les quatre principes suivants, que l'on doit à Berthollet.

1° *Un acide décompose un sel quand il est plus fixe que celui qui est dans le sel :*

$$KO,CO^2 + SO^5,HO = KO,SO^5 + HO + CO^2 ;$$

2° *Un acide décompose un sel quand il forme avec la base un composé insoluble ou moins soluble que l'acide expulsé :*

$$BaO,AzO^5 + SO^3,HO = BaO,SO^3 + AzO^5,HO;$$

3° *Un acide décompose un sel quand l'acide expulsé est peu ou point soluble, tandis que l'acide expulsant forme avec la base un sel soluble :*

$$KO,SiO^3 + SO^3,HO = KO,SO^3 + SiO^3,HO;$$

4° *Quand l'acide du sel et celui qui réagit sont gazeux et doués d'affinités chimiques faibles et à peu près égales, l'acide qui est en plus grande proportion expulse l'autre :*

$$KO,CO^2 + 2HS = KS + HO + HS + CO^2;$$
$$KS + HO + 2CO^2 = KO,CO^2 + CO^2 + HS.$$

On peut exprimer par les principes suivants l'action des bases sur les sels :

1° *Le sel est décomposé quand la base expulsante est plus fixe que la base du sel :*

$$AzH^3,HCl + KO = KCl + HO + AzH^3;$$

2° *Le sel est décomposé quand la base expulsante peut former avec l'acide du sel un composé peu soluble ou insoluble :*

$$KO,SO^3 + BaO = BaO,SO^3 + KO;$$

3° *Le sel est décomposé quand la base expulsée étant insoluble, la base expulsante est soluble et peut former avec l'acide du sel un composé soluble :*

$$MgO,SO^3 + NaO = NaO,SO^3 + MgO.$$

Enfin on doit à M. Gay-Lussac la connaissance de ce quatrième principe :

4° *Le sel est décomposé lorsque la base expulsante sature mieux les acides que la base expulsée :*

$$CuO,AzO^3 + AgO = AgO,AzO^3 + CuO.$$

C'est encore à Berthollet que l'on doit la connaissance de l'action que les sels exercent les uns sur les autres, et que l'on peut énoncer par les quatre lois suivantes :

1° *En chauffant ensemble deux sels, si par l'échange de leurs acides et de leurs bases, ils peuvent donner naissance à un sel volatil et à un sel fixe, la décomposition est forcée :*

$$AzH^3,HO,SO^3 + CaO,CO^2 = CaO,SO^3 + AzH^3,HO,CO^2;$$

2° *Lorsqu'on mêle deux sels qui peuvent former, par l'échange de leurs bases et de leurs acides, un sel insoluble ou peu soluble, ces sels se décomposent, et le composé le moins soluble se précipite :*

$$KO,SO^3 + BaO,AzO^3 = KO,AzO^3 + BaO,SO^3;$$

3° *Si l'on met un sel soluble en contact avec un sel insoluble, et que par leurs éléments ils puissent former deux sels insolubles, leur décomposition a lieu :*

$$BaCl + PbO,SO^3 = BaO,SO^3 + PbCl ;$$

4° D'après Dulong, *les carbonates solubles décomposent, par la voie humide comme par la voie sèche, tous les sels insolubles dont l'oxyde peut former, avec l'acide carbonique, un sel insoluble :*

$$CaO,SO^3 + KO,CO^2 = KO,SO^3 + CaO,CO^2 ;$$

Enfin les sels peuvent se combiner entre eux et former des sels plus complexes, appelés *sels doubles*, dans lesquels l'un d'eux joue le rôle d'acide et l'autre celui de base. Exemples : l'alun (sulfate d'alumine et de potasse), l'émétique (tartrate d'antimoine et de potasse), etc.

Composition. — La composition des sels est soumise à des lois remarquables. En effet, tous ceux d'un même genre et au même degré de saturation sont formés de telle sorte, que l'oxygène de l'oxyde est à l'oxygène de l'acide dans un rapport simple. Prenons pour exemple les carbonates de plomb et de soude appartenant au genre carbonate :

$$\text{Le carbonate de plomb} = \begin{cases} \text{acide carbonique} = \begin{cases} \text{oxygène. } 200 \\ \text{carbone. } 75 \end{cases} \\ \text{oxyde de plomb} = \begin{cases} \text{oxygène. } 100 \\ \text{plomb... } 1294,50 \end{cases} \end{cases}$$

$$\text{Le carbonate de soude} = \begin{cases} \text{acide carbonique} = \begin{cases} \text{oxygène. } 200 \\ \text{carbone. } 75 \end{cases} \\ \text{oxyde de sodium} = \begin{cases} \text{oxygène. } 100 \\ \text{sodium.. } 287,17 \end{cases} \end{cases}$$

D'où il suit que dans les carbonates neutres, l'oxygène de l'acide est à l'oxygène de la base comme 2 : à 1.

Pareillement, dans les sulfates de plomb et de soude, on a :

$$\text{Sulfate de plomb} = \begin{cases} \text{acide sulfurique} = \begin{cases} \text{oxygène. } 300 \\ \text{soufre... } 200 \end{cases} \\ \text{oxyde de plomb} = \begin{cases} \text{oxygène. } 100 \\ \text{plomb... } 1294,50 \end{cases} \end{cases}$$

$$\text{Sulfate de soude} = \begin{cases} \text{acide sulfurique} = \begin{cases} \text{oxygène. } 300 \\ \text{soufre... } 200 \end{cases} \\ \text{oxyde de sodium} = \begin{cases} \text{oxygène. } 100 \\ \text{sodium.. } 287,17 \end{cases} \end{cases}$$

D'où l'on peut conclure que dans les sulfates neutres, l'oxygène de l'acide est à l'oxygène de la base comme 3 : 1.

Si maintenant l'on remarque que rien n'est changé dans les quantités de base qui constitue les deux genres de sels, on comprendra que deux sels puissent réciproquement échanger leurs acides ou leurs bases sans que leurs rapports soient changés, ou si l'on veut sans que leur état de saturation soit changé : de sorte qu'en mettant deux sels neutres en contact, si ces deux sels se décomposent mutuellement, il doit en résulter deux nouveaux sels également neutres.

On connaît plusieurs procédés pour préparer les sels.

1er *procédé*. Le sel se prépare en combinant directement un acide avec une base, faisant évaporer et cristalliser.

2e *procédé*. En traitant certains carbonates par les acides et agissant comme précédemment.

3e *procédé*. Dans ce procédé, on traite soit à froid, soit à chaud, un métal par un acide.

4e *procédé*. Quand les sels sont insolubles, on emploie la voie des doubles décompositions.

5e *procédé*. Pour les sels basiques, on verse un peu de potasse, de soude ou d'ammoniaque liquide dans la dissolution d'un sel neutre.

Nous allons maintenant passer en revue les caractères des principaux genres de sels.

ART. II. DES BORATES.

Ces sels sont solides, fusibles et vitrifiables par la chaleur, sans décomposition, excepté ceux de la dernière section et celui d'ammoniaque. L'eau dissout les borates alcalins, et leur dissolution est alcaline aux réactifs colorés. Les autres sont peu ou point solubles.

Les acides sulfurique, phosphorique, chlorhydrique, etc., les décomposent en éliminant l'acide borique, qui se dépose en écailles brillantes. Cet acide se dissout dans l'alcool et lui communique la propriété de brûler avec une flamme verte.

Dans les borates neutres, l'oxygène de l'acide est à l'oxygène de la base :: 6 : 1. = MO,BO^6.

Art. III. DES CARBONATES.

Les carbonates de potasse, de soude, de lithine et d'ammoniaque sont seuls solubles dans l'eau ; ceux de chaux de baryte et de magnésie ne s'y dissolvent qu'à la faveur d'un excès d'acide carbonique. La chaleur les décompose tous, excepté ceux de potasse, de soude et de lithine. Tous sont décomposés par la vapeur d'eau.

Le bore, le carbone et le phosphore les décomposent tous, en donnant lieu à des produits faciles à prévoir.

L'action des acides sur les carbonates est caractéristique ; il en résulte en effet une sorte de boursouflement désigné par le nom d'*effervescence*. Dans ce cas, le gaz qui se dégage est incolore, d'une odeur très-légèrement piquante, et ne répand pas de vapeurs blanches dans l'air.

On connaît des *carbonates neutres*, des *sesqui-carbonates* et des *bicarbonates*, dans lesquels les quantités d'acide sont entre elles comme les nombres 1, 1 1/2, 2. Dans les carbonates neutres, l'oxygène de l'acide est à l'oxygène de la base :: 2 : 1. = MO,CO^2.

Art. IV. DES PHOSPHATES.

Les phosphates alcalins sont seuls solubles dans l'eau; les autres ne le sont qu'à la faveur d'un acide.

L'acide phosphorique trihydraté ($PhO^5,3HO$) peut, en se combinant aux bases, former les phosphates suivants :

1° Des phosphates neutres ($PhO^5,2MO,HO$).
2° Des phosphates acides ($PhO^5,MO,2HO$).
3° Des phosphates basiques ($PhO^5,3MO$).

Par la chaleur, ils perdent l'eau qu'ils contiennent, et l'acide passe aux modifications que nous avons fait connaître à l'article **ACIDE PHOSPHORIQUE**. Ainsi le phosphate neutre passe à l'état $PHO^5,2MO$, constituant un pyrophosphate; le phosphate acide devient PhO^5,MO ou métaphosphate, et le phosphate basique, étant anhydre, reste à l'état de phosphate. Les phosphates dont les oxydes sont réductibles sont les seuls que la chaleur décompose.

Les phosphates acides terreux, chauffés avec du charbon, donnent du phosphore; il en est de même des phosphates neutres ou basiques, chauffés fortement avec un mélange de charbon et d'acide borique.

Les phosphates neutres précipitent l'azotate d'argent en jaune; la liqueur surnageante contient de l'acide azotique libre.

Les phosphates basiques précipitent l'azotate d'argent en jaune serin; mais la liqueur surnageante reste neutre.

Chauffés avec un excès de potassium, puis mis en contact avec de l'eau, il se dégage du gaz phosphure d'hydrogène, que l'on peut enflammer : cette propriété est caractéristique.

Art. V. DES SULFATES.

L'acide sulfurique forme, avec les bases, des sulfates neutres, acides et basiques.

Tous sont solubles dans l'eau, excepté ceux de baryte et de plomb; ceux de strontiane et de chaux le sont très-peu. La chaleur les décompose tous, moins les sulfates alcalins et ceux de magnésie et de plomb. Dans cette décomposition il se dégage une partie d'acide sulfurique anhydre, et la base, devenue libre, subit la même modification que si elle était chauffée avec l'oxygène. Ceux de mercure ou d'argent peuvent même se réduire.

Le charbon les décompose, à l'exception des sulfates d'alumine et de magnésie. Dans tous les cas, le sulfate passe à l'état de sulfure, tandis qu'il se dégage de l'acide carbonique ou de l'oxyde de carbone :

$$MO,SO^3 + 2C = MS + 2CO^2.$$

Les sulfates solubles forment avec les solutions, même étendues de sels de baryte, un précipité blanc insoluble dans l'eau et les acides chlorhydrique et azotique.

Dans les sulfates neutres, l'oxygène de l'acide est à celui de la base :: 3 : 4 = MO,SO⁵.

Art. VI. DES HYPOCHLORITES.

Ces sels ont une odeur de chlore et blanchissent les couleurs végétales. Ce sont des oxydants énergiques, qui font passer rapidement le sulfure de plomb à l'état de sulfate : cette action est surtout favorisée par la présence d'un acide. Ils sont peu stables ; aussi l'ébullition dans l'eau ou l'exposition à la lumière les transforme-t-elles en chlorates et en chlorures.

Les hypochlorites de potasse, de soude et de chaux sont les seuls employés.

Dans les sels neutres, l'oxygène de l'acide est à celui de la base :: 1 : 1 = MO,ClO.

Art. VII. DES CHLORATES.

Tous ces sels sont solubles dans l'eau et se décomposent par la chaleur. Ceux des deux premières sections se transforment en oxygène et en chlorure. Les autres perdent leur oxygène et leur chlore, et se convertissent en oxyde ou oxydochlorure. Mis sur les charbons incandescents, ils en activent la combustion : on dit alors qu'ils *fusent*. Oxydants énergiques, ils forment, avec les matières combustibles, résines, charbon, phosphore, soufre, etc., des poudres qui se décomposent si facilement qu'elles fulminent par le choc ou par la chaleur : on les nomme *poudres fulminantes*.

Dans les chlorates neutres l'oxygène de l'acide est à l'oxygène de la base :: 5 : 1 = MO,ClO⁵.

Art. VIII. DES PERCHLORATES.

Ils se comportent avec les corps combustibles comme les précédents. Ils sont plus stables et exigent pour leur décomposition une température plus élevée.

Ils sont tous solubles dans l'eau, et la plupart dans l'alcool. Le perchlorate de potasse est presque insoluble. Cette propriété a fait employer l'acide perchlorique comme réactif de la potasse ou de ses sels.

Dans les perchlorates, l'oxygène de l'acide est à l'oxygène de la base :: 7 : 1 = MO,ClO⁷.

Art. IX. DES AZOTATES.

Les azotates sont tous solubles dans l'eau. Exposés à une forte chaleur, les uns se décomposent d'abord en oxygène et en azotites, ensuite en oxygène, en bi-oxyde d'azote ou azote et en base : d'autres donnent de l'oxygène, de l'acide hypo-azotique ou de l'acide azotique hydraté, et passent à l'état d'oxydes quelquefois plus oxydés. Quelques-uns enfin donnent les mêmes produits et laissent le métal pour résidu. Jetés sur les charbons ardents, ils fusent comme les chlorates. Presque tous les métalloïdes les décomposent, en s'emparant de l'oxygène de l'acide. L'acide sulfurique concentré en dégage des vapeurs blanches d'acide azotique, et l'acide chlorhydrique, chauffé avec les azotates, les décompose en partie et forme de l'*eau régale*.

Traités par de la tournure de cuivre et de l'acide sulfurique, ils dégagent du bi-oxyde d'azote, qui forme à l'air des vapeurs rutilantes.

On ne connaît pas d'azotate acide; mais il existe des azotates basiques qui contiennent 2, 3 et 6 fois plus de base que les azotates neutres. Dans ces derniers, l'oxygène de l'acide est à l'oxygène de la base :: 5 : 1 = MO,AzO^5.

CHAPITRE X.

Dans ce chapitre nous ferons l'étude des métaux les plus usités, de leurs oxydes et de leurs sels.

Art. 1ᵉʳ. DES MÉTAUX DE LA PREMIÈRE SECTION.

Cette section comprend six métaux : le *potassium*, le *sodium*, le *lithium*, le *baryum*, le *strontium* et le *calcium*.

DU POTASSIUM.

K = 489,30.

Le potassium est solide, d'un éclat métallique qui ressemble dans sa cassure récente à de l'argent mat, mais qui se ternit promptement à l'air. Il est mou comme de la cire et peut se couper au couteau. Sa densité = 0,865. Il fond à 58° et se volatilise à une chaleur plus élevée, en donnant une vapeur verte caractéristique.

Très-avide d'oxygène, pour le conserver on est obligé de le plonger dans une huile hydrogénée; l'huile de naphte est particulièrement employée à cet effet. La combinaison du potassium et de l'oxygène se fait à la température ordinaire : si on le chauffe dans un excès d'oxygène, il peut passer à un degré plus élevé d'oxydation et former un peroxyde de potassium (KO^3).

Mis en contact avec l'eau, il la décompose en s'emparant de son oxygène et dégageant son hydrogène.

On obtient le potassium en chauffant fortement un mélange de potasse de fer et de charbon. Ces corps s'emparent de l'oxygène de la potasse, et le potassium mis à nu se volatilise.

On peut encore l'obtenir en décomposant la potasse par la pile; mais ce procédé n'en donne que de faibles quantités.

Oxydes de potassium. — On connaît un protoxyde et un peroxyde de ce métal. Ce dernier est inusité.

Protoxyde de potassium (KO). — C'est Davy qui fit connaître la composition de ce corps, que l'on considérait comme simple et qui était connu sous les noms de *potasse, sel de tartre, alcali végétal*, etc.

La potasse est blanche, très-caustique, plus dense que le potassium et verdissant le sirop de violettes. Elle fond à la chaleur rouge. Exposée à l'air elle en attire l'humidité et l'acide carbonique, et tombe en déliquescence. On ne l'emploie qu'à l'état d'*hydrate* (KO,HO), que l'on connaît encore sous les noms de *pierre à cautère, potasse caustique, potasse à l'alcool.* Exposé à une chaleur rouge, cet hydrate peut, dit-on, se volatiliser; d'ailleurs il peut absorber l'oxygène et se transformer en peroxyde de potassium. C'est en le décomposant par la pile que Davy a reconnu qu'il était formé d'oxygène et de potassium.

On trouve la potasse dans les cendres des végétaux unie aux acides carbonique, chlorhydrique, sulfurique, etc.; à l'état de nitrate dans les matériaux salpêtrés.

Pour préparer cet hydrate, on dissout dans l'eau du carbonate de potasse, et on le traite par de la chaux vive, qui forme avec l'acide carbonique un carbonate de chaux insoluble :

$$KO,CO^2 + CaO = CaO,CO^2 + KO.$$

La potasse, devenue libre dans la liqueur, s'obtient par l'évaporation à siccité : c'est la *pierre à cautère.* Elle contient des sels étrangers dont on peut la priver en la traitant par l'alcool concentré, qui ne dissout que la potasse pure; en évaporant à siccité, on a la *potasse à l'alcool.*

Dans les arts, cette potasse caustique entre dans la composition du savon mou, de l'alun, du salpêtre, du verre, etc. En chimie elle sert comme réactif.

L'hydrate de potasse est un violent caustique qui décompose rapidement les parties avec lesquelles il est en contact, et forme une escharre molle, grisâtre, qui se détache lentement. C'est pour cette raison qu'il sert pour établir les *cautères.* Il sert souvent pour ouvrir les abcès froids ou accompagnés d'induration des parties voisines, et pour cautériser les plaies envenimées ou de mauvais caractère. A l'intérieur, il est un poison corrosif; mais en dissolution étendue, il est diurétique et lithontriptique. On l'a employé contre les scrofules, la lèpre; mais son usage fatigue l'estomac et détermine l'anorexie.

Sulfure de potassium. On connaît cinq combinaisons de soufre et de potassium : KS, KS², KS³, KS4, KS5; mais les tri et quintisulfures étant seuls employés, nous passerons les autres sous silence.

Trisulfure de potassium (KS³). (Sulfure de potasse sec, foie de soufre). Solide, cassant, brun-rougeâtre, d'une saveur âcre, très-caustique, inodore quand il est bien sec, mais d'une odeur d'œufs pourris quand il subit l'action de l'air humide.

On l'obtient en chauffant 1 partie de soufre et 2 parties de carbonate de potasse :

$$4(KO,CO^2) + 10S = KO,SO^3 + 4CO^2 + 3KS^3.$$

C'est donc un mélange de 1 équivalent de sulfate de potasse et de 3 équivalents de trisulfure de potassium.

Quintisulfure de potassium (KS⁵). Ce sulfure se prépare en chauffant ensemble 1 partie de fleur de soufre et 3 parties de potasse caustique liquide :

$$8KO + 36S = 6KS^5 + 6SO^2,KO.$$

Ce dernier terme d'équation 6SO,2KO constitue un hyposulfite remarquable en cela que l'oxygène de l'oxyde est le tiers de l'oxygène de l'acide, ce qui n'est pas la loi ordinaire de la composition de ce genre de sels.

Usages. — Ce sont des poisons énergiques, qui exigent dans leur administration les plus grandes précautions. À petite dose, ils sont stimulants; mais ils paraissent avoir une action spéciale sur les organes de la circulation, les poumons et la peau. On les a employés dans les toux chroniques, les coqueluches, le croup, les cancers, etc. À l'extérieur, ils sont employés dans les maladies de la peau, les rhumatismes chroniques, les affections scrofuleuses, etc.

Iodure de potassium. Il paraît exister, d'après M. Baup, trois iodures de potassium : KI, KI², KI³.

Proto-iodure (KI). Blanc, inodore, âcre, cristallisant en cube, fusible au rouge et volatil à une plus haute chaleur, très-soluble dans l'eau et un peu déliquescent. L'alcool en dissout un cinquième de son poids. Il dissout facilement l'iode et forme des dissolutions brunes qui seraient, selon Baup, des combinaisons définies.

On le prépare en décomposant l'iodure de fer par le carbonate de potasse :

$$FeI + KO,CO^2 = FeO,CO^2 + KI.$$

On filtre, et on évapore à siccité.

Il est employé en médecine dans les mêmes circonstances que l'iode ; seulement son action étant moins grande, il est moins dangereux à administrer : aussi est-il généralement plus employé. En chimie, il sert comme réactif.

Brômure de potassium. Analogue au précédent pour les propriétés chimiques et physiques, on peut le distinguer en le traitant par l'acide sulfurique concentré, qui n'en dégage pas de vapeurs violettes. Il paraît agir sur l'économie comme l'iodure de potassium ; aussi l'a-t-on préconisé dans ces derniers temps dans les cas où l'iodure est indiqué.

On le prépare en traitant l'éther brômé par la potasse :

$$6KO + 6Br = KO,BrO^5 + 5KBr.$$

Cyanure de potassium (KCy). Blanc, inodore, répandant à l'air des vapeurs d'acide cyanhydrique, d'une saveur âcre, alcaline, amère, très-soluble dans l'eau, et se transformant par la chaleur et l'eau en ammoniaque, acide cyanhydrique, cyanure de potassium, potasse, formiate et carbonate de potasse. Il est soluble dans l'alcool; il est décomposé par tous les acides, même par l'acide carbonique. Voilà pourquoi il répand à l'air les vapeurs d'acide cyanhydrique. On peut l'obtenir en combinant directement le cyanogène avec le potassium; mais il vaut mieux chauffer au rouge le cyanure double de potassium et de fer (prussiate jaune de potasse). Le cyanure de fer seul se décompose en passant à l'état de quadricarbure insoluble. Le cyanure de potassium est ensuite séparé par dissolution dans très-peu d'eau froide et évaporation dans le vide.

Ce sel est employé dans la galvanoplastie, et en médecine dans les cas où l'acide cyanhydrique est prescrit. (Voyez **ACIDE CYANHYDRIQUE**.)

Sels de potasse.

Les sels de potasse sont tous solubles dans l'eau et ne sont pas précipités par les carbonates de potasse, de soude et d'ammoniaque. La chaux n'en dégage pas d'ammoniaque. Le chlorure de platine les précipite en jaune serin; l'acide perchlorique y forme un précipité blanc; enfin ils se troublent par le sulfate d'alumine et forment un dépôt cristallin d'alun.

Carbonate (KO,CO^2). Blanc, âcre, caustique, déliquescent, cristallisant difficilement en lames, verdissant le sirop de violettes, fusible un peu au-dessus de la chaleur rouge et décomposable par la vapeur d'eau.

Mélangé avec des quantités variables de sulfate de potasse, de chlorure de potassium, d'alumine, de chaux, de silice, d'oxydes de fer et de manganèse, il constitue les différentes potasses du commerce connues sous les noms de potasse d'*Amérique*, de *Russie*, de *Trèves*, de *Dantzick*, des *Vosges*. On les obtient en brûlant les bois, lessivant la cendre qui en résulte et évaporant à siccité. Le résidu nommé *salin* est ensuite calciné pour détruire les matières combustibles qu'il pourrait retenir.

Pour obtenir le carbonate à peu près pur, on projette dans une bassine de fonte chauffée au rouge un mélange de bitartrate de potasse et d'azotate de potasse. Les acides azotique et tartrique sont décomposés et remplacés par de l'acide carbonique qui prend naissance et qui se combine à la potasse provenant des deux sels.

A haute dose c'est un poison corrosif. Il est peu employé à l'intérieur; mais à l'extérieur il sert à faire des *pédiluves alcalins*. Dans les arts, il sert à faire le verre, l'alun, le salpêtre, les lessives, etc.

Bicarbonate ($KO,2CO^2$). Blanc, cristallisant en prismes, inodore, d'une saveur alcaline faible, verdissant le sirop de violettes, soluble dans quatre fois son poids d'eau. La dissolution chauffée, il se transforme en sesqui-carbonate et acide carbonique qui se dégage.

On le prépare en faisant passer un courant d'acide carbonique dans une solution de carbonate de potasse marquant 25° à l'aréomètre; à mesure que le bicarbonate moins soluble se forme, il se précipite sous forme de cristaux volumineux.

Il possède les mêmes propriétés que le bicarbonate de soude, que l'on préfère.

Hypochlorite (KO,ClO). Ce sel, en dissolution, constitue l'*eau de Javelle*. On l'emploie souvent pour enlever les taches de fruits, etc., sur le linge. Il s'obtient en faisant arriver un courant de chlore dans une faible dissolution de carbonate de potasse :

$$4KO,CO^2 + 2Cl = 2(KO,2CO^2) + KCl + KO,ClO ;$$

d'où il suit que ce sel est un mélange d'hypochlorite, de bicarbonate de potasse et de chlorure de potassium, auxquels vient souvent s'ajouter des quantités variables de chlorate de potasse.

Sulfate neutre (KO,SO^3). Blanc, un peu amer, cristallisant en prismes à 6 ou 4 pans, inaltérable à l'air, décrépitant au feu par l'eau d'interposition qu'il contient; il fond au-dessus du rouge cerise. Capable de former avec l'acide sulfurique un bisulfate ($KO,2SO^3$).

On peut le préparer directement; mais il vaut mieux l'obtenir en chauffant au rouge le résidu de la décomposition du nitre par l'acide sulfurique.

On l'emploie dans les arts pour faire l'alun, et en médecine pour purger doucement.

Chlorate (KO,ClO^5). En lames blanches, fragiles, brillantes, inaltérables à l'air, d'une saveur fraîche un peu acerbe, fusible à la chaleur rouge. On l'obtient en faisant passer un courant de chlore dans une dissolution de potasse caustique :

$$6KO + 6Cl = 5KCl + KO,ClO^5.$$

Il se précipite en écailles brillantes, qu'il faut laver.

Il est employé dans les arts pour faire les allumettes oxygénées. En médecine on l'a conseillé dans le scorbut, les dartres et les maladies vénériennes.

Azotate (KO,AzO^5) (sel de nitre, salpêtre, nitre). Blanc, en cristaux prismatiques transparents et cannelés, ne contenant pas d'eau de cristallisation, d'une saveur fraîche et piquante, et inaltérable à l'air. Il fond à 350° et constitue après le refroidissement le *cristal minéral* ou *sel de Prunelle*. Mêlé avec le tiers de son poids de soufre et les deux tiers de son poids de potasse, on obtient une poudre qui fulmine avec énergie. Porphyrisé par des méthodes particulières avec du soufre et du charbon, on obtient la poudre à canon.

Ce sel se trouve souvent à la surface des murs humides, particulièrement ceux exposés aux émanations animales, tels que les bergeries, les écuries, etc.

Pour préparer ce sel, on prend les terres qui le contiennent, et on les térieur, comme fondant diurétique et comme sédatif; à l'extérieur, comme détersif, etc.

Carbonate (NaO,CO² + 10HO). Blanc, âcre, un peu caustique, cristallisant en prismes rhomboïdaux, s'effleurissant à l'air. Exposé au feu, il subit la fusion aqueuse, puis la fusion ignée, et ne se décompose que par la vapeur d'eau. Il est très-soluble dans l'eau. Il contient 10 équivalents d'eau de cristallisation.

Mêlé à des quantités variables de sulfate de soude, de sulfure de sodium, de sel marin, de carbonate de chaux, d'alumine, de silice, de charbon, d'oxyde de fer, etc., il constitue les soudes du *commerce naturelle* et *artificielle*.

Les premières proviennent de la combustion des plantes marines. Cette combustion, faite dans des fossés et entretenue plusieurs jours, donne pour résidu une masse noire, vitrifiée, compacte, qui constitue les soudes d'*Alicante*, de *Narbonne*, de *Blanquette* ou d'*Aiques-Mortes*, de *Wareck* ou *de Normandie*, selon le pays où elle est fabriquée.

La soude artificielle se prépare en chauffant au rouge cerise, dans un vaste fourneau à réverbère, 100 parties de sulfate de soude sec, 100 parties de craie et 55 parties de charbon. Et quand la masse est fondue, on la brasse avec un ringard jusqu'à ce qu'elle ne dégage plus de gaz. Alors on la laisse refroidir. Le charbon et le sulfate de soude forment de l'acide carbonique, de l'oxyde de carbone et du sulfure de sodium : celui-ci réagit sur la craie pour former du carbonate de soude et du sulfure de calcium qui, en s'unissant à un peu de chaux provenant de la craie, constitue un oxysulfure de calcium sur lequel l'eau froide est sans action. Comme elle contient toujours une certaine quantité de soude caustique, on l'expose quelque temps à l'air humide pour la carbonater, puis on la traite à l'eau froide, pour ne pas attaquer l'oxysulfure de calcium. On filtre, on évapore et l'on fait cristalliser.

Quoiqu'un peu moins caustique que le carbonate de potasse, pour l'usage interne on lui préfère cependant le bicarbonate de soude. A l'extérieur, il est très-utile pour combattre les dartres rebelles, les engorgements scrofuleux et plusieurs autres maladies de la peau. Dans les arts, toutes ces soudes sont employées pour faire le verre, le savon, les lessives, etc.

Bicarbonate (NaO,2CO²). Blanc, inaltérable à l'air, cristallisable en prismes, mais ordinairement en masses opaques formées de petits cristaux transparents, se transformant par l'eau bouillante en sesqui-carbonate. Il verdit le sirop de violettes et possède une saveur légèrement alcaline.

On l'obtient en laissant des cristaux de carbonate de soude en contact avec un excès d'acide carbonique dans un appareil particulier où s'exerce une forte pression.

On l'emploie en médecine toutes les fois qu'il est utile d'administrer des matières alcalines. Il est absorbé et pénètre dans le sang, et peut en modifier ses propriétés d'une manière très-utile, son action étant rapide et énergique. Pour ces raisons il a été conseillé dans les cas de choléra asiatique et dans les cas d'empoisonnements par les acides (Bouchardat). Éliminé du sang par les organes sécrétoires, on le retrouve bientôt dans les urines et dans le lait. Il est très-fréquemment employé pour faciliter la digestion et rétablir les fonctions de l'estomac, quand surtout elles sont troublées par la formation d'une trop grande quantité d'acide ; enfin on l'a vanté dans les hydropisies passives, les scrofules, les engorgements viscéraux.

Phosphate (2NaO,PhO⁵,HO). Blanc, d'une saveur douce, verdissant le sirop de violettes, efflorescent, cristallisant en prismes obliques rhomboïdaux. Soluble dans l'eau, plus à chaud qu'à froid. Au feu, il éprouve la fusion aqueuse, puis la fusion ignée, et donne alors un verre transparent de pyrophosphate.

On le prépare en décomposant le phosphate acide de chaux par le carbonate de soude, filtrant et évaporant.

On l'emploie comme un purgatif très-doux.

Sulfate (NaO,SO³,10HO). Ce sel, connu sous les noms de *sel de Glaubert*, *sel admirable*, *soude vitriolée*, est incolore, amer, cristallisant en prismes allongés, transparents, facilement efflorescents à l'air ; fusible, très-soluble dans l'eau, et, ce qu'il y a de remarquable, plus soluble à 33° qu'à 100°.

Il se trouve dans les cendres des plantes marines, dans certaines eaux de sources, etc. On le prépare en grand pour la fabrication de la soude artificielle en décomposant le chlorure de sodium par l'acide sulfurique. On pourrait encore l'obtenir par le premier procédé. (Voir GÉNÉRALITÉS SUR LES SELS.)

Hypochlorite (NaO,ClO). Employé à l'état liquide, ce sel possède les mêmes propriétés que celui de potasse et s'obtient par le même procédé, en remplaçant la dissolution de potasse par une de soude : la théorie est absolument la même. On le connaît sous le nom de *chlorure de soude*.

Usages. — C'est le chlorure employé en médecine, particulièrement à l'extérieur, dans les cas de charbon, de pourriture d'hôpital, d'ulcères vénériens dégénérés ou de plaies gangréneuses. Son action sur les tissus est stimulante ; il peut même être absorbé et être alors irritant. Aussi son application sur les parties dénudées demande-t-elle beaucoup d'attention. On l'a vanté contre la teigne faveuse, les engelures, les ulcères ordinaires, la gale et plusieurs dartres rebelles. Enfin on s'en est servi pour combattre l'asphyxie produite par le gaz des fosses d'aisances. À l'intérieur, on le prescrit quelquefois dans les fièvres typhoïdes accompagnées d'haleine infecte.

Arséniate (2NaO,AsO⁵,HO). Blanc, cristallisant en prismes hexagones réguliers, très-soluble dans l'eau, plus à chaud qu'à froid, contenant des quantités d'eau variables, comme le phosphate de soude. On le prépare en calcinant 100 parties de nitrate de soude et 116 parties d'acide arsénieux; on dissout le produit dans l'eau, on y ajoute un petit excès de carbonate de soude et on évapore.

On l'emploie dans les cas où l'acide arsénieux est prescrit. Dissous dans l'eau distillée (5 centigr. dans 30 grammes), il constitue la *liqueur de Pearson*

LITHIUM, BARYUM, STRONTIUM, CALCIUM.

Ces quatre métaux ont des propriétés analogues; ils sont inusités. On les obtient en les décomposant par la pile. Nous allons dire un mot des oxydes et des sels les plus usités de ces métaux.

Protoxyde de baryum (baryte). Blanche, caustique, verdissant le sirop de violettes, ne fondant qu'au chalumeau de gaz hydrogène et oxygène, d'une densité de 4. Il se combine, par la chaleur, avec l'oxygène, et forme le *bi-oxyde de baryum*. Exposé à l'air, il en absorbe l'humidité et l'acide carbonique. Sa formule = BaO.

On l'obtient en décomposant par la chaleur le nitrate de baryte. L'acide se dégage décomposé en oxygène, azote et acide hypo-azotique.

Il est usité en chimie comme réactif.

Chlorure (BaCl). Blanc, âcre, cristallisant en prismes à 4 pans, soluble dans 4 fois son poids d'eau. La dissolution précipite par l'acide sulfurique ou les sulfates. On l'obtient en décomposant le sulfate de baryte par la chaleur et le charbon : il se forme du sulfure de baryum et des gaz oxyde de carbone et carbonique. On traite par l'eau la masse divisée, et on y ajoute de l'acide chlorhydrique jusqu'à légère réaction acide. Il se dégage de l'acide sulfhydrique, et du chlorure de baryum reste en dissolution dans la liqueur : on la filtre, et on l'évapore pour obtenir le sel.

Ce sel pris à haute dose est un violent poison. Son action sur l'économie pourrait le faire rapprocher des poisons narcotiques. A petite dose, on l'a employé dans les maladies scrofuleuses, les engorgements des viscères, les tumeurs blanches, les affections squirrheuses, l'hydropisie, etc.; mais on ne l'emploie plus guère que dans les cas de tumeurs blanches et autres affections scrofuleuses. En chimie, il est employé comme réactif des sulfates et de l'acide sulfurique.

Sels de baryte.

Les sels solubles dans l'eau précipitent en blanc par les carbonates de potasse, de soude et d'ammoniaque. L'acide sulfurique ou les sulfates forment, dans leurs dissolutions, un précipité insoluble dans l'acide nitrique. Le sulfate de baryte formé, chauffé avec du charbon, puis traité par un acide, donne lieu à un dégagement de gaz sulfhydrique.

Azotate (BaO,AzO⁵). Âcre, inaltérable à l'air, cristallisant en octaèdres,

qui ne contiennent pas d'eau de cristallisation; très-soluble dans l'eau
et à peine soluble dans l'acide azotique. Une partie de ce sel dans 20,000
parties d'eau est tout à coup accusée par une goutte d'acide sulfurique
ou d'un sulfate dissous.

On l'obtient de la même manière que le chlorure, en remplaçant l'a-
cide chlorhydrique par l'acide azotique.

Il est usité comme réactif de la même manière que le chlorure.

Protoxyde de calcium (CaO). Plus connu sous le nom de *chaux*, *chaux
vive* ou *caustique*, il est blanc, caustique, cristallisable en hexaèdres, verdissant le sirop de violettes, inaltérable à la chaleur, d'une densité de 2,
3. Mis en contact avec l'air humide il en attire l'humidité, et l'acide carbonique, se gonfle, se fendille et se délite. L'eau, versée goutte à goutte
sur cet oxyde, est absorbée et solidifiée avec dégagement de calorique.
L'eau en dissout la 700e partie de son poids et constitue l'*eau de chaux*,
que l'on emploie en médecine et dans les arts pour gonfler les peaux,
ainsi que dans la fabrication du sucre. Il est remarquable que la chaux
est moins soluble à chaud qu'à froid. La dissolution n'est pas troublée
par l'acide sulfurique, mais, au contraire, elle l'est par l'acide oxalique.

On ne le trouve jamais libre dans la nature; on le trouve au contraire abondamment à l'état de carbonate, de phosphate, de sulfate, etc.
On l'obtient en calcinant dans des fours le carbonate de chaux, jusqu'à
ce qu'il ne fasse plus effervescence avec les acides.

Tout le monde connaît l'usage que l'on fait de la chaux dans les arts.
En médecine, elle est employée à l'intérieur ou à l'extérieur. A l'intérieur, elle peut agir comme les poisons irritants; mais, en dissolution
étendue, elle est astringente et anti-acide. On l'a conseillée dans les
diarrhées, les leucorrhées chroniques, dans certaines dyspepsies, dans
le diabète et dans quelques maladies de poumons. On l'a recommandée
pour dissoudre les graviers ou les calculs d'acide urique. A l'extérieur,
on se sert de la dissolution en injections ou en lotions pour déterger
certains ulcères dans certaines maladies de la peau, les écoulements
muqueux atoniques, et à l'état de *savon calcaire* contre les brûlures.

Chlorure de calcium (CaCl). Blanc, âcre et amer, très-piquant, très-
avide d'eau, ce qui le rend utile pour dessécher les gaz. Exposé au feu,
il éprouve la fusion ignée, et refroidi et frotté, il devient lumineux à
l'obscurité, ce qui lui a valu le nom de *phosphore de Homberg*.

On l'obtient en saturant l'acide chlorhydrique par le carbonate de
chaux, évaporant et calcinant dans un creuset.

Il n'est pas vénéneux; à l'intérieur, il exerce une action stimulante
sur toute l'économie; à hautes doses, il est purgatif. Il a été employé
comme fondant dans les affections scrofuleuses, les engorgements des
glandes lymphatiques. Il est actuellement peu usité.

Sels de chaux.

Les sels de chaux solubles sont caractérisés de la manière suivante :

ils sont précipités en blanc par les carbonates de potasse, de soude et d'ammoniaque, et surtout par l'acide oxalique et l'oxalate d'ammoniaque ; l'oxalate qui en résulte est complètement insoluble.

Carbonate (CaO,CO^2). Blanc, inodore, sans saveur, cristallisant sous des formes très-variées, mais se rapportant toutes à un rhomboèdre ; insoluble dans l'eau, mais s'y dissolvant à l'aide d'un excès d'acide carbonique ; décomposable par le feu et donnant de la chaux vive.

Très-abondant dans la nature, il constitue le marbre, la craie, l'albâtre, etc. ; à l'état de pureté, il forme le marbre blanc ; mais le plus souvent il est coloré par des oxydes métalliques.

Il sert à faire la chaux à bâtir. La craie ou le marbre blanc sont employés pour obtenir l'acide carbonique ; à l'état de marbre, il sert à faire des statues, des colonnes, des vases, etc. ; en médecine, il est employé comme absorbant.

Phosphates. On connaît plusieurs phosphates de chaux, dont deux seulement sont usités ; nous allons en parler très-brièvement.

Phosphate basique de chaux $(8CaO,3PhO^5)$. C'est celui qui forme la presque totalité des os. On l'obtient par la calcination à l'air libre des os jusqu'à ce qu'ils soient parfaitement blancs. Alors on les pulvérise, on les porphyrise, on les lave, et on les fait sécher en trochisques.

Il est employé en médecine comme absorbant et dans les diarrhées chroniques. Il sert à faire le biphosphate de chaux.

Biphosphate. On l'obtient en délayant dans l'eau la poudre d'os calcinés et les traitant par l'acide sulfurique, qui forme du sulfate de chaux et met l'acide phosphorique à nu. Celui-ci se combine à une portion du phosphate non décomposé, et forme le biphosphate acide très-soluble, que l'on décante et que l'on évapore en consistance sirupeuse. Par le refroidissement, il se dépose des petites lames micacées peu solides de biphosphate de chaux. Il sert à la préparation du phosphore.

Sous-hypochlorite. En poudre blanche, d'une odeur de chlore. C'est un mélange de 1 équivalent de chlorure de calcium, 1 équivalent d'hypochlorite tribasique de chaux et 4 équivalents d'eau. Traité par l'eau, il est décomposé : 2 équivalents de chaux hydratée se déposent, et il se dissout 1 équivalent de chlorure de calcium et 1 équivalent d'*hypochlorite de chaux neutre.* La dissolution constitue le chlorure *de chaux liquide.*

On obtient ce sel en faisant arriver un courant de chlore gazeux sur de la chaux hydratée et en poudre, jusqu'à saturation complète. La théorie est la même que celle des hypochlorites de soude et de potasse ; ses usages sont les mêmes. On l'a conseillé pour désinfecter l'haleine.

Art. II. DES MÉTAUX DE LA DEUXIÈME SECTION.

Cette section comprend quinze métaux, qui sont : le *glucinium*, l'*aluminium*, le *magnésium*, le *zirconium*, le *thorium*, l'*yttrium*, le *cérium*, le *lanthane*, le *didyme*, le *manganèse*, l'*uranium*, le *pélopium*, le *niobium*, l'*erbium* et le *terbium*. Parmi ces métaux, trois seulement doivent nous occuper, ce sont : l'*aluminium*, le *magnésium* et le *manganèse*.

DE L'ALUMINIUM.

$$Al = 170,90.$$

Ce métal a été obtenu pour la première fois par M. Woehler en chauffant le chlorure d'aluminium avec du potassium. Il est complètement inusité.

Oxyde (Al^2O^3). Cet oxyde, appelé aussi *alumine*, est blanc, pulvérulent, doux au toucher, happant à la langue, infusible, sans action sur l'air et l'oxygène, insoluble dans l'eau, mais formant pâte avec elle. Exposé au feu, il se durcit et diminue de volume ; il se combine aux acides comme base et aux bases énergiques comme acide pour former des *aluminates*.

On le trouve rarement à l'état de pureté dans le saphir et le corindon des minéralogistes ; mêlé à des matières étrangères, il constitue les argiles. On peut se le procurer en précipitant par l'ammoniaque une dissolution d'alun.

Sels d'alumine.

Ils ont tous une saveur styptique, astringente ; ils donnent par la potasse un précipité blanc qui se redissout dans un excès d'alcali ; au contraire, un excès d'ammoniaque ne redissout pas le précipité qu'elle forme. Les protosulfures alcalins les précipitent en blanc, avec dégagement de gaz sulfhydrique ; ils sont précipités à l'état d'alun par les sulfates de potasse et d'ammoniaque, pourvu que les dissolutions soient concentrées. Enfin, quand on les chauffe fortement avec l'azotate de cobalt, ils acquièrent une belle couleur bleue.

Sulfate neutre ($Al^2O^3,3SO^3,18HO$). Blanc, très-styptique, très-soluble dans l'eau, ne cristallise que difficilement en houppes ou en lames nacrées, rougissant la teinture de tournesol. Ce sel n'est usité qu'en combinaison avec le sulfate de potasse, et constituant l'alun.

Sulfate d'alumine et de potasse ou *d'ammoniaque*. — Ce sel, très-connu sous le nom d'*alun*, est un sulfate double, tantôt d'alumine et de potasse, tantôt d'alumine et d'ammoniaque.

Le sulfate d'alumine et de potasse est incolore, astringent, soluble dans moins de son poids d'eau bouillante, mais moins soluble à froid. Il peut affecter diverses formes ; ainsi quelquefois il cristallise en octaèdres transparents et un peu efflorescents, d'autrefois en cubes, ce qui lui a valu le nom d'*alun cubique*. Exposé à un peu plus de 100°, il fond dans son eau de cristallisation et donne une masse connue sous le nom d'*alun de roche*. A une température plus élevée, il perd son eau de cristallisation, devient opaque et constitue l'*alun calciné*, matière assez corrosive. Chauffé encore davantage, il se décompose, dégage de l'oxygène et de l'acide sulfureux, et laisse un résidu formé d'alumine et de sulfate de potasse. Enfin, si la température est plus élevée, l'alumine réagit sur le sulfate de potasse, comme un acide fixe chasse l'acide sulfurique et forme un *aluminate de potasse*. Lorsque l'on verse dans une dissolution bouillante d'alun, de la potasse, de la soude ou de l'ammoniaque, il se forme un précipité de sous-sulfate double, analogue à celui que l'on trouve dans la nature. Calciné avec du charbon, il produit un composé de sulfure de potassium, d'alumine et de charbon inflammable à l'air, et que, pour cette raison, on a nommé *pyrophore*.

L'alun à base d'ammoniaque ressemble beaucoup au précédent : on l'en distingue au moyen de la potasse ou de la soude, qui en dégage de l'ammoniaque, caractérisée par son odeur. En le calcinant fortement, il ne reste que de l'alumine pour résidu.

L'alun n'existe guère tout formé qu'en dissolution dans quelques eaux minérales et aux environs des volcans. On le prépare en lessivant les efflorescences alumineuses qui se forment aux environs des volcans, évaporant les liqueurs et les faisant cristalliser, ou en calcinant des argiles, les traitant par de l'acide sulfurique, y ajoutant du sulfate de potasse ou d'ammoniaque et faisant cristalliser.

Usages. — On l'emploie comme mordant dans la teinture, pour fabriquer plusieurs laques, pour durcir le suif, pour préserver les peaux des attaques des insectes, pour conserver les pièces d'anatomie, etc. L'alun est un astringent très-énergique; aussi est-il souvent employé en médecine. A l'intérieur, à doses élevées, il peut donner lieu à des coliques, à des nausées et des vomissements. On l'administre dans les hémorrhagies utérines ou autres non accompagnées d'inflammation, dans les écoulements atoniques, blennorrhée, leucorrhée et certaines diarrhées séreuses. Enfin on l'a conseillé dans la colique de plomb et toutes les fois que les astringents puissants sont utiles.

DU MAGNÉSIUM.

$$Mg = 158,14.$$

Obtenu pour la première fois par M. Bussy, ce métal est solide, blanc d'argent, dur, brillant, assez malléable pour être forgé, plus dense que l'eau. Il fond au même degré de chaleur que l'argent; il n'est pas volatil; il s'unit avec l'oxygène pour former un seul oxyde, mais la combinaison n'a lieu qu'à une température élevée.

Oxyde de magnésium (MgO). (Magnésie). — Cet oxyde est blanc, doux au toucher, verdissant le sirop de violettes, infusible, inaltérable à l'air ou dans l'oxygène. Cependant il absorbe, mais très-lentement, l'acide carbonique de l'air. Sa densité = 2,3. Il est insoluble dans l'eau; mais il peut s'y combiner et former un *hydrate* décomposable par la chaleur et moins irritant, selon M. Bouchardat, que la magnésie anhydre. La magnésie ne se trouve que combinée avec certains acides ou à l'état d'hydrate. Pour l'obtenir, on calcine au rouge, pendant six heures, du carbonate de magnésie. Par la chaleur, l'acide carbonique se dégage, et il ne reste que l'oxyde de magnésium. On le connaît plus particulièrement sous le nom de *magnésie calcinée*.

Administrée à haute dose, cette magnésie purge doucement; mais à dose plus faible, elle est absorbante et est employée contre les aigreurs d'estomac. On l'a employée utilement dans la gravelle formée par l'acide urique et dans les cas d'empoisonnement par les acides.

Sels de magnésie.

Ces sels sont précipités par la potasse et par la soude, ainsi que par leurs carbonates, dont un excès ne redissout pas le précipité; ils ne le sont pas par le carbonate d'ammoniaque et les bicarbonates de soude et de potasse, à moins qu'on ne les chauffe. Les sulfures alcalins et l'oxalate d'ammoniaque ne les troublent pas. L'ammoniaque ne les décompose qu'incomplètement, en formant avec eux un sel double ammoniaco-magnésien.

Carbonates. La magnésie forme, avec l'acide carbonique, trois combinaisons définies : un carbonate neutre (MgO,CO^2), un bicarbonate et un carbonate basique.

Carbonate basique (magnésie blanche) $3(MgO,CO^2,HO) + (MgO,HO)$.
Ce sel se présente sous forme de masses blanches: insipide, très-léger, doux au toucher, inaltérable à l'air, insoluble dans l'eau, soluble avec effervescence dans les acides sulfurique, nitrique, chlorhydrique, etc. On l'obtient très-légère et très-blanche en décomposant une dissolution bouillante de sulfate de magnésie par une dissolution de carbonate de potasse également bouillante.

On l'emploie dans les cas où la magnésie calcinée est indiquée ; mais par l'acide carbonique qu'elle contient et que les acides de l'estomac dégagent, elle peut être utile dans quelques affections gastro-intestinales. Le plus souvent elle est employée comme absorbante.

Sulfate ($MgO,SO^3 + 7HO$). Connu sous les noms de *sel d'Epsom*, de *Sedlitz*, d'*Angleterre*, etc. Ce sel est blanc, très-amer, inodore, efflorescent, contenant de l'eau de cristallisation et cristallisant en prismes quadrangulaires. Au feu, il n'éprouve que la fusion ignée. Il est complètement décomposable par la potasse et la soude.

On le trouve dans les eaux de quelques fontaines, de la mer, etc. On le retire de ces eaux en les évaporant et les faisant cristalliser, ou en traitant certaines matières riches en magnésie, ou la magnésie elle-même, par l'acide sulfurique, filtrant, évaporant et faisant cristalliser.

C'est un purgatif doux qui s'emploie aux mêmes doses et dans les mêmes circonstances que le sulfate de soude ; il est la base des eaux de Sedlitz.

DU MANGANÈSE.

Mn = 344,68.

Ce métal a été découvert, en 1774, par Gahn et Scheele. Il est gris-blanc, cassant, grenu, dur, attaquable à la lime, d'une densité de 8,013, fusible à 160° du pyromètre de Wedgwood, mais non volatil. Il se combine en plusieurs proportions avec l'oxygène pour former trois oxydes et deux acides. On l'obtient en calcinant l'un de ces oxydes avec du charbon. Inusité.

Bi-oxyde (MnO^2). C'est le seul oxyde qui mérite d'être étudié. Il est très-abondant dans la nature, en aiguilles brillantes, en stalactites, ou en masses compactes douées de l'éclat métallique ou d'une couleur noirâtre. Cet oxyde ne se prépare presque jamais dans les laboratoires; on lui préfère celui que l'on trouve pur dans la nature. Calciné, il laisse dégager une partie de son oxygène et passe à l'état d'un oxyde brun rouge : $2MnO,MnO^2$. Chauffé avec l'azotate de potasse ou la potasse, on obtient une composé vert doué de propriétés particulières qui lui ont valu le nom de *caméléon minéral*. Il est employé dans les arts pour obtenir le chlore, et en chimie pour préparer l'oxygène, etc.

Les sels de manganèse n'étant d'aucun usage en médecine, nous les passerons sous silence.

Art. III. DES MÉTAUX DE LA TROISIÈME SECTION.

Cette section comprend sept métaux, qui sont : le *fer*, le *nickel*, le *cobalt*, le *zinc*, le *cadmium*, le *chrôme*, le *vanadium*. Deux d'entre eux, le fer et le zinc, doivent seuls nous occuper.

DU FER.

Fe = 350,00.

Ce métal, connu de temps immémorial, est solide, dur, à gros grains, un peu lamelleux, prenant une odeur sensible par le frottement, d'une couleur gris blanc, d'une densité de 7,788; très-tenace, puisqu'un fil de 2 millimètres de diamètre supporte sans se rompre un poids de 242 kilog.; cristallisable en cubes ou octaèdres. Il ne fond qu'à 130° du pyromètre de Wedgwood. Attirable à l'aimant, on peut l'aimanter par la percussion, par le frottement contre un aimant artificiel, par une décharge ou un courant électrique, ou enfin en le conservant verticalement dans le plan du méridien magnétique.

Le fer est l'un des métaux qui brûlent avec le plus de facilité. Porté au rouge et mis en contact avec l'oxygène, il brûle vivement, en formant des oxydes qui s'en séparent sous forme d'aigrettes lumineuses. Cette oxydation s'opère, même à la température ordinaire, dans l'air ou l'oxygène humide et forme l'oxyde connu sous le nom de *rouille*.

Le fer en substance, à l'état de *limaille porphyrisée*, est préféré aux autres ferrugineux dans le début des chloroses, les dyspepsies qui sont surtout accompagnées d'acidité des premières voies. Le fer très-divisé, *réduit par l'hydrogène*, est, selon MM. Bouchardat et Sandras, un excellent contre-poison des sels de cuivre, de mercure et d'argent ; étant plus divisé, il est plus faiblement attaquable par les acides de l'estomac et n'a pas cette saveur d'encre des autres préparations ferrugineuses.

Oxydes. On connaît trois degrés d'oxydation du fer : le protoxyde (FeO), le sesqui-oxyde (Fe^2O^3) et l'acide ferrique (FeO^3). Le premier n'est usité qu'à l'état de sel ; le dernier ne l'est pas encore.

Sesqui–oxyde (safran de mars astringent, colcothar, oxyde rouge de fer) (Fe^2O^3). Très-répandu dans la nature, cet oxyde est rouge, un peu brunâtre, insipide, inodore, insoluble dans l'eau, mais pouvant s'y combiner et constituer un *hydrate*, qui est un des meilleurs contre-poisons de l'acide arsénieux. Cet hydrate s'obtient en chauffant ensemble 10 parties de sulfate de fer, 2 parties d'acide sulfurique, 40 parties d'eau et quantité suffisante d'acide azotique pour faire passer le protoxyde de fer à l'état de peroxyde, et ajoutant dans la liqueur refroidie une quantité d'ammoniaque nécessaire à la précipitation complète de l'oxyde ; décantant, lavant le précipité et le conservant sous l'eau pour l'usage.

Le sesqui–oxyde de fer s'obtient en calcinant dans un creuset du sulfate de fer desséché :

$$2(FeO,SO^3) = SO^2 + SO^5 + Fe^2O^3.$$

On peut l'employer dans les mêmes cas que le fer ; mais il l'est très-rarement à cause sans doute du peu de fixité qu'offre sa composition. On lui préfère le *safran de mars apéritif* ou *sous-carbonate de peroxyde de fer*. (Voyez ce mot.)

On emploie encore quelquefois en médecine un oxyde composé : FeO, Fe^2O^3, appelé *éthiops martial*. Ce composé est sous forme de poudre noire foncée, veloutée, attirable à l'aimant. On le nomme encore *oxyde magnétique*.

Chlorures. On connaît un proto et un perchlorure de fer qui sont quelquefois, mais rarement employés.

Protochlorure ($FeCl$). En masses ou en paillettes cristallines verdâtres. On le prépare en faisant bouillir de l'acide chlorhydrique sur un excès de fer et évaporant rapidement. Mêmes propriétés que les sels solubles de fer. Employé dans les diarrhées coliquatives du typhus et la gastro-malacie des enfants.

Perchlorure. Brun, volatil, d'un éclat très-vif quand il a été sublimé, déliquescent, très-soluble dans l'eau, l'alcool et l'éther. On le prépare en dissolvant l'oxyde rouge de fer dans l'acide chlorhydrique, et évaporant à siccité. Il n'est usité que dans la *teinture éthérée de perchlorure de fer* (teinture de Bestuchef).

Iodure. Brun, styptique, difficilement cristallisable, très-soluble. On l'obtient en mettant en contact 2 parties de limaille de fer, 8 parties d'iode et 10 parties d'eau ; en remuant avec soin, la liqueur finit par prendre une teinte verdâtre, alors on filtre et on évapore à siccité.

Il est employé dans les engorgements scrofuleux, la syphilis constitutionnelle, l'aménorrhée et la leucorrhée. Selon M. Dupasquier, il est utile contre l'affection tuberculeuse.

Alliages.

Ferblanc. On nomme ainsi de la tôle ou du fer laminé, recouvert sur ses deux faces d'une couche d'étain. Cette opération se fait en décapant la tôle, la plongeant dans un bain de suif, puis dans un bain d'étain couvert de suif fondu, et rendant, par des moyens mécaniques, la couche d'étain aussi égale que possible. Le *moiré métallique* n'est que le ferblanc exposé pendant quelque temps à l'action de l'acide chlorhydrique : cet acide, en dissolvant la couche superficielle d'étain, met à nu les couches formées par une multitude de cristaux. En recouvrant les feuilles de vernis de différentes couleurs, on obtient les moirés colorés.

Fer galvanisé. On l'obtient en plongeant le fer bien décapé dans du zinc fondu ; il se forme un alliage à la surface du fer qui peut le préserver d'oxydation. Ce fer zingué possède comme l'acier les propriétés coercitives qui lui font conserver le magnétisme.

Sels du protoxyde de fer.

Leur couleur est verte, leur saveur astringente. Dissous, ils forment, avec la potasse, la soude ou l'ammoniaque, un précipité blanc qui passe au vert, puis au rouge, par l'action de l'oxygène de l'air. Le cyanure jaune de potassium et de fer forme un précipité blanc verdâtre qui bleuit à l'air ou par l'action du chlore. Avec le cyanure rouge de potassium et de fer, le précipité est immédiatement bleu. L'acide sulfhydrique ne les précipite pas ; mais les sulfures de potassium ou de sodium les précipitent en noir. Enfin l'infusion de noix de galle ne les précipite en noir qu'à la longue, au contact de l'air ou par l'addition du chlore.

Sels de sesqui-oxyde de fer.

Leur couleur est jaune rougeâtre foncé, leur saveur âpre, astringente. Dissous, ils forment, avec la potasse, la soude ou l'ammoniaque, un précipité jaune rougeâtre. Le cyanure jaune de potassium et de fer y forme un précipité bleu. Le cyanure rouge de potassium et de fer fonce la couleur du sel sans le précipiter. Les sulfures de potassium et de sodium les précipitent en noir. L'acide sulfhydrique y fait naître un précipité de soufre, et l'infusion de noix de galle les précipite immédiatement en noir.

Sous-carbonate de sesqui-oxyde (safran de mars apéritif, rouille). Il n'est qu'un mélange de carbonate de fer et de beaucoup d'hydrate de sesqui-oxyde de fer. Il est sous forme de poudre jaune rougeâtre, inodore, légèrement styptique. Les acides en dégagent de l'acide carbonique.

On l'obtient par double décomposition, en mêlant ensemble une dissolution de sulfate de fer purifié et une dissolution de carbonate de soude ; lavant à grande eau, à l'eau froide et en agitant fréquemment pour qu'il absorbe l'oxygène de l'air, puis le desséchant à la température ordinaire.

Il est assez fréquemment employé. En Angleterre, il est employé comme antipériodique dans le tic douloureux de la face ou autres névralgies intermittentes, quand surtout elles tiennent à un état chlorotique.

Sulfate de protoxyde ($FeO,SO^3 + 6HO$). Connu sous les noms de *couperose verte*, de *vitriol vert*. Ce sel est vert, transparent, styptique, cristallisant en prismes rhomboïdaux obliques, contenant de l'eau, et efflorescents. Il est soluble dans environ les trois quarts de son poids d'eau bouillante. A l'air humide, les cristaux se recouvrent peu à peu de taches jaunâtres *ocreuses*. Sa dissolution, exposée à l'air, se transforme en sulfate se-basique de sesqui-oxyde, qui se précipite, et la dissolution retient encore un sulfate double de protoxyde et de sesqui-oxyde de fer. Chauffé, il éprouve la fusion aqueuse, perd son eau, devient blanc, et à une chaleur rouge il se décompose en acide sulfureux, en oxygène, en acide sulfurique anhydre et en sesqui-oxyde de fer, appelé *colcothar*.

Ce sel se produit partout où le sulfure de fer est en contact avec l'air. C'est même en exposant à l'air humide le sulfure de fer qu'on l'obtient :

$$FeS + 4O = FeO,SO^3.$$

Le sulfate formé vient s'effleurir à la surface ; on n'a plus qu'à le dissoudre, évaporer et faire cristalliser. On peut encore l'obtenir en traitant le fer par l'acide sulfurique étendu :

$$Fe + SO^3,HO = FeO, SO^3 + H.$$

On l'emploie dans la fabrication des teintures noires, de l'encre, du colcothar, du bleu de Prusse, etc. ; en médecine, comme un astringent énergique. A l'intérieur, il a été préconisé dans les hémorrhagies passives ou scorbutiques. A l'extérieur, on l'emploie contre les hémorrhagies, les écoulements chroniques, les ulcères saignants et rebelles. Enfin on l'a conseillé dans quelques cas d'érysipèles.

Sulfate de sesqui-oxyde ($Fe^2O^3,3SO^3$). Jaune orangé, très-acerbe, très-styptique, soluble, rougissant le tournesol, incristallisable. On le prépare en combinant directement l'hydrate de sesqui-oxyde de fer avec l'acide sulfurique. Il n'est employé que comme réactif ou dans la teinture.

DU ZINC.

$$Zn = 406,50.$$

Le zinc est solide, blanc bleuâtre, lamelleux, très-ductile, passant mieux au laminoir qu'à la filière, graissant la lime, d'une dureté faible, d'une densité de 7,4 ; fusible à 370° et se volatilisant un peu au-dessus. Chauffé au rouge, au contact de l'air, il brûle avec une vive lumière. On le trouve à l'état de sel, de sulfure ou d'oxyde. Pour l'obtenir, on chauffe l'oxyde de zinc ou la calamine avec du charbon dans un appareil disposé de manière à ce que le zinc, libre et volatilisé, vienne se condenser dans un récipient.

Oxydes. Ils sont au nombre de deux : un protoxyde (ZnO) et un bi-oxyde (ZnO^2). Le premier est seul employé.

Protoxyde (fleurs de zinc, pompholix, tuthie, etc). Blanc, inodore, insipide, indécomposable au feu, fixe, difficile à fondre, jaunissant quand on le chauffe, redevenant blanc par le refroidissement ; insoluble dans l'eau, mais se dissolvant dans les alcalis caustiques ainsi que dans les acides. Il se prépare en chauffant du zinc dans un creuset, avec le contact de l'air ; le métal s'enflamme et donne naissance à des flocons blancs d'oxyde de zinc.

La *tuthie* est le même oxyde impur obtenu dans le traitement métallurgique des minéraux zincifères. Il est employé dans les ophtalmies chroniques, les taies de la cornée, les gerçures des seins, etc. L'oxyde pur administré à haute dose peut produire des coliques, des nausées, des vomissements. Il est assez souvent employé dans les affections nerveuses, la chorée, etc.

Chlorure (beurre de zinc). Blanc, très-caustique, déliquescent, fusible un peu au-dessus de 100°, mais ne se volatilise qu'au rouge. On le prépare en traitant le zinc par l'acide chlorhydrique, évaporant à siccité.

Administré à très-faibles doses, on le dit antispasmodique ; mais, à cause des dangers qu'il présente, il n'est plus employé qu'à l'extérieur, comme caustique.

Alliage.

Cuivre jaune (laiton). Jaune, très-malléable et très-ductile à froid, fragile au-dessous du rouge obscur ; ne fond qu'au-dessus de la chaleur rouge, bien que plus fusible que le cuivre. Chauffé fortement, il perd le zinc qu'il contient. On se le procure en fondant ensemble 1 partie de zinc et 2 parties de cuivre. On nomme *chrysocale* un laiton fait avec 0,080 de zinc, 0,81 de cuivre et 0,005 d'étain. Le laiton de *Jemmapes* contient 0,336 de zinc, 0,641 de cuivre, 0,020 de plomb et 0,03 d'étain.

On emploie le laiton pour faire les instruments de physique et de chimie, etc.

Sels de zinc.

Ils sont blancs, styptiques. Les sels solubles, traités par la potasse, la soude et l'ammoniaque, donnent un précipité blanc, soluble dans un excès d'alcali. Les carbonates de potasse et de soude y forment un précipité blanc, insoluble dans un excès de réactif. Ils donnent un précipité blanc de cyanure de zinc avec le cyanure jaune de potassium et de fer. Les monosulfures de potassium et de sodium donnent un précipité blanc de sulfure. Enfin l'infusion de noix de galle n'y produit rien ; une lame de fer ou toute autre n'y opère aucune réduction.

Sulfate (couperose blanche, vitriol blanc). Blanc, âcre, styptique, inodore, cristallisant en prismes rectangulaires, qui contiennent 43,92 centièmes d'eau de cristallisation, efflorescent. Au feu, il éprouve la fusion aqueuse. Il est soluble dans deux fois et demie son poids d'eau bouillante. Sa formule = $ZnO.SO^3 + 7HO$.

On l'obtient en grillant à l'air, à une faible chaleur, le sulfure de zinc naturel lessivant et évaporant la liqueur.

Il a été quelquefois employé comme vomitif dans certains cas d'empoisonnement. A petite dose, il est astringent. A l'intérieur, on l'a conseillé dans les blennorrhagies, les leucorrhées, les catarrhes chroniques, dans l'épilepsie et la coqueluche. A l'extérieur, on l'emploie en lotions ou injections contre les blennorrhagies chroniques, certaines inflammations et ulcérations superficielles et contre certains cas d'ophthalmie.

Art. IV. DES MÉTAUX DE LA QUATRIÈME SECTION.

Les métaux que cette section comprend sont au nombre de sept. Ce sont : le *tungstène*, le *molybdène*, l'*osmium*, le *tantale*, le *titane*, l'*étain* et l'*antimoine*. Les deux derniers étant seuls usités, nous passerons les autres sous silence.

DE L'ÉTAIN.

$$Sn = 735,29.$$

Ce métal est solide, presque aussi blanc que l'argent, s'étend bien en lame, mais se tire mal en fils. Il est plus dur et plus éclatant que le plomb. Frotté entre les doigts, il leur communique une odeur particulière, et fait entendre, quand on le plie, un cri particulier, appelé *cri de l'étain*. Sa densité = 7,291. Il fond à 240°, et pourtant il n'est pas volatil.

L'oxygène et l'air n'agissent sur lui qu'à une haute température. Cependant on connaît deux oxydes, un protoxyde, SnO, et un bi-oxyde, SnO^2. Le premier joue le rôle de base et le second le rôle d'acide. Ce dernier constituait, combiné avec l'oxyde de plomb, la *potée*, dont on se servait pour polir les glaces. Aujourd'hui ces oxydes sont sans usages, au moins en médecine.

Le chlore forme avec l'étain un *protochlorure*, $SnCl$, et un *bichlorure*, $Sn\ Cl^2$. Sans usages en médecine, mais employé en chimie comme réactif et dans les arts pour faire le *pourpre de cassius*, etc.

Alliages.

Bronze. Solide, jaunâtre, plus dense que la moyenne des deux métaux dont il est formé; plus dur, plus tenace, plus fusible que le cuivre. Il est légèrement malléable, laissant couler une partie de l'étain qui le constitue entre 400 et 500°. Sans action sur l'oxygène ou l'air sec, mais à l'air humide s'oxydant et ensuite se carbonatant. De là cette couche verte que l'on voit sur les statues de bronze. On l'obtient en fondant ensemble 44 parties d'étain et 100 parties de cuivre et le coulant dans des moules convenables. Il sert à faire les statues et les bouches à feu.

Métal des cloches. Solide, gris-blanc, à grains fins et serrés, cassant, très-sonore ; ayant sur l'air ou l'oxygène la même action que le précédent. Il est formé de 22 parties d'étain et 78 parties de cuivre. 20 parties d'étain et 80 parties de cuivre donnent un alliage plus sonore, appelé *tam-tam ou gong*, dont on se sert pour faire les cymbales, les timbres et les miroirs métalliques.

Alliage fusible dans l'eau bouillante. Employé pour clicher les médailles. On l'obtient en fondant ensemble 3 parties d'étain, 8 parties de bismuth et 5 parties de plomb. Il est gris de plomb, fusible à 90°. Si l'on y ajoute un peu de mercure, il est beaucoup plus fusible et peut alors servir pour faire des injections anatomiques.

Soudure des plombiers. Se prépare en fondant ensemble 1 partie d'étain et 2 parties de plomb. Il est solide, gris-blanc, malléable, plus fusible que l'étain. Chauffé au rouge, il brûle à l'air comme un pyrophore et forme un stannate de plomb. Il est employé pour souder les tuyaux de plomb.

Les sels d'étain n'ayant reçu aucune application en médecine, nous croyons inutile de nous y arrêter.

DE L'ANTIMOINE.

$$Sb = 806,45.$$

Ce métal, connu autrefois sous les noms de *stibium, régule d'antimoine, antimoine cru*, est solide, très-cassant, facile à réduire en poudre, blanc bleuâtre, très-brillant. Il communique aux doigts une odeur sensible. Il offre une texture lamelleuse à l'état d'impureté; mais il est grenu quand il a été purifié par le nitre. Sa densité $= 6,7021$. Il fond au-dessous du rouge, et par un refroidissement lent il forme une masse dont la surface présente une cristallisation qu'on a comparée aux feuilles de fougères.

L'oxygène ne se combine bien avec l'antimoine qu'à une température élevée ; alors le métal s'oxyde en dégageant une vive lumière : il en résulte un protoxyde blanc sur lequel nous allons revenir.

L'antimoine se trouve à l'état de liberté et à l'état d'oxyde, de sulfure et d'oxysulfure. Pour l'obtenir, on grille à l'air le sulfure d'antimoine afin de brûler le soufre et d'oxyder le métal. On le chauffe alors avec du charbon ou une matière végétale. On peut encore décomposer le sulfure par le fer : il se forme du sulfure de fer, et l'antimoine est mis à nu.

L'antimoine est toujours allié à des quantités plus ou moins grandes d'arsenic. Avant de l'employer en médecine, il faut avoir le soin de le purifier par le nitre. Alors, réduit en poudre fine, il a été administré par M. Trousseau dans la pneumonie et le rhumatisme articulaire. Autrefois il était employé en petites balles, sous le nom de *pilules perpétuelles*. En chimie, il sert à faire le kermès, l'émétique, le soufre doré. Dans les arts, il sert à composer les caractères d'imprimerie.

Oxydes. On connaît plusieurs combinaisons de l'oxygène avec l'antimoine. Un sous-oxyde douteux, un protoxyde, Sb^2O^3, un acide antimonieux, SbO^2, et un acide antimonique, Sb^2O^5.

Protoxyde (fleurs argentines d'antimoine). Blanc, quelquefois grisâtre, fusible au rouge naissant, en un liquide jaunâtre, qui se volatilise, et qui, par le refroidissement, se prend en masse cristalline blanche analogue à l'asbeste. On l'obtient en calcinant à l'air l'antimoine et retirant l'oxyde à mesure qu'il se forme. On peut aussi l'obtenir en décomposant par l'eau le protochlorure d'antimoine, traitant le précipité appelé *poudre d'algaroth* par une dissolution chaude de carbonate de soude, qui dissout l'acide chlorhydrique et met l'oxyde en liberté.

Acide antimonique (matière perlée de Kerkringius), Sb^2O^5. Blanc, insipide, infusible, fixe, indécomposable, rougissant la teinture de tournesol à l'état d'hydrate. Insoluble dans l'eau. Ce corps n'est plus usité qu'en combinaison avec la potasse, et constituant un *sur-antimoniate de potasse* ou *antimoine diaphorétique lavé*, improprement appelé *oxyde blanc d'antimoine*. Ce produit s'obtient en chauffant au rouge 1 partie d'antimoine pur et 2 parties de nitrate de potasse. Dans cet état, la matière constitue l'*antimoine diaphorétique non lavé*. On la lave à plusieurs reprises pour obtenir le produit en question, qui est un des antimoniaux les plus usités en médecine. On l'emploie dans les maladies aiguës et chroniques de poitrine; il paraît faciliter l'expectoration, calmer la dyspnée, favoriser la sueur et la diurèse. Suivant M. Trousseau, c'est un des plus puissants antiphlogistiques; il a vu par son emploi le pouls devenir plus faible, plus lent, et les mouvements respiratoires moins fréquents. On l'emploie particulièrement dans les pleuro—pneumonies aiguës.

Sulfures. Le soufre forme, avec l'antimoine, trois sulfures, dont un seul, le protosulfure, Sb^2S^3, est employé.

Protosulfure (antimoine cru). Solide, brillant, gris bleuâtre, plus fusible que l'antimoine, indécomposable au feu, cristallisant en aiguilles irrégulières ou rhomboïdales. Chauffé au contact de l'air, il se transforme en acide sulfureux et oxyde d'antimoine. Il est insoluble dans l'eau. Dans les arts, on le prépare en fondant simplement le sulfure naturel; mais pour les usages de la médecine, il convient, afin de l'avoir pur, de le faire de toutes pièces en fondant ensemble de l'antimoine et du soufre.

On s'en servait autrefois comme excitant diaphorétique et émétique;

aujourd'hui on l'emploie dans le traitement des maladies de la peau, les engorgements scrofuleux et les maladies vénériennes rebelles au mercure. En chimie, il sert à la préparation du kermès, du chlorure d'antimoine, etc.

Oxysulfure d'antimoine hydraté (kermès, hydrosulfate d'antimoine, etc.). Sous forme de poudre d'un rouge pourpre foncé, légère, veloutée, insipide, inodore, brillant au soleil et d'un aspect cristallin. La lumière le décolore et lui fait prendre une teinte jaunâtre.

On le prépare en chauffant une dissolution de carbonate de soude avec du sulfure d'antimoine en poudre. Filtrant la liqueur bouillante et la laissant refroidir très-lentement, recueillant le précipité sur un filtre, le lavant et le faisant sécher à l'étuve modérément chauffée. En versant dans les eaux-mères du kermès un petit excès d'acide acétique, on obtient un nouveau précipité, connu sous le nom de *soufre doré d'antimoine*, qui n'est autre chose qu'un *polysulfure d'antimoine hydraté*. Ce précipité est jaune-orangé, inodore, insipide. Il jouit de propriétés semblables à celles du kermès.

Il existe beaucoup d'opinions sur la manière de considérer le kermès : c'est un sulfure d'antimoine hydraté (Berzélius), un oxysulfure hydraté (Henry fils, Buchner, Robiquet), etc. ; mais l'opinion la plus généralement admise aujourd'hui consiste à le considérer comme un mélange de sulfure d'antimoine hydraté, d'hypo-antimonite de potasse, avec excès d'oxyde, et d'un peu de sulfure alcalin. D'où il faut conclure que la théorie de cette opération est encore bien incertaine.

Quoi qu'il en soit, le kermès est un médicament très-employé. A la dose de 20 à 40 centigrammes, il peut agir comme émétique. A plus petites doses, il est incisif et diaphorétique. Il paraît avoir une action spéciale sur les poumons et sur la peau. Il est utile dans la dernière période des pleuropneumonies aiguës, dans l'asthme humide, les catarrhes chroniques. Il favorise l'expectoration et la résolution des engorgements pulmonaires. Enfin, on l'a prescrit dans la goutte, les rhumatismes et les affections de la peau.

Chlorures. Le chlore forme, avec l'antimoine, trois chlorures correspondants aux trois oxydes. Le protochlorure seul est employé.

Protochlorure (beurre d'antimoine, muriate d'antimoine, etc.). Sb^2Cl^3. Il est solide, blanc, demi-transparent, très-caustique, d'une apparence onctueuse, fusible à 100° et cristallisable en tétraèdres, déliquescent à l'air humide. Mis en contact avec l'eau, il se décompose en sous-chlorure insoluble, appelé *poudre d'algaroth*, et en chlorhydrate de chlorure d'antimoine soluble : en effet, si l'on traite par l'acide chlorhydrique le chlorure d'antimoine, il s'y dissout sans décomposition et forme un chlorosel, dans lequel le protochlorure joue le rôle de base, et que les anciens chimistes appelaient *beurre d'antimoine liquide*.

Ce corps est toujours un produit de l'art. On pourrait l'obtenir en combinant directement le chlore avec l'antimoine, mais le procédé le plus économique consiste à traiter le sulfure d'antimoine par l'acide chlorhydrique :

$$Sb^2S^3 + 3HCl = 3HS + Sb^2Cl^3.$$

Pour favoriser la réaction, on peut y ajouter un peu d'acide nitrique. Dans tous les cas, on concentre la liqueur, puis on la distille dans une cornue de verre.

Ce corps est un des plus violents corrosifs. Il agit, comme caustique, avec beaucoup de promptitude; il en résulte des escharres sèches, plus limitées que celles de la potasse. On l'emploie surtout pour cautériser les plaies sinueuses qui résultent de la morsure des chiens enragés ou des animaux venimeux.

Alliage.

Alliage d'antimoine et de plomb (caractères d'imprimerie). Cet alliage, dont on se sert pour faire les caractères d'imprimerie, est solide, malléable, plus dur que le plomb, fusible au rouge cerise, inaltérable à l'air, à moins que la température ne soit élevée: alors il s'oxyde et forme un *antimonite de plomb*. Il s'obtient en fondant ensemble 20 parties d'antimoine et 80 parties de plomb, auxquels quelquefois on ajoute quelques centièmes de cuivre.

Sels d'antimoine.

Il ne peut être question que des sels de protoxyde.

Les sels solubles dans l'eau, traités par la potasse ou la soude, donnent un précipité blanc soluble dans un excès d'alcali; les monosulfures alcalins ou l'acide sulfhydrique les précipite en jaune-orangé; le cyanure jaune de potassium et de fer, en blanc. Enfin, les lames de fer, zinc, étain, y font naître un précipité d'antimoine métallique.

Aucun sel amphide d'antimoine n'est employé; nous ne nous y arrêterons donc pas.

Art. V. DES MÉTAUX DE LA CINQUIÈME SECTION.

Trois métaux composent cette section, ce sont : le *bismuth*, le *plomb* et le *cuivre*. Nous allons les examiner successivement.

DU BISMUTH.

$$Bi = 1330,38.$$

Ce métal, connu autrefois sous le nom d'*étain de glace*, est solide, blanc-jaunâtre, cassant, facile à réduire en poudre, d'une structure lamelleuse, cristallisant cependant facilement en cubes, dont l'ensemble présente une sorte d'escalier. Cette cristallisation ne peut avoir lieu que lorsqu'il a été purifié et privé de l'arsenic, qu'il contient presque toujours. Sa densité = 9,822. Il fond à 246°. Il n'est pas volatil.

L'oxygène ne se combine avec le bismuth qu'à une température élevée : il en résulte un protoxyde, Bi^2O^3, qui n'est usité en médecine qu'en combinaison avec l'acide azotique, et un acide bismuthique, Bi^2O^5, complètement inusité.

On le trouve à l'état natif, d'oxyde, de sulfure et d'alliage, avec l'arsenic ou le tellure. On l'obtient en chauffant le minerai et recueillant le bismuth fondu dans des récépients appropriés.

Alliages.

Nous avons déjà parlé de l'alliage fusible. Il nous reste encore à parler de *l'amalgame de bismuth*, dont on se sert pour étamer les globes de verre.

Amalgame de bismuth. Il est formé de 1 partie de bismuth et de 4 parties de mercure. Il est en partie liquide et en partie cristallisé ; il est très-facile à fondre, s'attache au corps qu'il touche et se décompose par la chaleur. Pour s'en servir, on verse l'amalgame encore chaud dans les globes chauds et bien secs, et on promène l'amalgame sur toutes les parties du globe.

Sels de bismuth.

Les sels de bismuth donnent, avec l'eau, un précipité blanc de sous-sel ; avec la potasse, la soude ou l'ammoniaque, un précipité blanc d'oxyde hydraté ; il en est de même des carbonates de soude, de potasse ou d'ammoniaque ; avec les monosulfures alcalins et l'acide sulfhydrique, un précipité noir de sulfure ; avec le cyanure jaune de potassium et de fer, un précipité blanc ; avec l'iodure de potassium, un précipité brun-marron ; avec l'infusion de noix de galle, un précipité jaune-orangé.

Sous-azotate de bismuth (blanc de fard). Ce corps, improprement nommé *oxyde de bismuth*, est sous forme de poudre blanche ou de petits cristaux brillants, inodores et insipides. Il est sensiblement soluble dans l'eau et se dépose en cristaux brillants demi-transparents, lorsqu'on chauffe la dissolution. Pour le préparer, on dissout le bismuth pur en poudre dans l'acide nitrique, on évapore la dissolution aux deux tiers, et l'on verse la liqueur dans 40 à 50 parties d'eau ; il se forme un précipité que l'on recueille et que l'on fait sécher.

M. Orfila a démontré qu'à hautes doses, ce sel est un poison irritant. A doses plus faibles, il est tonique et antispasmodique. Il a été préconisé dans les maladies nerveuses de l'estomac et du tube intestinal. Il est encore employé contre la gastralgie, les gastro-entéralgies, les diarrhées rebelles sans altérations organiques des intestins. Enfin, on l'a conseillé dans les cas de choléra asiatique, contre les crampes d'estomac, la diarrhée et les vomissements.

DU PLOMB.

$$Pb = 1294,50.$$

Connu de tout temps, ce métal est solide, blanc-bleuâtre, brillant, capable de prendre une odeur sensible par le frottement, très-mou, très-malléable et peu tenace, dépourvu de sonorité. Sa densité = 11,445. Fusible à 260° et non volatil.

L'air et l'oxygène secs sont sans action sur le plomb; mais humides, il se ternit, s'oxyde et passe à l'état de carbonate dans l'air. Lorsqu'il est fondu, il absorbe promptement l'oxygène et forme un oxyde jaune appelé *litharge*, lequel, calciné de nouveau, peut absorber encore de l'oxygène, prendre une couleur rouge et constituer alors le produit connu sous le nom de *minium*.

Ce métal se trouve à l'état de minium, de sulfure, et à l'état de sels. Pour l'obtenir, on bocarde, on lave et on grille le sulfure naturel pour le faire passer à l'état d'oxyde et de sulfate : alors on le chauffe avec du fer, ou de la grenaille de fonte qui s'emparent du soufre et de l'oxygène, tandis que le plomb se réduit. On peut encore, au lieu de décomposer l'oxydosulfate, après le grillage par le fer, le brasser à une haute température avec du sulfure non grillé, d'où résultent du plomb métallique et du gaz sulfureux.

Tout le monde connaît les usages du plomb dans la fabrication de certains ustensiles : il sert à composer la soudure des plombiers, les caractères d'imprimerie, et à l'exploitation des mines d'or et d'argent.

Oxydes. On connaît un sous-oxyde, Pb^2O, un protoxyde, PbO, et un acide plombique, PbO^2. Le sous-oxyde est inusité.

Protoxyde (litharge). Jaune, cristallisant en lames jaunes, ou jaune rougeâtre. Sans action sur l'oxygène à la température ordinaire, mais passant à l'état de *minium* à l'aide d'une légère chaleur, absorbant l'acide carbonique de l'air à la température ordinaire. On ne le trouve dans la nature qu'à l'état de combinaison avec les acides. On le prépare soit en décomposant par la chaleur le minium, ou l'azotate de plomb, soit en calcinant le plomb avec le contact de l'air. Il est inusité en médecine.

On distingue dans le commerce le *massicot*, protoxyde de plomb pulvérulent, et la *litharge*, le même protoxyde sous forme de lames hexaèdres.

Bioxyde (oxyde puce), PbO^2. Brun, sans action sur l'oxygène, passant à l'état de minium à une chaleur obscure, et à l'état de protoxyde au rouge cerise; traité par l'acide sulfureux, il passe à l'état de sulfate de plomb : $PbO^2 + SO^2 = PbO,SO^3$. Il est inusité. On l'obtient en traitant le minium ($2PbO,PbO^2$), par l'acide nitrique étendu, qui dissout le protoxyde et laisse le bi-oxyde qu'il faut bien laver.

Minium ($2PbO,PbO^2$). Ce composé, dans lequel le bi-oxyde joue le rôle d'acide, et le protoxyde celui de base, est pulvérulent, rouge-orangé, décomposable par la chaleur en oxygène et protoxyde de plomb. On l'obtient en chauffant au contact de l'air, à une chaleur assez douce, le carbonate de plomb ou le massicot.

On l'emploie en médecine dans les trochisques de minium et l'emplâtre de Nuremberg.

Iodure. Solide, jaune-citron, perdant beaucoup de son éclat à la lumière, soluble dans l'eau bouillante et cristallisant par le refroidissement en écailles cristallines micacées d'un jaune d'or. Formant avec l'iodure de potassium un *iodosel* dans lequel il joue le rôle d'acide. On le prépare en versant dans une dissolution d'azotate de plomb une dissolution d'iodure de potassium, recueillant le précipité, le lavant et le faisant sécher.

Ce composé a été employé avec succès dans des cas de maladies scrofuleuses, sur lesquelles les préparations iodurées avaient été sans résultat. Selon MM. Cottereau et Verdet, il est utile dans les affections strumeuses.

Alliage.

Alliage d'arsenic et de plomb. Gris, cristallin et très-cassant. Calciné, il perd une partie de son arsenic et se transforme en un arséniure, $AsPb^2$. On le prépare en chauffant un excès d'arsenic avec du plomb, dans un creuset couvert. Le plomb, contenant quelques millièmes de son poids d'arsenic, possède la propriété de se granuler; pour cela on le fond, et on le fait tomber de très-haut, en lui faisant traverser un crible.

Sels de plomb.

Les dissolutions de sels de plomb donnent, avec la potasse et la soude, un précipité blanc soluble dans un excès d'alcali; avec les carbonates de potasse de soude et d'ammoniaque, un précipité blanc de carbonate; avec l'acide sulfurique ou les sulfates solubles, un précipité blanc de sulfate; avec l'acide sulfhydrique, un précipité noir; avec le chromate de potasse ou de soude, un précipité jaune de chromate; avec l'iodure de potassium, un précipité jaune d'iodure.

Carbonate (blanc de plomb, céruse) PbO,CO^2. En poudre blanche, compacte, mais se trouvant dans la nature en cristaux blancs et transparents. On le prépare en faisant passer un courant d'acide carbonique à travers une solution d'acétate tribasique de plomb :

$$3PbO,\bar{A} + 2CO^2 = 2(PbO,CO^2) + PbO,\bar{A}.$$

Il n'est employé qu'à l'extérieur comme astringent, ou siccatif, et pour combattre les névralgies.

CUIVRE.

$Cu = 335,60.$

Connu de toute antiquité, le cuivre est solide, rouge, un peu jaunâtre, très-brillant, prend de l'odeur par le frottement. C'est le plus sonore de tous les métaux et l'un des plus ductiles. Il passe très-bien au laminoir et à la filière ; moins tenace que le fer, il l'est plus que l'or, l'argent, le platine. Sa densité = 8,85 à 8,95. Il fond à 27° du pyromètre de Wedgwood. Il n'est pas volatil.

L'oxygène et l'air secs sont sans action sur le cuivre ; ils l'oxydent quand ils sont humides. Il se carbonate même dans l'air. A une température rouge, la combinaison est très-facile, et il se fait un bi-oxyde brun.

On le trouve dans la nature à l'état natif, d'oxyde, de sulfure ou de sel ; on l'extrait de ses combinaisons en chauffant fortement dans un fourneau à réverbère l'oxyde ou le carbonate naturel, préalablement mêlé avec du charbon. S'il s'agit de le retirer du sulfure, on commence par le griller, afin de brûler le soufre et oxyder le métal, après quoi on le traite comme nous venons de le dire.

Ses usages sont bien connus : on en fait des chaudières, des tuyaux, des casseroles, etc.

Oxydes. — On connaît trois oxydes de ce métal, un protoxyde, Cu^2O, un bi-oxyde, CuO, et peroxyde, CuO^2. Le premier n'est employé qu'en combinaison avec les acides, le second l'est quelquefois en chimie, le troisième est sans usages.

Protoxyde. Rouge, fusible ; chauffé au contact de l'air il brunit et devient bi-oxyde ; soluble dans l'ammoniaque qu'il colore en bleu ; réductible par le carbone et l'hydrogène ; avec l'eau, il forme un hydrate d'un jaune orangé ; fondu avec le verre, il le colore en pourpre.

On l'obtient en mêlant 1 équivalent de bi-oxyde de cuivre avec 1 équivalent de cuivre divisé et les chauffant au rouge :

$$CuO + Cu = Cu^2O.$$

Bi-oxyde. Brun-noir, fusible à une très-haute température, absorbant l'acide carbonique, ainsi que la vapeur de l'air ; réductible par le carbone et l'hydrogène, insoluble dans l'ammoniaque, à moins qu'il ne soit hydraté. Il colore le verre et les flux vitreux en vert ; avec l'eau il forme un hydrate bleu, soluble dans l'ammoniaque. Cet oxyde s'obtient par la calcination de l'azotate ou du sulfate de cuivre desséché. On s'en sert pour faire les analyses organiques.

Alliage.

Cuivre étamé. On nomme ainsi le cuivre sur lequel est appliquée une couche mince d'étain. Cette opération se pratique en chauffant le cuivre et le frottant avec une étoupe saupoudrée de sel ammoniac, afin de le décaper. Dans cet état, on le chauffe et l'on étend dessus une couche d'étain fondu que l'on recouvre de résine pour l'empêcher de s'oxyder. On continue le frottement jusqu'à ce que l'étain soit bien étendu. On ne doit pas considérer cet étamage comme un alliage ; l'étain ne s'alliant pas au cuivre, il n'y forme qu'une couche qui ne dure que peu de temps.

Sels de bi-oxyde.

Couleur bleue ou verte; les dissolutions donnent avec la potasse ou la soude un précipité bleu insoluble dans un excès d'alcali; avec l'ammoniaque, même réaction; seulement un excès d'alcali redissout le précipité et forme une liqueur d'un beau bleu céleste; avec le cyanure jaune de potassium et de fer, un précipité brun marron; avec l'acide sulfhydrique ou un monosulfure alcalin, un précipité noir; avec l'infusion de noix de galle, un précipité gris; avec une lame de fer ou de zinc, réduction du cuivre qui s'attache à la lame.

Les sels de protoxyde se transforment facilement en sels de bi-oxyde, surtout quand on les dissout dans l'eau. Traités par la potasse ou la soude, leur dissolution donne un précipité jaune orangé, que les acides azotique et chlorique, ainsi que le chlore, font passer à l'état de bi-oxyde.

Sulfate de bi-oxyde ($CuO, SO^3 + 5HO$). Connu encore sous les noms de *couperose bleue*, *vitriol bleu* ou de *Chypre*, etc. Ce sel est bleu, styptique, cristallisant en prismes obliques, à base de parallélogramme obliquangle, transparents, efflorescents, éprouvant par la chaleur la fusion aqueuse, puis blanchissant par la perte de son eau; soluble dans 2 parties d'eau bouillante ou 4 parties d'eau à 15°. On trouve ce sulfate dans les eaux qui traversent les mines de cuivre; il y est quelquefois assez abondant pour que, par l'évaporation, on puisse en retirer le sulfate. Mais le plus souvent on le prépare en traitant le sulfure de cuivre par un procédé semblable à celui que nous avons indiqué pour la préparation du sulfate de fer.

Ce sel est employé à l'extérieur pour cautériser certains ulcères fongueux, les aphthes et les chancres vénériens atoniques. Dissous dans l'eau il est employé comme stimulant, dans les leucorrhées, les blennorrhagies, etc., et, comme styptique dans les hémorrhagies externes. Enfin, il est très-employé dans quelques ophthalmies chroniques, celles qui sont entretenues par l'atonie des muqueuses. Administré, mais seulement à petite dose, on l'a conseillé comme émétique dans quelques cas d'empoisonnement, et comme stimulant dans l'épilepsie, la chorée, les fièvres intermittentes rebelles, et quelquefois dans les débuts de certaines phthisies pulmonaires. Mais il faut l'employer avec la plus grande prudence.

Sulfate tribasique de bi-oxyde de cuivre et d'ammoniaque ($12AzH^3$, $2SO^3$) + ($3CuO, SO^3$) + $3HO$. C'est le *cuivre ammoniacal* des pharmacies. Il est bleu foncé, très-soluble et décomposable par une grande quantité d'eau, qui en précipite de l'hydrate de cuivre. Exposé à l'air, il perd une partie de son ammoniaque. Pour l'obtenir, on ajoute dans une dissolution de sulfate de cuivre dans l'ammoniaque une quantité d'alcool égale à celle de la dissolution; aussitôt le sous-sel double se sépare à l'état cristallin.

C'est un puissant excitant, vanté dans la chorée et dans l'épilepsie.

Art. VI. DES MÉTAUX DE LA SIXIÈME SECTION.

Les métaux de cette section sont au nombre de huit ; ce sont : le *mercure*, l'*argent*, le *rhodium*, l'*iridium*, le *palladium*, le *ruthénium*, le *platine* et l'*or*. On les nomme quelquefois *métaux nobles*. Parmi eux, il n'y a que le mercure, l'argent, l'or et le platine qui méritent de fixer notre attention.

DU MERCURE.

$$Hg = 1250,00.$$

Le mercure est liquide, très-brillant, blanc bleuâtre. Sa densité $= 13,568$. Son ébullition a lieu à 360°, et il se volatilise même à la température de 20 à 25°. Cette propriété permet de le purifier par la distillation. Le mercure commence à se solidifier à 39 ou 40 : aussi se solidifie-t-il en quelques secondes quand on le soumet à l'action d'un mélange d'acide carbonique solide et d'éther ; dans cet état il prend l'apparence du plomb. On peut, à l'aide de certaines précautions, le faire cristalliser et en obtenir des octaèdres. Le mercure solidifié, mis en contact avec nos organes, nous produit une sensation tout-à-fait comparable à une brulûre ; cependant le point touché blanchit et se trouve gelé.

L'action de l'oxygène sur le mercure n'a lieu que lorsqu'il est à un degré voisin de son ébullition ; il en résulte deux oxydes dont nous devons parler.

Le mercure se trouve dans la nature à l'état natif, de chlorure, de sulfure, et à l'état d'amalgame d'argent. On le retire principalement du sulfure, que l'on chauffe dans des cornues de fonte, après l'avoir préalablement mêlé avec de la chaux éteinte. Le mercure, rendu libre, se volatilise et vient se condenser dans des récipients, tandis que le soufre et la chaux restent à l'état de sulfate de chaux et de sulfure de calcium.

On se sert du mercure dans la construction des baromètres, des thermomètres, des cuves hydrargyro-pneumatiques, pour étamer les glaces et extraire l'or et l'argent. En médecine, il est employé seul ou combiné avec des corps qui, le rendant plus ou moins soluble, lui communiquent des propriétés plus actives. En général, ces médicaments *mercuriaux*, pris à haute dose, détruisent la vie des globules du sang, déterminent des troubles dans la circulation et dans la respiration, d'où résulte la mort. A dose altérante, quand l'économie a été soumise à leur action, le sang devient plus liquide et donne un caillot très-mou : alors on voit apparaître les symptômes qui accompagnent cette liquéfaction, ressemblant assez à la cachexie scorbutique, et que, pour cette raison, on peut nommer *cachexie mercurielle*. Quand l'usage est plus ou moins prolongé, les gencives se gonflent, deviennent douloureuses, chaudes, se recouvrent d'une pellicule blanche, mince, phénomènes qui annoncent l'apparition de la *salivation*. Enfin, lorsque les mercuriaux sont continués plus longtemps, les gencives s'ulcèrent, les dents s'ébranlent et tombent, quelquefois même les gencives se nécrosent.

Les mercuriaux sont d'un emploi fréquent dans la syphilis. On suit à cet égard deux méthodes : dans la première, la dose est assez faible ou assez éloignée pour ne pas déterminer la salivation, que l'on combattrait aussitôt son apparition ; dans la seconde, qui appartient à Boerhaave, on élève la dose de mercuriaux de manière à produire rapidement une salivation abondante. Cette méthode, quoique plus efficace que la première, est cependant abandonnée, à cause des dangers qu'elle présente et des précautions qu'elle exige. L'action qu'ils exercent sur la nutrition et l'absorption les a fait employer dans les engorgements chroniques et non inflammatoires des viscères ; les tumeurs de nature scrofuleuse, syphilitique ou cancéreuse ; les tumeurs blanches, etc. On les emploie encore dans les phlegmasies des membranes séreuses, dans les péritonites puerpérales ou chroniques, contre les rhumatismes articulaires chroniques. M. Gariel a vu qu'ils étaient utiles pour faire avorter la variole. Enfin, on les a recommandés contre les affections vermineuses et pour détruire les parasites de la peau.

Les meilleurs contre-poisons des mercuriaux sont l'hydrate de persulfure de fer, le fer réduit par l'hydrogène, mais surtout l'eau albumineuse.

Oxydes. On connaît deux oxydes de mercure : un protoxyde, Hg^2O, et un deutoxyde, HgO.

Protoxyde. On n'est pas parfaitement d'accord sur l'existence de cet oxyde : selon M. Guibourt il serait toujours un mélange de bi-oxyde et de mercure ; mais la plupart des chimistes admettent son existence. Suivant Donovn, on peut l'obtenir en mêlant rapidement un excès de potasse liquide avec le protochlorure de mercure.

Bi-oxyde. Rouge ou jaune à l'état d'hydrate, d'une saveur métallique, verdissant le sirop de violettes, très-peu soluble dans l'eau, réductible au rouge naissant, s'unissant très-bien aux acides. On peut le préparer en chauffant le mercure à une température voisine de son point d'ébullition : ce procédé très-long donne un oxyde rouge brun, nommé *précipité per se.* Il est complètement abandonné. On préfère décomposer par la chaleur le nitrate de mercure, qui donne le produit connu sous le nom de *précipité rouge.*

On l'emploie à l'extérieur comme escharrotique et stimulant, pour ronger les chairs fongueuses, pour exciter les ulcères syphilitiques ou scrofuleux indolents, et pour combattre certaines ophthalmies chroniques.

Sulfures. On connaît deux sulfures correspondants aux oxydes. Le protosulfure n'existerait pas plus, selon M. Guibourt, que le protoxyde, et ne serait qu'un mélange de bisulfure et de mercure. M. Sefström pense le contraire.

Bisulfure (sulfure rouge de mercure, cinabre, vermillon). En masse composée d'aiguilles cristallines d'une couleur violette, qui prend la charge la glace de poids. L'amalgame qui en résulte adhère fortement aux parois de la glace et lui donne la propriété que tout le monde connaît.

Sels de protoxyde.

Leurs dissolutions donnent, avec la soude, la potasse et l'ammoniaque, un précipité noir; avec les carbonates alcalins, un précipité blanchâtre, noircissant par l'ébullition; avec l'acide chlorhydrique ou chlorure alcalin, un précipité blanc de chlorure; avec l'acide sulfhydrique, ou les sulfures alcalins, un précipité noir; avec le chrômate de potasse, un précipité rouge; avec l'iodure de potassium, un précipité verdâtre; avec une lame de cuivre, un précipité de mercure coulant sur la lame.

Sels de bi-oxyde.

Leurs dissolutions donnent, avec la potasse ou la soude, un précipité jaune-serin; avec les carbonates de soude ou de potasse, un précipité rougeâtre; avec l'acide sulfhydrique ou un sulfure alcalin, un précipité orangé qui blanchit promptement si le réactif est en faible quantité, noir dans le cas contraire; avec le chrômate de potasse, un précipité jaune-rougeâtre; avec l'iodure de potassium, un précipité rouge; avec une lame de cuivre, un précipité de mercure coulant.

Sulfate de bi-oxyde. On l'obtient en traitant à une chaleur modérée 3 parties d'acide sulfurique et 2 parties de mercure; Il reste une masse blanche de sulfate acide que l'eau froide ou chaude décompose en sous-sulfate tribasique, qui se précipite sous forme de poudre jaune, appelée *turbith minéral*, etc., en sulfate très-acide, blanc, qui cristallise en aiguille par l'évaporation de la liqueur.

Ces préparations sont peu usitées; le sulfate acide sert quelquefois à la préparation du bichlorure de mercure; du reste, leurs propriétés médicales sont à peu près celles des autres mercuriaux.

Azotate de protoxyde ($Hg^2O,AzO^5 = 2HO$). En cristaux incolores, très-âcres, très-styptiques, rougissant le tournesol. On l'obtient en traitant le mercure à froid, par un excès d'acide azotique étendu d'eau; il est inusité.

Azotate sesquibasique de protoxyde ($3HgO^2,2AzO^5 + 3HO$). Cristallisé en gros prismes transparents. Broyé avec l'eau, il est décomposé en azotate acide et en sous-azotate qui se précipite, et connu sous le nom de *turbith nitreux*. On le prépare en traitant 1 partie de mercure par 1 partie d'acide azotique à 25°, et laissant le sel obtenu en contact avec le mercure : le sel neutre d'abord, et en aiguilles cristallines, passe à l'état de sous-sel et prend la forme de prismes.

C'est celui qui est employé en médecine; il sert comme cathérétique contre les ulcérations vénériennes indolentes.

Azotate de bi-oxyde (HgO,AzO^5). Incristallisable; aussitôt que l'on cherche à l'obtenir cristallisé, on obtient des aiguilles cristallines qui ne sont qu'un sous-azotate basique. On l'obtient en faisant dissoudre 100 parties de mercure dans 200 parties d'acide nitrique à 35°, et en évaporant la liqueur aux trois quarts.

Cet azotate est un caustique des plus énergiques, qui paraît changer le mode de vitalité des tissus sur lesquels il est appliqué ; il sert à cautériser les dartres rongeantes, les ulcères cancéreux du col de la matrice ou de la peau.

DE L'ARGENT.

$$Ag = 1349.01.$$

Ce métal est solide, blanc, très-brillant, très-malléable, très-ductile, très-tenace. Il n'a pas beaucoup de dureté et ne prend aucune odeur par le frottement ; il cristallise en pyramides à quatre faces ou en octaèdres. Sa densité $= 10,4743$. Il fond un peu au-dessus du rouge cerise. Quelques chimistes prétendent qu'il est volatil à une très-forte température.

L'oxygène ne se combine pas directement avec l'argent ; mais, suivant M. Samuel Lucas, il peut le dissoudre pendant sa fusion, pour le perdre pendant le refroidissement. Cependant, il paraît qu'une forte décharge électrique, ainsi qu'un jet de flamme du chalumeau à gaz, parviennent à opérer l'oxydation de l'argent.

L'argent se trouve à l'état natif, à l'état de sulfure, de chlorure, d'iodure, à l'état de carbonate et à l'état d'alliage avec l'antimoine, l'arsenic et le mercure. Pour extraire l'argent de la mine qui le contient à l'état natif, on la broie avec du mercure, qui forme, avec l'argent, un amalgame que l'on sépare, puis on le distille pour volatiliser le mercure, tandis que l'argent, plus fixe, reste dans le vase où se fait l'opération. Quand on veut le retirer du sulfure, on le grille, on l'allie au plomb, puis on *coupelle* l'alliage. On nomme *coupellation* l'opération qui a pour but d'oxyder le plomb et de le séparer ainsi de l'argent. Cette opération se fait dans un fourneau d'une forme particulière. La température est progressivement élevée, d'abord pour fondre le plomb, ensuite pour déterminer la formation de scories qui viennent à la surface du bain, et que l'on enlève. Ce n'est qu'alors que le plomb commence à s'oxyder et à former une nappe liquide et continue que l'on fait écouler en entaillant avec un ciseau le bord de la coupelle. Cet oxyde de plomb constitue la *litharge* du commerce. C'est en continuant ainsi l'opération que l'argent finit par être obtenu dans un état de pureté suffisant pour pouvoir être soumis au *raffinage*. On appelle ainsi une opération analogue à la précédente, et qui a pour objet de priver l'argent de tout le plomb qu'il contient.

Cet argent n'est jamais chimiquement pur ; pour l'obtenir tel, il faut fondre ensemble le chlorure d'argent avec deux fois son poids de potasse. Au bout d'un certain temps de fusion, il se forme un culot d'argent pur.

L'argent, étant inaltérable, a reçu dans les arts de nombreuses applications : on en fait des vases, des bijoux, de la vaisselle ; il est la base d'une grande partie de notre monnaie ; il sert à faire l'azotate d'argent fréquemment employé en médecine.

Oxydes. Il existe un protoxyde (Ag^2O) et un bi-oxyde (AgO) ; le premier n'est usité que dans le nitrate d'argent, le second n'a reçu aucune application.

Alliages d'argent et de cuivre. Ils sont tous blancs, moins ductiles et plus fusibles que l'argent, inaltérables à la température ordinaire, à une chaleur élevée le cuivre seul s'oxyde, et l'argent se sépare.

L'alliage dont on fait la monnaie en France est formé de 9 parties d'argent et 1 partie de cuivre. La monnaie de *billon* est faite avec un alliage composé de 1 partie d'argent et de 4 parties de cuivre. Pour l'orfévrerie, on emploie un alliage dans lequel il entre 9 parties et demie d'argent pour une demi-partie de cuivre, lorsqu'il s'agit de faire des converts et de la vaisselle ; tandis que pour la fabrication des bijoux, etc., on se sert d'un alliage contenant 2 parties de cuivre pour 8 parties d'argent seulement.

Ces différents alliages s'obtiennent simplement en faisant fondre ensemble le cuivre et l'argent.

On nomme *titres* de l'argent les différentes proportions suivant lesquelles on allie l'argent au cuivre. Le titre est d'autant plus élevé qu'il contient plus d'argent. Ainsi, l'argent d'orfévrerie pour vaisselle est au titre de 950/1000, celui pour bijoux au titre de 800/1000, celui de la monnaie au titre de 900/1000, et celui de billon au titre seulement de 200/1000.

Sels.

Leurs dissolutions donnent, avec la potasse ou la soude, un précipité olive ; avec les carbonates de potasse ou de soude, un précipité blanc ; avec l'acide chlorhydrique ou les chlorures dissous, un précipité blanc, floconneux, soluble dans l'ammoniaque et insoluble dans l'acide nitrique ; avec l'acide sulfhydrique ou les monosulfures alcalins, un précipité noir ; avec le chrômate de potasse, un précipité rouge-pourpre ; avec le phosphate de soude, un précipité jaune serin ; avec les arséniates solubles, un précipité brun rouge ; avec lame de cuivre, précipité d'argent en poudre cristalline.

Azotate (Ag^2O,AzO^5). Blanc, d'une saveur très-caustique, cristallisant en larges lames minces, semi-transparentes, anhydre, très-soluble dans l'eau, soluble dans l'alcool chaud, tachant la peau en violet. Exposé à une température peu élevée, il se boursouffle, fond et se prend, par le refroidissement, en une masse formée d'aiguilles cristallines. Si, lorsqu'il est fondu, on le coule dans une lingotière, on obtient les petits cylindres connus sous le nom de *pierre infernale* (azotate d'argent fondu).

On prépare le *nitrate d'argent cristallisé* en traitant à chaud 50 parties d'argent fin par 100 parties d'acide azotique pur à 33°, et, lorsque l'argent est dissous, évaporant la liqueur pour la faire cristalliser.

Le nitrate d'argent est très-fréquemment employé. A l'intérieur, à très-petites doses, il produit de la chaleur à l'épigastre, des coliques, des vertiges et après un certain temps d'usage une teinte ardoisée sur la peau. On l'a vanté dans l'épilepsie, plusieurs névroses, la danse de Saint-Guy, l'hystérie, l'angine de poitrine, la gastrite chronique, etc., etc. A l'extérieur, il est employé comme cathérétique ; l'irritation qu'il produit est de peu de durée, et l'escharre qu'il forme est sèche, grisâtre, et légère. La pierre infernale est chaque jour employée pour réprimer les chairs fongueuses et cautériser les plaies de mauvaise nature. Il est employé pour cicatriser les ulcères de la cornée, les ulcères rebelles et les chancres indolents. On l'a employé pour faire avorter, par la cautérisation, les boutons de la variole ; enfin, on se sert de cette cautérisation dans quelques maladies éruptives, le zona, l'impétigo, etc.

A l'état de solution dans l'eau distillée, il est employé dans un grand nombre de phlegmasies chroniques des muqueuses : telles sont celles de la conjonctive, du pharynx, de la bouche, du col de l'utérus, du vagin, de la vessie, du canal de l'uréthre, etc. ; dans un grand nombre d'inflammations aiguës : l'angine couenneuse, le croup, la blennorrhagie aiguë, l'ophthalmie blennorrhagique, etc. Enfin, on l'emploie dans beaucoup d'affections cutanées, chroniques et rebelles, afin de changer la manière d'être de la peau.

DE L'OR.

Au = 1227,73.

Ce métal est solide, jaune, très-brillant, inodore, insipide, le plus malléable et le plus ductile de tous les corps. On en fait des fils d'une extrême finesse et des feuilles de 0^m,00009 d'épaisseur, à travers lesquelles la lumière passe colorée en vert bleuâtre. Il est peu dur et très-tenace. Sa densité = 19,257. Il paraît qu'on a pu l'obtenir cristallisé en octaèdres (Tillet et Mongez). Il fond à 32° du pyromètre de Wedgwood. Il n'est pas volatil.

L'oxygène ne se combine pas directement avec l'or, cependant on connaît deux oxydes que l'on obtient par des moyens particuliers : un protoxyde, Au^2O, et un peroxyde, Au^2O^3. Le protoxyde est complétement inusité, le peroxyde a été quelquefois recommandé par M. Chrétien dans les engorgements scrofuleux : mais il est lui-même très-peu employé.

L'or se trouve à l'état natif ou allié à l'argent, au cuivre ou au fer. Son existence dans certains sables, les ont fait nommer pour cette raison *sables aurifères*. Pour l'extraire, on lave le sable et l'on en sépare l'or, puis on l'amalgame. Si l'or est engagé dans une gangue, on la broie avec du mercure qui s'unit à l'or. On n'a plus dans l'un et l'autre cas qu'à soumettre l'amalgame à la distillation pour en séparer l'or.

L'or en poudre a été conseillé par M. Niel, dans les mêmes circonstances que les autres préparations d'or. C'est un médicament fort peu
employé. L'or est plus souvent utilisé dans les arts pour faire des vases et
des bijoux, pour la fabrication d'une partie de nos monnaies. Précipité
de sa dissolution dans l'eau régale par le chlorure d'étain, il forme le
pourpre de Cassius. Enfin, la poudre d'or obtenue par la précipitation du
chlorure d'or par le sulfate de protoxyde de fer sert à la dorure sur porcelaine.

Peroxyde. Brun quand il est sec, et jaune rougeâtre à l'état d'hydrate.
On l'obtient en faisant chauffer une solution de trichlorure d'or avec un
excès de magnésie : il se fait un précipité d'*aurate* de magnésie, que
l'on décompose ensuite par l'acide azotique étendu d'eau. La magnésie
est dissoute et l'oxyde d'or reste sous forme de poudre, qu'on lave et
que l'on dessèche à l'ombre.

Chlorures. On connaît deux chlorures d'or : le protochlorure et le
perchlorure : le premier est inusité, le second est quelquefois employé
en médecine.

Perchlorure. Sous forme de masse cristalline d'un rouge-orange, très-
déliquescent, se décomposant par la chaleur, d'abord en chlore et protochlorure, ensuite en chlore et en or métallique. On l'obtient en dissolvant
de l'or laminé dans un mélange d'acide nitrique et d'acide chlorhydrique,
et en évaporant la dissolution jusqu'à ce qu'elle ait pris une couleur
rouge rubis-foncé.

Ce chlorure peut jouer le rôle d'acide ; c'est-à-dire qu'il peut se combiner avec les chlorures alcalins, et former des chlorosels, dont un, le
chloraurate de chlorure de sodium (chlorure d'or et de sodium) est quelquefois employé en médecine. Il est jaune orangé, cristallisé en longs
prismes quadrilatères, inaltérable à l'air. On l'obtient en dissolvant dans
une petite quantité d'eau distillée 84 parties de perchlorure d'or et 16
parties de chlorure de sodium, concentrant jusqu'à pellicule et faisant
cristalliser.

Ces chlorures ont été conseillés dans les affections syphilitiques : ils
agissent aussi bien que le sublimé, et n'ont pas l'inconvénient d'agir si
vivement sur les glandes salivaires. On a employé avec succès le chloraurate de chlorure de sodium dans des cas d'ulcères syphilitiques à la
gorge, aux fosses nasales, à la voûte palatine, etc., et dans des cas
d'exostoses et de périostoses, de pustules cutanés, etc., etc.

Cyanure. Jaune serin, pulvérulent, inodore, insipide, insoluble dans
l'eau, l'alcool et l'éther. On le prépare en traitant la dissolution aqueuse
de protochlorure d'or par une dissolution de cyanure de potassium très-
pur et évaporant à siccité.

On a employé ce médicament dans le traitement des maladies syphilitiques, des affections scrofuleuses et de l'aménorrhée.

____

(1) Cette assertion est loin d'être démontrée. (*Note du rédacteur en chef.*)

Alliage d'or et de cuivre. Cet alliage est formé de 9 parties d'or et 1 partie de cuivre. Il s'obtient en fondant ensemble les deux métaux. Il est jaune d'or, moins ductile, plus dur, et plus fusible que l'or, inaltérable à l'air, à moins qu'il ne soit porté à une chaleur rouge ; car alors le cuivre s'oxyde et l'or s'épure. Cet alliage sert, en France, à faire la monnaie d'or. Les vases, les ornements et tous les ustensiles d'or et de cuivre, sont faits avec des alliages dont le titre varie. Les uns sont au titre de 920/1000, les autres au titre de 840/1000 ou de 750/1000.

Alliages d'or et d'argent. Couleur variable selon les quantités d'argent qu'ils contiennent, leur dureté est plus grande que celle des deux métaux, leur fusibilité plus grande que celle de l'or. Ils ne sont altérables à l'air ni à froid ni à chaud. On les obtient directement en fondant ensemble l'or et l'argent. L'alliage le plus connu est *l'or vert*, ainsi nommé à cause de sa couleur verte. Il est formé de 708 parties d'or pur et de 292 parties d'argent pur.

On nomme *vermeil* l'argent doré avec un amalgame d'or, ou par un procédé galvanoplastique. (Voir la PHYSIQUE : *piles à courant constant*). On fait avec le vermeil des couverts, des vases et une foule d'objets d'ornement.

Les sels d'or étant peu connus, nous les passerons sous silence.

DU PLATINE.

$$Pt = 1232,08.$$

Le platine est solide, d'une blancheur qui approche de celle de l'argent, très-brillant, très-malléable et très-ductile, assez mou pour que l'ongle puisse le rayer. Sa ténacité est très-grande. Laminé, sa densité $= 22,069$. Il résiste aux plus violents feux de forge ; mais on parvient à le fondre par le chalumeau à gaz.

L'oxygène ne peut se combiner directement avec le platine ; cependant, on connaît deux oxydes : un protoxyde, PtO, et un bi-oxyde, PtO^2. Comme ils sont complètement inusités, nous croyons inutile de nous y arrêter.

Le platine ne se trouve que combiné avec le rhodium, l'iridium, le palladium, l'osmium, le fer, etc. Il affecte presque toujours la forme de paillettes ou de petits grains, quelquefois de masses ou pépites. Pour l'extraire de ses combinaisons on le dissout dans l'eau régale, et l'on ajoute à la dissolution du chlorhydrate d'ammoniaque : un abondant précipité de chlorure double de platine et d'ammoniaque se forme ; on le recueille, on le sèche et on le calcine pour volatiliser le chlorhydrate d'ammoniaque, ainsi que le chlore du chlorure de platine ; on a pour résidu du platine spongieux. Lorsque l'on veut le forger, on l'allie avec un peu d'arsenic qui le rend un peu plus fusible : on peut alors le forger.

Enfin, on le chauffe à l'air libre pour transformer l'arsenic en acide arsénieux qui se dégage. Le platine qui résulte de cette dernière opération jouit de la propriété de se laisser forger.

L'inaltérabilité et l'infusiblilité de ce métal le rendent précieux dans la construction de divers instruments employés dans les laboratoires de chimie. Il sert à faire des creusets, la lumière des canons de fusils, etc.

Chlorures. On connaît un protochlorure et un bichlorure de platine, le premier est sans usages, le second est un des plus précieux réactifs que la chimie possède.

Bichlorure. On le prépare en dissolvant l'éponge de platine dans l'eau régale, et évaporant à siccité. Privé d'eau il est brun-noirâtre, il est styptique et très-soluble dans l'eau : la dissolution saturée possède une couleur rouge intense. L'alcool le dissout aussi. Exposé au feu, il se transforme d'abord en protochlorure, puis il se décompose complétement.

On a essayé de l'employer en médecine dans les affections syphilitiques, mais il a en peu de succès; aussi est-il complétement abandonné. Il est plus usité en chimie comme réactif; il est en effet le réactif le plus sensible des sels de potasse, avec lesquels il forme un chlorure double peu soluble.

Aucun sel de platine n'étant employé, nous croyons inutile de nous y arrêter.

FIN DE LA CHIMIE INORGANIQUE.

CHIMIE.

DEUXIÈME PARTIE.

CHIMIE ORGANIQUE.

CHAPITRE PREMIER.

GÉNÉRALITÉS SUR LA COMPOSITION DES CORPS ORGANIQUES.

Les corps que nous avons actuellement à étudier sont beaucoup plus complexes que ceux qui ont été l'objet de notre examen. En effet, le plus souvent ils sont formés de carbone, d'hydrogène, d'oxygène et d'azote, auxquels dans quelques cas, rares à la vérité, le phosphore et le soufre viennent s'ajouter; d'autres ne contiennent que du carbone, de l'hydrogène et de l'oxygène; enfin il est un petit nombre de corps organiques formés seulement de deux éléments. Ce n'est pas seulement par le nombre des éléments que les substances organiques se distinguent, mais encore par le nombre souvent considérable des équivalents qui les composent. C'est même cette composition si compliquée qui peut nous faire comprendre comment un si petit nombre d'éléments peuvent donner naissance à cette variété infinie pour ainsi dire de corps qui compose la nature organique.

Autrefois on distinguait la *chimie végétale* de la *chimie animale*; mais les analyses ont démontré d'abord que beaucoup de corps organiques sont communs aux deux règnes; d'un autre côté il n'est pas rare de voir des corps appartenant à un règne se transformer en corps appartenant à l'autre. Enfin la composition n'est pas plus un moyen de démarcation entre les deux règnes, puisqu'il y a des substances du règne végétal qui sont formées de quatre, de trois ou de deux éléments, de même qu'il y a des substances du règne animal formées de deux, de trois et de quatre éléments. Pour toutes ces raisons, les chimistes sont généralement d'accord pour confondre ces deux sortes de chimies et les désigner sous le nom de *chimie organique.*

Les matières organiques sont formées de parties que l'anatomie peut séparer, dans chacune desquelles les procédés chimiques indiquent plusieurs substances que l'on connaît sous le nom de *substances immé-diates*; celles-ci sont elles-mêmes formées de plusieurs autres principes ou éléments dont nous avons déjà tracé l'histoire.

Les substances immédiates sont très-vraisemblablement soumises dans leur composition à des lois générales qui sont loin d'être toutes connues, mais dont un assez grand nombre déjà sont parfaitement éta-blies dans la science. Ces lois, on doit s'y attendre, sont plus compli-quées que celles de la chimie inorganique; mais très-probablement elles se simplifieront par la suite, et peut-être arrivera-t-il un moment où l'on verra que les lois de la chimie inorganique satisferont aux exi-gences de la chimie organique. Quoi qu'il en soit, on sait que :

1° Quand dans une substance non azotée la quantité de l'oxygène est à celle de l'hydrogène dans un plus grand rapport que dans l'eau, la substance est *acide*;

2° Lorsque la substance contient beaucoup de carbone, elle contient en même temps beaucoup d'hydrogène et est alors *huileuse*, *résineuse*, *alcoolique* ou *éthérée*;

3° Si l'oxygène et l'hydrogène sont dans le même rapport que dans l'eau, la substance est *neutre*;

4° Aucune de ces substances ne contient assez d'oxygène pour trans-former son hydrogène et son carbone en eau et en acide carbonique;

5° Il existe des substances qui sont de véritables *bases salifiables* et qu'elles contiennent toutes de l'azote, en général un équivalent :

6° Plusieurs substances sont formées par un radical commun qui, combiné avec différentes proportions du même corps ou de corps divers, forme une série de composés que l'on peut regarder comme des *groupes naturels*; par exemple le benzoïle ($C^{14}H^5O^2$) forme en se combinant avec :

1 équivalent d'hydrogène, — 1 équiv. d'essence d'amandes amères
$$(C^{14}H^5O^2 + H);$$
1 équiv. d'oxygène, — 1 équiv. d'acide benzoïque $(C^{14}H^5O^2 + O)$;
1 équiv. de soufre, — 1 équiv. de sulfure de benzoïle $(C^{14}H^5O^2 + S)$;
1 équiv. de chlore, — 1 équiv. de chlorure de benzoïle $(C^{14}H^5O^2 + Cl)$;
1 équiv. de cyanogène, — 1 évquiv. de cyanure de benzoïle
$$(C^{14}H^5O^2 + Cy).$$

Voilà pour la série du benzoïle; il en serait de même pour les séries du cyanogène, du salicyle, etc.

7° On peut représenter plusieurs substances immédiates par deux corps :

L'acide acétique par de l'acide carbonique et de l'*acétone* :
$$C^4H^3O^3 = CO^2 + C^3H^3O;$$

L'alcool par de l'eau et de l'éther :
$$C^4H^6O^2 = HO + C^4H^5O;$$

L'éther par de l'eau et du bicarbure d'hydrogène :

$$C^4H^5O = HO + C^4H^4.$$

En effet, quand on met ces substances avec une autre qui ait beaucoup d'affinité pour l'un des corps constituants, elles se dédoublent en donnant les produits que nous venons d'indiquer, et quelquefois même la chaleur suffit pour déterminer cette séparation.

8° Lorsqu'un corps hydrogéné est traité par le chlore, le brome, l'iode, l'oxygène, etc., chaque équivalent d'hydrogène qu'il perd est remplacé par un équivalent de chlore, de brôme, d'iode, d'oxygène.

La même règle s'applique à un corps hydrogéné et oxygéné.

Si le corps hydrogéné contient de l'eau, celle-ci perd son hydrogène sans que rien le remplace ; mais à partir de ce moment, l'hydrogène enlevé se trouve remplacé comme nous venons de le dire.

Cette théorie, que l'on doit à M. Dumas, est connue sous le nom de *théorie des substitutions*.

CHAPITRE II.

PROPRIÉTÉS GÉNÉRALES DES CORPS ORGANIQUES.

Les substances organiques sont les unes volatiles par elles-mêmes (éther, camphre, etc.), les autres volatiles dans les différents gaz (indigo, acide margarique, oléique, etc.), enfin d'autres, qui sont en plus grand nombre, sont fixes.

Soumises à la distillation, elles se décomposent plus ou moins complétement, selon qu'elles sont plus ou moins fixes. Les produits de la décomposition sont de l'eau, des acides carbonique et acétique, de l'oxyde de carbone, du goudron, du gaz hydrogène carboné, du charbon, et de plus, si la matière est azotée, de l'acide cyanhydrique, de l'ammoniaque et de l'azote. Lorsque la chaleur est plus faible, la distillation donne lieu seulement à quelques nouvelles matières non charbonnées qui distillent, se subliment ou restent au fond du vase. M. Pelouze la distingue de la distillation ordinaire par le nom de *distillation blanche*.

Beaucoup de substances, lorsqu'elles sont humides ou dissoutes, se décomposent d'elles-mêmes et fournissent de nouveaux produits. La plupart d'entre elles, surtout les substances riches en hydrogène, prennent feu à l'aide de la chaleur dans leur contact avec l'air.

L'eau à froid n'agit qu'en dissolvant les substances organiques. En général celles où l'oxygène prédomine y sont solubles ; c'est le contraire pour celles qui sont riches en hydrogène.

La plupart des bases salifiables s'unissent aux acides organiques et forment des sels parfaitement définis. Les dissolutions alcalines concentrées et bouillantes altèrent les substances non volatiles, et à 200°, la

potasse et la soude les transforment souvent en acide oxalique et acétique, de plus elles dégagent de l'ammoniaque et forment un cyanure
si la matière est azotée.

L'acide sulfurique agit de diverses manières sur les matières organiques : tantôt il se combine avec elles (acide sulfo-naphtalique); tantôt
il les charbonne en s'emparant d'une certaine quantité d'eau formée
aux dépens de leur oxygène et de leur hydrogène; tantôt enfin il se
décompose lui-même en les décomposant.

L'acide azotique à froid ou à chaud décompose presque toutes les matières organiques en se décomposant lui-même. Il en résulte de l'eau,
de l'acide carbonique et divers acides, dont l'un est presque toujours
l'acide oxalique, provenant de l'oxydation de la matière, tandis que
l'acide azotique est ramené à l'état d'acide hypo-azotique, d'oxyde d'a-
zote ou d'azote. Il y a cependant quelques acides qui semblent faire
exception à cette règle générale : ce sont les acides benzoïque, succi-
nique, camphorique, subérique, mellitique, cholestérique, ambréique,
picrique, asparmique.

CHAPITRE III.

DES ACIDES ORGANIQUES.

On connaît aujourd'hui un très-grand nombre d'acides organiques :
les uns sont composés de carbone et d'oxygène, d'autres des mêmes éléments et d'hydrogène; il en est enfin qui contiennent de l'azote. On peut
considérer les acides comme les oxydes de radicaux formés de carbone
et d'hydrogène ou de carbone, d'hydrogène et d'oxygène; ou bien encore en les regardant comme des hydracides à radicaux, composés. Cette
dernière manière de voir est plus généralement adoptée, surtout depuis
les recherches de Graham sur les acides phosphoriques et de Liébig sur les
acides organiques. Voici comment M. Liébig s'exprime à ce sujet : « 1° Les
acides hydratés sont des combinaisons d'un ou de plusieurs éléments
avec de l'hydrogène, dans lesquelles l'hydrogène peut être remplacé totalement ou en partie par des équivalents de métaux. La capacité de saturation de ces acides dépend par conséquent de la quantité d'hydrogène
qui peut être remplacé. En envisageant comme radical la réunion des
autres éléments, il est évident que la composition de ce radical n'exerce
aucune influence sur la capacité de saturation. 2° La capacité de saturation de ces acides augmente ou diminue dans le même rapport que la
quantité d'hydrogène, en dehors du radical, augmente ou diminue. 3° Si
dans la composition du radical il entre une quantité indéterminée d'éléments quelconques, sans que la quantité d'hydrogène en dehors du radical soit changée, le poids atomique de l'acide augmentera, mais sa capacité de saturation restera la même : dans le sens de cette théorie, les sels

sont donc, ou bien des combinaisons de métaux avec les corps simples, comme les sels haloïdes, ou bien ce sont des combinaisons de métaux avec des corps composés jouant le rôle de corps simples. »

M. Liébig les divise en acides *unibasiques*, *bibasiques* et *tribasiques*. Les acides unibasiques prennent un équivalent de base en perdant un équivalent d'eau pour former des sels neutres. Les acides bibasiques, pour former des sels neutres, perdent deux équivalents d'eau en se combinant à deux équivalents de base. Enfin les acides tribasiques ne forment de sels neutres qu'en se combinant à trois équivalents de base déplaçant trois équivalents d'eau.

Ces acides sont généralement solides et cristallisés, quelques-uns sont liquides comme l'acide formique. Ils sont plus pesants que l'eau; presque tous sont inodores, les acides acétique, formique, etc., sont odorants. Exposés à l'action de la chaleur, les uns fondent à une basse température sans altération (acides gras); les autres se volatilisent sans décomposition (acides acétique, formique); d'autres sont décomposés, mais en même temps une partie échappe à la décomposition (acide oxalique); enfin d'autres se transforment en acides nouveaux, *pyrogénés* (acides pyrotartrique, pyromucique, etc.) Selon M. Pelouze, « un acide pyrogéné quelconque, plus une certaine quantité d'eau et d'acide carbonique, ou seulement l'un de ces corps, présente toujours la constitution de l'acide qui leur a donné naissance. » Ils sont tous solubles dans l'eau, excepté les acides gras, par conséquent leur saveur est plus ou moins acide, et rougissent la teinture de tournesol.

Tous ces acides se combinent aux bases salifiables pour former des sels parfaitement définis et dans lesquels, lorsqu'ils sont neutres, l'oxygène de l'acide est un multiple de l'oxygène de la base. Dans quelques-uns l'oxygène de la base est à l'oxygène de l'acide comme 2 : 5 et correspondent aux phosphates et aux arséniates ; ce sont les stéarates et les oléates.

Traités par les alcalis caustiques, à l'aide de la chaleur, ils se transforment en acide oxalique, dont la composition est la plus simple des acides organiques. C'est aussi en acide oxalique que l'acide azotique les transforme. Quant à l'acide sulfurique, il les décompose en donnant lieu à de l'acide carbonique, de l'oxyde de carbone, de l'eau et quelquefois des produits carbonés.

On est dans l'habitude de former le symbole des acides organiques, par l'initiale du nom de l'acide sur laquelle on place une barre en travers. Ex. : acide acétique, oxalique = $\overline{\text{A}}$, $\overline{\text{O}}$. Ce sont jusqu'à présent les seuls principes organiques que l'on ait cherché à noter, et encore cette méthode ne s'applique-t-elle qu'à un petit nombre d'acides. Nous croyons utile de présenter quelques-unes de nos idées sur cette notation, car nous la croyons très-utile pour simplifier l'explication des réactions de la chimie organique. Nous conservons l'usage de la barre sur l'initiale ; mais comme il convient d'adopter une manière générale pour former le symbole des acides, nous suivrons la même méthode que celle que nous avons suivie pour faire celui des corps simples, c'est-à-dire que l'initiale seule, plus la barre, sera employée pour l'acide le plus anciennement connu. Ex. : acide acétique $\overline{A}$; tandis que pour les acides plus nouvellement connus, nous ajouterons à la même initiale la première ou la seconde consonne qui suit, si la première était commune à plusieurs acides. Ex. : $\overline{Ad}$ = acide aldéhidique, $\overline{B}$ = acide benzoïque ; $\overline{Bu}$ = acide butyrique, etc. Il peut arriver que la formule se complique d'une troisième lettre, parce que les deux premières donneraient lieu à une confusion : par exemple, l'acide cinnamique serait représenté par la formule $\overline{Cn}$, tandis que l'acide *conique*, si son existence était bien démontrée, le serait par la formule $\overline{Cnq}$. A la vérité, ce symbole est long à écrire, mais il a l'avantage de permettre d'une manière générale la notation de tous les acides, et d'ailleurs il n'y a qu'un petit nombre d'acides pour lesquels il soit nécessaire d'employer un aussi grand nombre de lettres.

Les acides pyrogénés conservant le même nom que l'acide qui leur a donné naissance, précédé du mot *pyro*, peuvent très-facilement être représentés par deux barres. Ainsi l'acide gallique aurait pour formule $\overline{G}$, et l'acide pyrogallique $\overline{\overline{G}}$. La double barre suffirait pour désigner les acides pyrogénés.

Nous allons maintenant nous occuper de l'étude particulière des acides organiques. On peut les diviser en deux grandes sections : en acides *oxygénés*, c'est-à-dire dans lesquels proportionnellement la quantité d'oxygène est grande, et en acides *hydrogénés* comprenant les acides gras chez lesquels la quantité d'hydrogène est proportionnellement très-grande.

SECTION Ire.

DES ACIDES OXYGÉNÉS.

La composition de ces acides est généralement plus simple, c'est-à-dire que le nombre qui représente leur équivalent est moins élevé que celui des acides hydrogénés ; ils sont généralement solubles dans l'eau et cristallisent avec des formes géométriques bien nettes ; leur saveur acide est aussi très-caractérisée. Exposés au feu, ils ne fondent pas à la manière des corps gras. Leur densité est plus grande que celle de l'eau.

DE L'ACIDE OXALIQUE.

$$C^2O^5 = o.$$

Cet acide, découvert par Bergmann et nommé quelquefois *acide du sucre*, est blanc, cristallisant en longs prismes terminés par des sommets dièdres. Sa saveur est très-acide ; il rougit fortement le tournesol. Chauffé dans une cornue, il subit la fusion aqueuse, s'épaissit et se décompose en partie en acide carbonique, oxyde de carbone, eau et acide formique à l'aide desquels une partie d'acide se volatilise ; voici l'équation qui représente cette réaction :

$$12(C^2O^3 + HO) = 12(CO^2) + 10(CO) - 10(HO) + C^2HO^3 + HO.$$

A une chaleur rouge, il se décompose complétement sans aucun dépôt de charbon.

Il est soluble dans huit fois et demie son poids d'eau et dans beaucoup moins d'eau bouillante. Il est un peu soluble dans l'alcool. Cet acide ne peut exister sans eau ; aussi, dès qu'il est en contact avec l'acide sulfurique, qui s'empare de son eau de constitution, se décompose-t-il en volumes égaux d'acide carbonique et d'oxyde de carbone ;

$$C^2O^3,HO + SO^3 = SO^3,HO + CO^2 + CO.$$

D'où il suit qu'on peut le considérer comme un acide intermédiaire entre l'acide carbonique et l'oxyde de carbone.

L'acide cristallisé contient deux équivalents d'eau : desséché autant que possible, il en retient encore 1 équivalent ; enfin, combiné avec l'oxyde de zinc ou de plomb, il ne contient plus d'eau. On a donc les trois formules suivantes :

$$C^2O^3, + 2HO.$$
$$C^2O^3 + HO.$$
$$C^2O^3 + MO.$$

L'affinité qu'il a pour la chaux est si grande qu'il trouble l'eau de chaux et la dissolution de sulfate de chaux en formant un précipité infiniment peu soluble.

Il existe à l'état de liberté dans les pois du *cicer arietinum* (pois chiche), et à l'état de sel acide dans les *oxalis*, les *rumex*, etc. On le prépare en traitant l'oxalate acide de potasse par l'acétate de plomb : il se forme un oxalate de plomb insoluble, lequel recueilli, lavé et suspendu dans l'eau, est ensuite traité par l'acide sulfhydrique ; la liqueur filtrée et évaporée donne l'acide oxalique pur.

$$PbO,\bar{o} + HS = PbS + \bar{o},HO.$$

On peut encore l'obtenir en traitant à chaud le sucre ou la fécule par l'acide nitrique, évaporant convenablement et faisant cristalliser.

On se sert de cet acide en chimie pour reconnaître les sels de chaux ; on l'emploie dans quelques manufactures de toiles peintes, pour enlever les couleurs à base de fer. Il sert communément pour détruire les taches d'encre. En médecine, il est employé comme rafraîchissant en *limonade*; mais on lui préfère les acides citrique et tartrique ; 15 grammes de cet acide occasionnent la mort en peu d'instants. Suivant M. Nardo, c'est un antiphlogistique puissant qui jouit de la propriété de calmer les douleurs violentes produites par l'inflammation des muqueuses. On l'emploie surtout dans la stomatite , les aphtes , les angines , etc. Il paraîtrait que par son usage il serait moins nécessaire de perdre du sang.

Des oxalates.

Ils sont tous décomposables par le feu en donnant des produits très-variables, suivant que l'oxyde peut ou non se réduire, que la base est ou non alcaline , et que le sel est hydraté ou anhydre.

Alcalin et anhydre , le sel se transforme en oxyde de carbone et en carbonate :

$$CaO,C^2O^3 = CO + CaO,CO^2.$$

Si le sel était hydraté , l'eau se décomposerait en partie , et l'on obtiendrait des produits semblables à ceux que fournissent les acides hydrogénés.

Si l'acide n'est pas alcalin , et que de plus il soit irréductible , l'acide est décomposé en acide carbonique et oxyde de carbone :

$$ZnO,C^2O^3 = ZnO + CO^2 + CO.$$

Si au contraire l'oxyde est réductible , on n'obtient que de l'acide carbonique :

$$AgO,C^2O^3 + HO = Ag + 2CO^2 + HO.$$

Parmi les oxalates neutres , ceux de potasse , de soude , de lithine , d'ammoniaque , d'alumine , de chrôme , de vanadium sont solubles dans l'eau , et le sont moins avec excès d'acide. Au contraire , les oxalates insolubles sont presque tous solubles lorsqu'ils sont un peu acides.

L'affinité des bases pour l'acide oxalique a lieu dans l'ordre suivant : chaux , baryte , strontiane , lithine , potasse , soude , ammoniaque , magnésie.

Dans les oxalates neutres , l'oxygène de la base est à celui de l'acide : : 1 : 3 = MO,O

Oxalates de potasse. On en connaît trois : l'oxalate neutre , le bi-oxalate et le quadroxalate. Un seul est employé , c'est le *sel d'oseille* qui n'est qu'un mélange des deux derniers.

Oxalate acide de potasse (sel d'oseille). (KO,O⁴ + 7HO). Solide , blanc , opaque , inaltérable à l'air , insoluble dans l'alcool , soluble dans l'eau. On l'extrait du *rumex acetosella*, ou de *l'oxalis acetosella*. Pour cela on pile la plante , on en sépare le suc que l'on clarifie au blanc d'œuf , on filtre, on évapore en consistance de sirop et on laisse cristalliser , on obtient des cristaux bruns que l'on purifie par une nouvelle cristallisation. Il est employé pour enlever les taches d'encre , et pour préparer l'acide oxalique.

Oxalate d'ammoniaque. (AzH³,HO) + (O,HO). Cristallisé en longs tétraèdres terminés par des sommets dièdres, d'une saveur très-piquante. Chauffé dans une cornue, il laisse passer à la distillation de l'eau un peu d'ammoniaque, du carbonate d'ammoniaque, de l'oxalate non décomposé et de l'*oxamide*, matière découverte par M. Dumas. Il se dégage en même temps du gaz acide carbonique et oxyde de carbone ; enfin, il reste dans la cornue un peu de charbon.

Ce sel est soluble dans l'eau, insoluble dans l'alcool. On le prépare en saturant l'acide oxalique par l'ammoniaque, évaporant et faisant cristalliser. On l'emploie en chimie dans la recherche des sels de chaux.

DE L'ACIDE TARTRIQUE.

$$C^8H^4O^{10} + 2HO = \overline{T}.$$

Cet acide, isolé pour la première fois par Schéele, est solide, cristallisable, selon M. de la Provostaye, en prisme vertical à 4 pans terminés par deux faces basiques inclinées et par des sommets dièdres tronqués ; sa saveur est très-acide, son action sur le tournesol très-grande. Il est très-soluble dans l'eau et beaucoup moins dans l'alcool. La dissolution aqueuse exposée à l'air se couvre de moisissures. Sous l'influence d'une douce chaleur, cet acide perd peu à peu son eau de cristallisation et se trouve transformé d'abord en acide *tartralique*, ensuite en acide *tartrélique*.

Une chaleur de 180° le boursoufle, le décompose ; il répand alors une odeur de caramel et produit deux acides pyrogénés, l'acide *pyrotartrique liquide* et l'acide *pyrotartrique solide*. La potasse ou l'acide azotique le convertissent par la chaleur en acide oxalique.

Il précipite la chaux des sels végétaux et ne la précipite pas des sels minéraux : ce qui le distingue des acides citrique et oxalique. Un excès d'acide dissout le précipité.

Cet acide se prépare en dissolvant le bitartrate de potasse dans l'eau, et le traitant par de la craie.

$$KO,2\overline{T} + CaO,CO^2 = KO,\overline{T} + CaO,\overline{T} - CO^2.$$

Le tartrate de chaux qui se précipite est recueilli, lavé, puis traité par l'acide sulfurique :

$$CaO,\overline{T} + SO^3 = CaO,SO^3 + \overline{T}.$$

On filtre, et la liqueur évaporée en consistance sirupeuse est abandonnée à la cristallisation pendant plusieurs jours.

L'acide tartrique existe dans le tamarin à l'état de liberté, mais particulièrement combiné à la potasse dans le raisin. On le trouve encore à l'état de tartrate de chaux et d'alumine.

Dissous dans l'eau, il est souvent employé comme limonade.

Des tartrates.

Tous les tartrates se décomposent au feu en donnant lieu à divers produits, parmi lesquels se trouvent de l'eau, de l'acide carbonique, de l'hydrogène carboné, de l'oxyde de carbone et de plus, lorsque le sel est avec excès d'acide, une certaine quantité d'acide pyrotartrique. Chauffés à l'état sec, ils répandent une odeur de caramel.

Les tartrates neutres de potasse, soude, lithine, ammoniaque, magnésie, alumine, glucine, bi-oxyde de molybdène, vanadium, chrôme, antimoine, bi-oxyde de cuivre sont solubles dans l'eau; les autres y sont insolubles. Un excès d'acide dissout ceux qui ne sont pas solubles, et rend beaucoup moins solubles les premiers.

La tendance des bases à se combiner à l'acide tartrique a lieu dans l'ordre suivant : chaux, baryte, strontiane, lithine, potasse, soude, ammoniaque, magnésie.

Les tartrates de potasse, de soude et d'ammoniaque peuvent se combiner ensemble ou avec la plupart des autres tartrates pour former des sels doubles.

Dans les tartrates neutres, un équivalent d'acide est combiné à deux équivalents de base : d'où il suit que c'est un acide bibasique, et que l'oxygène de la base est à l'oxygène de l'acide : : 1 : 3 = T,2MO.

Tartrate de potasse (sel végétal). Solide, cristallisable en prismes rectangulaires à 4 pans terminés par des sommets dièdres, d'une saveur amère, un peu déliquescent, très soluble dans l'eau plus à chaud qu'à froid.

On le prépare en saturant l'excès d'acide du bitartrate de potasse par du carbonate de potasse, filtrant, évaporant et faisant cristalliser.

Il est employé en médecine comme purgatif. Son action est prompte et ne produit pas de coliques.

Bitartrate de potasse (crème de tartre). (T,KO + HO). Blanc, cristallisable en prismes quadrangulaires, courts, coupés de biais aux deux extrémités, d'une saveur légèrement acide, inaltérable à l'air, soluble dans l'eau beaucoup plus à chaud qu'à froid.

Ce sel existe dans le raisin et le tamarin. Il forme la lie du vin, laquelle, desséchée, est connue sous le nom de *tartre* blanc ou rouge, selon qu'elle provient de vins blancs ou rouges. On obtient ce sel en purifiant le tartre de la manière suivante : on le dissout dans l'eau bouillante, on ajoute à la dissolution une terre argileuse et sablonneuse qui la décolore ; on filtre, on évapore jusqu'à pellicule, et on fait cristalliser.

Le peu de solubilité de ce sel lui fait préférer pour l'usage médical la *crème de tartre soluble* (tartrate borico-potassique), laquelle est blanche, incristallisable, entièrement soluble dans l'eau en toute proportion. On l'obtient en chauffant ensemble 24 parties d'eau, 1 partie d'acide borique et 4 parties de bitartrate de potasse; faisant bouillir jusqu'à évaporation presque complète en ayant soin d'agiter continuellement le mélange, faisant sécher à l'étuve et pulvérisant.

Elle est employée à petites doses comme acidule : elle est tempérante; aussi est-elle employée dans les maladies inflammatoires, dans les embarras gastriques, la jaunisse. A plus forte dose elle purge doucement sans coliques, en agissant spécialement sur la muqueuse gastro-intestinale.

Tartrate de potasse et de soude (sel de La Rochelle, sel de Seignette). ($\bar{T}$,KO,NaO + 10HO). Blanc, cristallisant en gros prismes irréguliers, efflorescens, d'une saveur amère, plus soluble à chaud qu'à froid. On le prépare en saturant le bitartrate de potasse par le carbonate de soude, filtrant, évaporant et faisant cristalliser.

On l'emploie en médecine dans les mêmes cas que le tartrate de potasse neutre.

Tartrate de potasse et de fer ($\bar{T}$,FeO,KO). Solide, cristallisant en petites aiguilles verdâtres, très-styptique, soluble dans l'eau. La dissolution, nullement troublée par la potasse, la soude et l'ammoniaque, ni par les carbonates alcalins, l'est au contraire par l'acide sulfhydrique, qui s'empare de l'oxyde de fer et met à nu du bitartrate de potasse. On l'obtient en faisant bouillir dans l'eau parties égales de limaille de fer et de bitartrate de potasse, filtrant et faisant évaporer.

Ce tartrate entre dans la composition de beaucoup de médicaments : ainsi les *boules de Mars* ou *de Nancy*, le *tartre martial soluble*, le *tartre chalybé*, les *teintures de Mars, de Ludovic et tartarisée*, sont des combinaisons de tartrate de potasse et de tartrate de fer, dont plusieurs sont tombés en désuétude.

En général, ces médicaments ont joui d'une grande réputation. La propriété que possède le sel de fer de n'être pas précipité par les alcalis doit leur donner des propriétés particulières. Ils possèdent des propriétés analogues aux autres martiaux ; cependant elles paraissent moins énergiques, c'est pourquoi on les préfère pour les enfants. A l'extérieur, ils sont employés dans les entorses et les contusions comme résolutifs et astringents.

Tartrate de potasse et d'antimoine (tartre stibié, émétique). ($\bar{T}$,KO, Sb²O³ + 2HO). Solide, blanc, cristallisant en tétraèdres ou en octaèdres transparents, d'une saveur caustique nauséabonde, rougissant le tournesol, un peu efflorescent, soluble dans l'eau, plus à chaud qu'à froid. La dissolution est troublée par les acides sulfurique, azotique, chlorhydrique qui en précipitent du bitartrate de potasse, ou par la potasse, la soude, l'ammoniaque et leurs carbonates qui en précipitent l'oxyde d'antimoine. Les eaux de chaux de baryte, de strontiane y forment un précipité de tartrate double de la base et d'antimoine. Les sulfures alcalins en précipitent du kermès, tandis que l'acide sulfhydrique en précipite du kermès et du bitartrate de potasse. L'infusion de noix de galle, la décoction de quina, d'écorces de chêne et de diverses plantes amères et astringentes y forment un précipité d'oxyde d'antimoine et de bitartrate de potasse uni à des matières végétales.

Il est composé, selon Walasquit, de 1 équivalent de tartrate de potasse, 1 équivalent de tartrate tribasique d'antimoine et 2 équivalents d'eau.

L'émétique est toujours le produit de l'art. On l'obtient en faisant bouillir dans 20 parties d'eau 2 parties de verres d'antimoine et 3 parties de bitartrate de potasse, en agitant continuellement le mélange, filtrant, et faisant évaporer à siccité; redissolvant dans l'eau, filtrant, concentrant jusqu'à pellicule et faisant cristalliser.

M. Henry fait bouillir le bitartrate de potasse avec l'oxychlorure d'antimoine, filtre, fait évaporer jusqu'à 25e, et abandonne la liqueur à la cristallisation.

M. Philips préfère à l'oxychlorure d'antimoine le sous-sulfate, et opère de la même manière.

L'émétique est employé en médecine à l'extérieur et à l'intérieur. A l'extérieur, comme dérivatif; appliqué sur la peau il y détermine une inflammation assez intense et le plus souvent une éruption pustuleuse particulière. À l'intérieur et à haute dose il agit comme un violent poison en enflammant plus ou moins le canal alimentaire, à moins qu'il ne soit administré dans quelques cas particuliers de maladie ou qu'il ne soit rejeté. A petite dose il produit d'abord des nausées suivies de fréquents vomissements et parfois d'évacuations alvines. Son emploi comme vomitif est sûr et commode, aussi a-t-il généralement détrôné tous les autres vomitifs. Administré en dissolution étendue, il agit comme purgatif. Il est des cas où, lorsque l'on continue d'administrer de nouvelles doses d'émétique, les vomissements cessent et la tolérance s'établit; on peut ainsi en administrer jusqu'à 3 grammes dans les vingt-quatre heures sans que les vomissements reparaissent. Alors, le pouls se ralentit sans perdre de sa force et la transpiration augmente; c'est pourquoi l'émétique est employé avec succès dans le traitement de plusieurs maladies inflammatoires. Employé ainsi, on le recommande dans le traitement des pleuro-pneumonies, quand la saignée est contre-indiquée ou lorsqu'elle n'a produit aucun effet. L'émétique est encore employé de la même manière comme contre-stimulant, dans le traitement des rhumatismes aigus, etc.

DE L'ACIDE CITRIQUE.

$$C^{12}H^5O^{11} = \bar{C}.$$

L'acide citrique, distingué pour la première fois par Schèele, est cristallisé en primes rhomboïdaux terminés à chaque extrémité par des faces trapézoïdales, contenant 5 équiv. d'eau; sa saveur, qui est très-acide, insupportable même, devient très-agréable lorsqu'il est dissous dans beaucoup d'eau. Son action sur le tournesol est très-forte. Chauffé dans une cornue, il fond dans son eau de cristallisation, en perd une partie, puis se décompose en *acide aconitique*, et suivant Robiquet en acétone et en oxyde de carbone. L'acide aconitique lui-même se décompose et donne naissance à deux nouveaux acides : *itaconique* et *citraconique*. Il est inaltérable à l'air; il est très-soluble dans l'eau, beaucoup

plus à chaud qu'à froid. Cette dissolution abandonnée à l'air se couvre
de moisissures, même dans des vaisseaux fermés.

Chauffé avec l'acide azotique ou la potasse il se transforme en acide
oxalique ; avec l'acide sulfurique, il est transformé en acide acétique et
oxyde de carbone.

L'acide citrique forme des sels insolubles avec la chaux, la baryte, la
strontiane, l'oxyde de plomb. Le citrate de plomb se dissout dans l'ammoniaque ; les bicitrates alcalins sont très-solubles, tandis que les bitar-
trates le sont à peine. Ces caractères suffisent pour distinguer l'acide
citrique de l'acide tartrique.

Cet acide se trouve à l'état de liberté dans les citrons, les oranges, les
groseilles, le tamarin, etc. ; mais c'est le plus ordinairement du suc de
citron qu'on le retire. Pour cela, on le clarifie au blanc d'œuf, on le
traite par de la craie qui forme un citrate calcaire insoluble. Celui-ci
est recueilli, lavé et décomposé par l'acide sulfurique en ayant soin de
ne laisser ni un excès de citrate qui nuit à la cristallisation, ni un excès
d'acide sulfurique qui nuit à la pureté et à la conservation de l'acide.

Cet acide n'est employé qu'en dissolution étendue constituant alors
la *limonade citrique*. Suivant Hallé, il aurait la propriété de diminuer
la sueur fébrile.

Des citrates.

Exposés au feu ils se décomposent tous en donnant lieu aux mêmes
produits que les tartrates.

Les citrates solubles dans l'eau sont ceux de potasse, soude, ammoniaque, strontiane, glucine, vanadium, fer, et cristallisent plus ou moins
facilement. Les autres sont peu ou point solubles, mais se dissolvent
plus ou moins dans un excès d'acide.

L'ordre suivant indique la tendance des bases à s'unir avec l'acide
citrique : chaux, baryte, strontiane, lithine, potasse, soude, ammoniaque, magnésie, etc.

L'acide citrique est un acide tribasique, dont les sels neutres contiennent 3 équivalents de base : $= \bar{c},3MO$; d'où il suit que l'oxygène
de la base est à celui de l'acide :: 3 : 11.

Citrates de fer. — On connaît deux citrates, le proto et le percitrate
de fer.

Protocitrate. — En cristaux fins très-blancs. On le prépare en chauffant à 60° un excès de fer pur dans une solution de parties égales d'eau
et d'acide citrique pur ; après quelques jours d'action il s'est formé des
cristaux de protocitrate, on les égoutte dans un linge, on les lave et on
les sèche rapidement.

Percitrate. — En écailles brunes, luisantes. On l'obtient en traitant
la limaille de fer par l'acide citrique dissous, exposant le mélange à l'air,
puis évaporant sur des assiettes à l'étuve.

On emploie ces sels dans les cas où les martiaux sont recommandés.

DE L'ACIDE MALIQUE.

$$C^8H^4O^8 = \overline{M}.$$

Cet acide a été découvert par Schèele en 1785. Il est blanc, inodore, cristallisé en mamelons, contenant 2 équivalents d'eau $= \overline{M} + 2HO$. Sa saveur ressemble à celle des acides citrique et tartrique. Il est très-déliquescent, il est donc soluble dans l'eau, il l'est même dans l'alcool. Chauffé dans une cornue, il fond, perd de l'eau, puis se décompose en charbon fixe et en acides *maléique* et *fumarique*.

On le trouve dans presque tous les fruits, pommes, poires, raisins, cerises, framboises, berbéris, fraises, etc. On l'extrait plus particulièrement du fruit gelé du sorbier. On en sépare le suc, on le fait bouillir et on le filtre ; alors on y ajoute du carbonate de chaux jusqu'à presque neutralisation, et ensuite de l'azotate de plomb en dissolution. Le précipité qui en résulte, abandonné à lui-même, se réunit en aiguilles, qu'on lave à plusieurs reprises avec de l'eau fraîche. C'est le *malate impur* de plomb ; pour le purifier, on le traite par de l'acide sulfurique étendu bouillant, qui forme du sulfate de plomb et met à nu l'acide malique, mêlé de matière colorante, d'albumine, d'acides tartrique et citrique. On traite par le sulfure de baryum dissous : il se fait du sulfate de baryte et du sulfure de plomb. La liqueur très-acide, décolorée et éclaircie, est filtrée et traitée par l'ammoniaque pour former du bimalate d'ammoniaque qui cristallise facilement. Ce sel est traité par l'acétate de plomb et le malate de plomb obtenu est ensuite décomposé par l'acide sulfhydrique ; on filtre, on évapore et on fait cristalliser.

Il a des propriétés analogues à celles de l'acide citrique.

Malate de fer impur. — Sous forme d'extrait. On le prépare en faisant digérer la limaille de fer porphyrisée dans du suc de pommes aigres, faisant évaporer à moitié, passant à travers un linge, et continuant l'évaporation jusqu'en consistance d'extrait.

Ce médicament, aujourd'hui presque abandonné, a des propriétés analogues à celles des autres ferrugineux.

DE L'ACIDE TANNIQUE.

$$C^{18}H^{10}O^9 + 3HO = \overline{Ta}.$$

Cet acide, plus connu sous le nom de *tannin*, est solide, blanc avec une teinte jaunâtre, incristallisable, inodore, très-astringent sans amertume, rougissant le tournesol ; soluble dans l'eau, l'alcool et l'éther sulfurique. Sa dissolution dans l'eau ne s'altère qu'avec le contact de l'air ;

alors si elle est assez étendue, l'acide se décompose en donnant lieu à de l'*acide gallique*, de l'eau et de l'acide carbonique. Le nouvel acide se sépare de la dissolution sous forme d'aiguilles cristallines. Cette dissolution n'est pas troublée par les sels de protoxyde de fer; mais elle l'est abondamment en bleu foncé par les sels de peroxyde.

Le tannin produit dans la dissolution de gélatine un composé insoluble dans l'eau, élastique, opaque, soluble dans un excès de gélatine. Voilà pourquoi la peau devient imputrescible en formant le *cuir* lorsqu'on la met en contact avec le tan ou autres matières contenant du tannin.

Il se combine parfaitement aux bases, décompose les carbonates alcalins avec effervescence et s'empare de l'oxyde de la plupart des sels des quatre dernières sections en formant des tannates insolubles, variables dans leur couleur et qui peuvent servir à les faire reconnaître. Il forme également avec les bases organiques des sels blancs insolubles, mais très-solubles dans les acides végétaux.

On connaît deux sortes de tannin : 1° celui qui précipite en vert les sels de peroxyde de fer, tel est le tannin du quinquina, du cachou, du kino, des écorces de pin et de sapin; 2° celui qui précipite en bleu noir les mêmes sels de fer, tel est le tannin de l'écorce de chêne et de la noix de galle. Mais cette distinction est peu fondée, car il est extrêmement probable que la couleur verte du précipité est due à une matière jaune qui accompagne toujours certain tannin et qui forme, en s'unissant à la couleur bleue du tannate de peroxyde de fer, une couleur verte. Au reste, le même tannin peut donner une couleur verte sous l'influence d'un alcalin et une couleur bleue sous l'influence d'un acide.

Préparation. — C'est ordinairement de la noix de galle qu'on le retire. Pour cela, on la réduit en poudre, on la place dans une allonge bouchée à la partie supérieure et dans la douille de laquelle on a mis un peu de coton cardé pour retenir la poudre; on la comprime très-légèrement, puis on verse dessus de l'éther sulfurique du commerce; peu à peu l'éther pénètre la poudre, dissout le tannin et vient se rendre dans un flacon sur lequel est placée l'allonge. Le lendemain le liquide s'est séparé en deux couches : l'une très-légère, presque entièrement formée d'éther; l'autre plus pesante, un peu ambrée, d'une consistance sirupeuse : c'est elle qui contient le tannin. On la lave avec de l'éther pur, et on la porte à l'étuve pour la dessécher. Il s'en dégage des vapeurs d'éther, et elle laisse un résidu spongieux, très-brillant, comme cristallin, incolore ou le plus souvent légèrement jaunâtre.

Usages. — Cet acide est peut-être le plus puissant astringent que l'on connaisse. Il produit dans la bouche une astriction telle, que l'étendue de cette cavité semble diminuer. Sur nos organes il agit à la manière des toniques appliqués sur les tissus; il en resserre les fibres, et cette action rend leur texture plus solide et leurs mouvements plus énergiques. La propriété qu'il a de former des composés insolubles avec les alcalis végétaux, et en particulier de la morphine, l'a fait prescrire comme contre-poison de ces médicaments. Le tannin a été recommandé contre les hémorrhagies, contre l'asthénie, la chlorose, les fièvres d'accès et comme contre-stimulant en dissolution dans l'eau de laurier cerise. L'usage le plus efficace de ce médicament est pour combattre les hémorrhagies passives : des métrorrhagies rebelles et menaçantes ont cédé à son emploi ; enfin on l'a conseillé en injections dans les cas de blennorrhagies opiniâtres.

DE L'ACIDE PECTIQUE.

$$\bar{\bar{P}}.$$

Cet acide a d'abord été entrevu par Payen, puis ensuite étudié par Braconnot. Il est sous forme de gelée incolore ou de feuilles transparentes après dessiccation, inodore, légèrement acide, rougissant le tournesol. Chauffé dans une cornue, il donne un produit riche en huile empyreumatique, mais sans trace d'ammoniaque. Il est infiniment peu soluble dans l'eau même bouillante. La dissolution incolore ne dépose rien par le refroidissement, mais se prend en gelée par l'addition du sucre, de l'alcool, de l'eau de chaux, d'un sel quelconque ou d'un acide. L'acide azotique le transforme en acides mucique et oxalique. La potasse ou la soude caustique le transforment par la chaleur en acide oxalique. Bouilli avec une lessive faible de potasse, il perd la propriété de se prendre en gelée par les acides et produit un nouvel acide : *métapectique* (Frémy).

Cet acide, ou la *pectine* qui lui donne naissance, existe dans la plupart des végétaux et dans des parties de végétaux très-diverses : dans les racines, les bois, les écorces, les fruits et dans les pétales de quelques fleurs (Fermond). On le retire plus économiquement par le procédé suivant : on râpe des carottes, on les exprime et on lave le marc ; celui-ci est alors délayé dans de l'eau contenant 5 centièmes de carbonate de soude et soumis à l'ébullition pendant un quart d'heure ; on passe, on ajoute à la liqueur une solution de chlorure de calcium qui forme du pectate de chaux insoluble, lequel lavé et traité à chaud par de l'eau aiguisée d'acide chlorhydrique met l'acide à nu, que l'on recueille sur une toile pour le laver à grande eau. C'est là l'acide pectique hydraté.

On s'en sert pour préparer des gelées.

DE L'ACIDE ACÉTIQUE.

$$C^4H^3O^3 + HO = \bar{A}.$$

L'acide acétique le plus pur cristallise à + 13°, et n'est, dans cet état, fusible qu'à une température de 22°,5; il est incolore, d'une odeur forte, piquante, agréable, d'une saveur très-acide, rougissant fortement le tournesol. Il bout à 120° et se décompose au rouge en eau, acide carbonique et *acétone*. Il se dissout presque en toutes proportions dans l'eau; l'alcool le dissout aussi très-bien. Il présente ce phénomène singulier que plus pesant que l'eau, cependant, combiné avec ce liquide dans un rapport de 100 à 132, sa pesanteur spécifique reste la même; mais alors il ne se solidifie que bien au-dessous de 0. Une moins grande quantité d'eau augmente sa densité; par exemple dans le rapport de 29 à 100 environ, il acquiert son maximum de densité.

On rencontre l'acide acétique dans les végétaux; à l'état d'acétate de potasse il se trouve dans la sève des plantes. On le retrouve dans la décomposition des matières organiques, soit par le feu ou par la fermentation, soit par les alcalis ou par les acides.

On l'obtient: 1° en décomposant un acétate par l'acide sulfurique concentré, par exemple l'acétate de soude desséché ou de plomb. Le produit est redistillé sur du peroxyde de manganèse en poudre, qui fait passer l'acide sulfureux à l'état d'acide sulfurique et s'en empare. En fractionnant les produits on obtient d'abord un acide faible, puis en dernier lieu un acide qui peut se concréter.

On peut encore l'obtenir en chauffant l'acétate de cuivre dans une cornue de grès, munie d'une allonge qui se rend dans un ballon surmonté d'un long tube (fig. 24). On obtient dans le récipient un acide

Fig. 24.

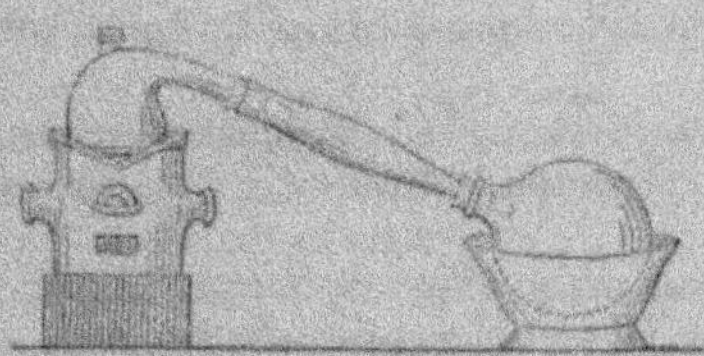

très-concentré et coloré en vert par un peu d'acétate de cuivre. On le distille de nouveau, et l'on obtient ainsi l'acide acétique, connu sous le nom de *vinaigre radical*. En même temps que l'acide distille, il y en a toujours une partie qui se décompose en *acétone* ou *esprit pyro-acétique* et en acide carbonique.

L'odeur très-piquante de cet acide le rend utile pour stimuler la membrane pituitaire dans le cas de syncope ou d'asphyxie. Afin d'éviter le contact avec les membranes muqueuses qui pourrait y déterminer une vésication, on en imprègne des cristaux divisés de sulfate de potasse, que l'on connaît sous le nom impropre de *sel de vinaigre* ou d'*Angleterre*.

L'acide acétique impur, provenant de la distillation du bois (acide pyroligneux), contient une certaine quantité de créosote qui le rend utile dans certaines maladies. M. Fels l'a employé avec succès dans la gastromalacie. M. Berres en a obtenu de bons résultats dans des cas d'ulcères carcinomateux et de gangrène. Enfin on l'a vanté contre les ulcères phagédéniques des pieds.

Des acétates.

Exposés au feu, la plupart des acétates se décomposent en donnant lieu à tous les produits qui proviennent de la décomposition des autres sels végétaux, et de plus à une certaine quantité d'*acétone* (1), d'autant plus grande que la décomposition se fait à une température plus élevée, et à de l'acide acétique en quantité d'autant plus grande, au contraire, que la décomposition se fait à une température plus basse : les acétates de cuivre et d'argent sont dans ce cas ; tandis que les acétates de potasse, soude, chaux, etc., produisent beaucoup d'acétone. M. Liébig a pu même convertir entièrement l'acétate de baryte en carbonate de baryte et acétone. En effet :

$$BaO,C^4H^3O^5 = BaO,CO^2 + C^3H^3O.$$

Parmi les acétates, il n'y a guère que ceux de mercure et d'argent qui soient peu solubles dans l'eau. Dissous, ils s'altèrent bientôt, se couvrent de moisissure et passent à l'état de carbonates.

L'acide acétique est déplacé de ses combinaisons salines par presque tous les acides minéraux (sulfurique, phosphorique, azotique, chlorhydrique, fluorhydrique, etc.).

C'est un acide monobasique qui exige un équivalent de base pour se neutraliser.

On connaît des acétates acides, basiques et neutres. Dans les acétates neutres, l'oxygène de la base est à l'oxygène de l'acide :: 1 : 3 $= MO,\bar{A}$.

Acétate de potasse (terre foliée de tartre) $(\bar{A},KO)$. Blanc, susceptible de cristalliser en aiguilles prismatiques, mais le plus ordinairement par petits feuillets blancs, d'une saveur piquante et fraîche, extrêmement déliquescent, par conséquent très-soluble dans l'eau.

Il se rencontre dans la sève de tous les arbres.

On le prépare en dissolvant du carbonate de potasse dans de l'acide acétique, marquant 3 ou 4°, jusqu'à presque saturation : c'est-à-dire que la liqueur doit être légèrement acide. On filtre et on évapore dans une bassine d'argent jusqu'à siccité. Quand il est bien sec on l'enferme encore chaud dans des flacons que l'on ferme exactement.

Employé à hautes doses, de 5 à 15 grammes, il est fondant et apé-

---

(1) L'acétone est ordinairement impure ; elle contient une huile pyrogénée provenant de sa propre décomposition et nommée *damasine* par Kane.

ritif. Il est alors usité contre l'ictère et les obstructions des viscères abdominaux. A dose plus faible, il est employé comme diurétique dans l'hydropisie, la goutte et quelques affections des voies urinaires.

Acétate de soude (terre foliée minérale) ($\overline{A}$,NaO + 6HO). Blanc, cristallisé en prismes striés, d'une saveur piquante et amère, non déliquescent, très-soluble dans l'eau. On l'obtient en saturant l'acide acétique par du carbonate de soude, filtrant, évaporant et faisant cristalliser.

Il est employé dans les mêmes cas et aux mêmes doses que le précédent.

Acétate d'ammoniaque (esprit de Mindérérus). Liquide lorsqu'il est neutre, incolore, transparent, inodore, d'une saveur fraîche et piquante ; soluble dans l'eau et l'alcool. Chauffé dans une cornue, il se décompose en eau, ammoniaque et en acétate acide qui se sublime sous forme de longs cristaux déliés et aplatis. On le prépare en saturant à chaud l'acide acétique par le carbonate d'ammoniaque, jusqu'à ce qu'il y ait un léger excès d'alcali, filtrant et conservant dans un flacon bouché.

Il existe en petite quantité dans les urines pourries. On l'emploie en médecine comme diaphorétique dans certaines affections cutanées anciennes, dans la goutte, le rhumatisme chronique et certains cas de variole ou varicelle, de scarlatine, afin de favoriser l'éruption. On l'administre dans les cas de menstruation difficile ou pour combattre les violentes coliques qui précèdent et suivent l'écoulement des règles. Il paraît avoir une action sédative particulière sur les organes de la génération, qui l'a fait employer dans la nymphomanie. Enfin on l'a administré avec succès pour combattre l'ivresse.

Acétate de cuivre. — Selon Berzélius, il existe cinq acétates de bioxyde de cuivre : un neutre, CuO,$\overline{A}$ + HO ; un sesquibasique, 3CuO,2$\overline{A}$ + 6HO ; un bibasique, 2CuO,$\overline{A}$ + 6HO ; un tribasique, 2(3CuO,$\overline{A}$) +3HO ; enfin un surbasique dans lequel l'oxyde contiendrait seize fois autant d'oxygène que l'acide. Deux seulement sont usités ; nous allons en parler.

Acétate neutre (verdet cristallisé, cristaux de Vénus). Cristallisé en rhomboèdre, d'une saveur sucrée et styptique, d'une couleur vert bleuâtre, plus vénéneux que le sous-acétate, un peu efflorescent, soluble dans 5 parties d'eau bouillante et un peu soluble dans l'alcool.

On l'obtient en grand à Montpellier en dissolvant à chaud le vert-de-gris dans le vinaigre, filtrant, évaporant convenablement la liqueur et faisant cristalliser.

En médecine on s'en sert quelquefois dans les mêmes cas que le sulfate.

Acétate bibasique (verdet, vert-de-gris). Pulvérulent ou en masses amorphes, d'un vert pâle, inodore, d'une saveur styptique, inaltérable à l'air, insoluble dans l'alcool, décomposable par l'eau en acétates neutre et sesquibasique qui se dissolvent et en acétate tribasique insoluble. On le prépare particulièrement dans le midi de la France, en exposant des lames de cuivre à l'action du marc de raisin en fermentation ; le cuivre s'oxyde bientôt, et l'acide acétique produit s'unissant avec une partie de l'oxyde formé constitue l'acétate bibasique, que l'on détache à l'aide d'un couteau.

Pris à petites doses, ce sel occasionne des vomissements et de très-fortes coliques. Il est souvent employé à l'extérieur comme escharotique pour réprimer les chairs fongueuses, détruire les excroissances syphilitiques, cautériser certains ulcères carcinomateux, etc.

Acétates de plomb. —Il existe trois acétates de plomb : un acétate neutre, un acétate tribasique et un acétate sébasique. Les deux premiers seuls sont employés.

Acétate neutre (sel ou sucre de Saturne) ($\overline{\text{A}}$,PbO + 3HO). Blanc, cristallisé en prismes quadrangulaires terminés par des sommets dièdres, d'une saveur sucrée et fortement astringente, efflorescent et très-soluble dans l'eau. Ce sel présente une particularité remarquable, c'est qu'il ne retarde pas l'ébullition de l'eau, et même, selon M. Matteucci, le sel cristallisé fusible à 57° 1/2 bout également à 100°.

L'acide sulfurique et les sulfates solubles précipitent à l'instant même la dissolution d'acétate de plomb en y formant du sulfate de plomb.

On prépare ce sel en faisant bouillir dans une chaudière de plomb du vinaigre distillé ou de l'acide pyroligneux purifié dans lequel on fait dissoudre de la litharge. On évapore et l'on fait cristalliser. La seule précaution à prendre est de tenir la liqueur toujours un peu acide.

Employé à haute dose à l'intérieur, ce sel agirait comme poison irritant ; à petite dose et longtemps continué, il pourrait occasionner des coliques *de plomb*. Cependant le plus souvent il ne produit pas ces effets et est alors considéré comme un puissant astringent. C'est ainsi qu'il est employé pour combattre les diarrhées colliquatives provenant d'ulcérations superficielles de la muqueuse des intestins, les hémorrhagies utérines, intestinales et pulmonaires, les catarrhes chroniques, les sueurs colliquatives des phthisiques, etc. A l'extérieur, c'est un excellent astringent et répercussif, utile dans les dartres, les inflammations superficielles de la peau, les contusions, les brûlures, etc., et pour combattre la salivation mercurielle.

Acétate tribasique (sous-acétate de plomb, extrait de Saturne) ($\overline{\text{A}}$,3PbO). Cristallisant en lames opaques et blanches, d'une saveur sucrée et très-astringente, verdissant le sirop de violettes, inaltérable à l'air, moins soluble dans l'eau que le précédent. Sa dissolution est décomposée par tous les sels neutres, ainsi que par la gomme, le tannin et la plupart des substances animales. Étendu d'eau *ordinaire*, il devient blanc laiteux et constitue l'*eau blanche*, *eau végéto-minérale* ou *eau de Goulard*, laquelle ne tarde pas à laisser déposer une poudre formée essentiellement de sulfate de plomb.

Pour l'obtenir, on fait bouillir ensemble 30 parties d'acétate neutre de plomb, 10 parties de litharge et 90 parties d'eau distillée, jusqu'à ce que la litharge soit dissoute et que la liqueur marque 30°. On filtre et l'on conserve dans des flacons bouchés. Dans cet état, la liqueur constitue l'extrait de Saturne ou acétate de plomb liquide. Pour l'obtenir solide, il faudrait le concentrer davantage.

Ses propriétés médicales sont les mêmes que celles du précédent. On s'en sert surtout en injections contre les blennorrhées, les blennorrhagies, les leucorrhées, etc.

Acétates de mercure. — On connaît deux acétates de mercure : l'acétate de protoxyde et l'acétate de bi-oxyde. Le premier seul est quelquefois employé en médecine.

Acétate de protoxyde (terre foliée mercurielle). Cristallisé en paillettes blanches et nacrées, d'une saveur très-désagréable, provoquant la salivation, sans action sur le tournesol, noircissant à la lumière, soluble dans 333 parties d'eau froide. On l'obtient par voie de double décomposition en mêlant ensemble une dissolution de proto-azotate de mercure et une dissolution d'acétate de potasse. On lave le précipité à l'eau froide et on le fait sécher à l'ombre.

Ce sel a été très-employé dans les dragées de Keyser comme anti-syphilitique ; son action, quoique plus douce, est analogue à celle du sublimé.

DE L'ACIDE LACTIQUE.

$$C^6H^5O^5 = \overline{L}.$$

Cet acide, annoncé par Scheele dans le lait aigri, est liquide, sirupeux, incolore, très-acide, d'une densité de 1,215 à 20°,5. Il attire l'humidité de l'air. Il est soluble en toutes proportions dans l'eau et l'alcool. L'éther le dissout moins bien. Il ne trouble pas les eaux de chaux, de baryte et de strontiane. Au contraire, versé à froid dans une solution concentrée d'acétate de magnésie, il se forme un lactate grenu caractéristique. La plus petite quantité de cet acide suffit pour faire tourner le lait bouillant.

Chauffé graduellement, il se colore, donne des gaz inflammables, de l'acide acétique, un résidu fixe de charbon et une grande quantité d'une matière blanche concrète dont la saveur est acide et amère : c'est l'*acide lactique concret* ($C^6H^4O^4$), et dont la tendance à cristalliser est si grande que fondu dans un tube de verre, on ne peut, en l'agitant, l'empêcher de cristalliser avec des formes très-nettes. Dissous dans l'eau, il passe à l'état d'acide sirupeux, et c'est vainement que l'on essaie par la concentration dans le vide d'en retirer l'acide concret.

L'acide lactique se trouve dans le suc de betterave aigri, dans l'eau sûre des amidonniers, le lait aigri, la choucroûte, dans les fluides animaux et la chair musculaire, etc. Il est toujours le produit d'une fermentation particulière connue sous le nom de *fermentation lactique*.

» Pour l'obtenir, on évapore en consistance sirupeuse le suc de betterave ou le petit lait aigris. On y ajoute de l'alcool qui sépare une grande quantité de matières très-diverses et qui dissout l'acide; on évapore, et l'extrait alcoolique est repris par l'eau, qui laisse un nouveau dépôt. La liqueur aqueuse est alors traitée par du carbonate de zinc, qui, s'emparant de l'acide, met à nu des matières qui se précipitent en abondance; on filtre, on évapore, et l'on fait cristalliser le lactate. On le dissout de nouveau dans l'eau, on le décolore par du noir animal, et l'on fait cristalliser de nouveau. On obtient ainsi du lactate de zinc très-blanc qu'on lave avec l'alcool bouillant. Enfin on le décompose par l'eau de baryte, et le lactate de baryte est lui-même décomposé par l'acide sulfurique. On filtre de nouveau, on évapore la liqueur contenant l'acide lactique à une douce chaleur, et l'on achève la concentration dans le vide.

L'acide lactique est très-rarement employé en médecine. M. Magendie a proposé de l'employer dans les cas de dyspepsie ou de simple affaiblissement des organes digestifs. On s'en sert pour préparer le lactate de fer, qui est une préparation de fer les plus employées.

Lactate de protoxyde de fer ($\overline{L}$,FeO + 3HO). Solide, cristallisant en aiguilles fines et tétraédriques très-blanches, peu solubles, inaltérables à l'air. En dissolution, il passe bientôt à l'état de lactate de sesqui-oxyde. On l'obtient en mettant la limaille de fer en contact avec l'acide lactique étendu.

Il est employé contre la chlorose et les accidents qui en dépendent. Il est la base des pilules et des *dragées de Gélis* et *Conté*.

DE L'ACIDE BENZOÏQUE.

$$C^{14}H^5O^5 + HO = \overline{B}.$$

Cet acide est solide, blanc, légèrement ductile, cristallisant en longs prismes opaques et satinés, rougissant la teinture de tournesol; d'une saveur piquante un peu amère, inodore lorsqu'il est pur, mais le plus souvent ayant une odeur balsamique assez agréable, inaltérable à l'air, soluble dans l'eau, mais beaucoup plus à chaud qu'à froid. Il fond à 120°, bout à 145°, puis se volatilise complétement. Chauffé à l'air libre, il s'exhale en fumées blanches, inflammables, irritables et provoquant la toux. Les acides minéraux n'ont que peu d'action sur lui; l'acide azotique ne l'altère pas : il en est de même de la potasse.

On le trouve dans les baumes du Pérou, de Tolu, le benjoin, la vanille, l'huile d'amandes amères exposée à l'air, etc. On le retire particulièrement du benjoin, à l'aide de plusieurs procédés dont le plus simple consiste à mêler du benjoin pulvérisé avec un poids égal de sable, à le chauffer lentement dans une terrine sur laquelle on a collé une feuille de papier à filtrer et surmontée d'un long cône de carton luté avec la terrine. La vapeur acide, en se formant, traverse le papier à filtrer et vient se condenser sur le cône dans un état de pureté suffisant pour les usages auxquels on destine cet acide. On peut encore l'obtenir en faisant bouillir le benjoin avec de l'eau et de la chaux éteinte, filtrant et décomposant la liqueur contenant le benzoate de chaux, préalablement concentrée, par l'acide chlorhydrique.

Lorsque l'on veut obtenir cet acide dans un grand état de pureté, il faut le chauffer avec son poids d'acide azotique, évaporer à siccité, redissoudre et faire cristalliser pour le séparer de l'acide azotique auquel il était uni.

Cet acide n'était que peu ou point usité avant que le docteur Ure eût fait la remarque que l'acide benzoïque ou un benzoate alcalin avait la propriété de faire disparaître dans les urines l'acide urique, qui se trouve alors remplacé par de l'acide hippurique, celui-ci formant avec la soude, la potasse et l'amoniaque des fluides organiques, des sels très-solubles. On l'a appliqué avec avantage chez quelques sujets calculeux ou goutteux ; cependant des expérience faites à l'Hôtel-Dieu par le docteur Bouchardat n'ont pas obtenu le même succès.

SECTION II.

DES ACIDES GRAS OU HYDROGÉNÉS.

Ces acides sont en assez grand nombre ; mais nous n'aurons à étudier ici que les acides stéarique, margarique et oléique, etc., lesquels, combinés à la glycérine, sont la base des corps gras, végétaux et animaux.

Ces acides sont en général riches en hydrogène ; aussi sont-ils insolubles dans l'eau ; au contraire l'alcool, l'éther, les huiles grasses et volatiles sont leurs vrais dissolvants. Ils fondent à une température peu élevée, et le nombre qui représente leur équivalent est très-fort. Leur densité est généralement moindre que celle de l'eau.

DE L'ACIDE STÉARIQUE.

$$C^{68}H^{66}O^5 + HO = \bar{S}.$$

Cet acide, découvert par M. Chevreul, est blanc, insipide, inodore, fusible à 70° et formant alors un liquide incolore, limpide, cristallisant en aiguilles entrelacées, brillantes et très-blanches, sans action à froid sur la teinture de tournesol, la rougissant promptement à chaud, insoluble dans l'eau, très-soluble dans l'alcool.

Chauffé dans le vide barométrique, il se volatilise sans altération ; mais distillé à la manière ordinaire, il se décompose et donne essentiellement pour produit de l'huile empyreumatique et du bicarbure d'hydrogène, et en outre des traces d'eau, d'acide carbonique, d'un peu plus d'acide acétique et probablement un peu de stéarone.

Pour l'obtenir, on traite à chaud les graisses de porc, de bœuf ou de mouton par la potasse caustique. Celle-ci en agissant sur la graisse la transforme en acide stéarique, margarique, oléique, qui s'unissant à elle forme du savon, tandis que de la glycérine est éliminée. Le savon obtenu, on le met en contact avec de l'alcool froid, qui dissout l'oléate de potasse sans attaquer le margarate et le stéarate. On les sépare, et on les traite par de l'alcool bouillant qu'on laisse refroidir; le précipité est encore repris à plusieurs reprises par l'alcool bouillant qu'on laisse chaque fois refroidir. On finit par obtenir un précipité dont l'acide fond à 70°; c'est alors qu'on arrête le traitement par l'alcool. Le stéarate est ensuite décomposé par l'acide chlorhydrique, qui s'empare de la potasse et met à nu l'acide qui vient surnager le liquide. Enfin on le lave avec de l'eau jusqu'à ce que celle-ci ne précipite plus l'azotate d'argent.

Cet acide n'est usité que sous forme de savons. Il sert à faire les bougies qui portent son nom.

DE L'ACIDE MARGARIQUE.

$$C^{68}H^{66}O^6 + HO = \overline{Mg}.$$

Cet acide a été découvert par Chevreul, qui lui a donné ce nom à cause de l'aspect de nacre de perle qu'il possède et qu'il communique à plusieurs de ses combinaisons salines. Il est insipide, inodore, fusible à 60°, et cristallise par le refroidissement en aiguilles entrelacées plus rapprochées et moins brillantes que celles de l'acide stéarique. Insoluble dans l'eau, il l'est extrêmement dans l'alcool et l'éther; il rougit le tournesol et décompose à chaud les carbonates alcalins. Chauffé dans une cornue, il bout, produit une vapeur qui se liquéfie, puis se solidifie, de l'huile empyreumatique, des carbures d'hydrogène gazeux, etc., et donne un petit résidu charbonneux.

L'acide margarique ne se trouve tout formé que dans quelques liquides animaux et dans le gras des cadavres. Le procédé le plus simple pour l'obtenir consiste à saponifier la graisse d'homme ou l'huile d'olive par la potasse caustique. Le savon qui en résulte ne contenant que de l'oléate et du margarate de potasse, on n'a plus qu'à le traiter à froid par l'alcool, qui dissout l'oléate et laisse le margarate; on le décompose par l'acide chlorhydrique pour avoir l'acide margarique, qu'on lave à plusieurs reprises afin de l'avoir pur.

DE L'ACIDE OLÉIQUE.

$$C^{70}H^{69}O^5 + 2HO \,(1) = \overline{O}l.$$

Cet acide est sous forme d'huile incolore, ce qui lui a valu son nom, d'une odeur et d'une saveur rances; à quelques degrés au-dessous de 0 il se prend en une masse blanche formée d'aiguilles. Dans le vide il se volatilise sans altération; distillé dans une cornue, il se décompose en donnant lieu à des produits analogues à ceux que donnent les acides précédents. Il est insoluble dans l'eau; au contraire l'alcool et l'éther le dissolvent très-bien. Comme les acides stéarique et margarique, il rougit le tournesol et décompose les carbonates alcalins.

On le rencontre dans le gras des cadavres. On l'obtient en préparant les acides margarique et stéarique. Le savon traité par l'alcool froid fournit à ce véhicule de l'oléate de potasse que l'on obtient par l'évaporation de l'alcool mêlé d'un peu de stéarate et de margarate. On reprend le résidu par de l'alcool très-concentré et froid qui dissout l'oléate avec des traces seulement des deux autres sels; par un second et un troisième traitement semblable on obtient l'oléate sensiblement pur; alors on le décompose par l'acide tartrique; l'acide oléique vient surnager le liquide aqueux où s'opère la décomposition. On le lave à l'eau chaude, et on l'expose à des degrés de température de plus en plus bas sans congeler toute la masse; de cette manière on solidifie l'acide margarique, que l'on en sépare par le filtre.

L'acide oléique impur, qui provient de la fabrication des bougies stéariques, sert à la fabrication du savon vert et pour apprêter les draps.

Des savons.

Les savons sont à proprement parler des sels formés par un ou plusieurs acides gras combinés avec une base salifiable puissante. Le plus souvent ce sont les acides oléique et margarique et quelquefois ces deux acides unis à l'acide stéarique qui entrent dans la composition des savons. Les bases sont la potasse constituant les *savons mous*, la soude constituant les *savons durs*, l'oxyde de plomb constituant les *savons insolubles*; enfin l'ammoniaque est aussi la base d'un savon médicamenteux. Nous les passerons successivement en revue.

Toutes les huiles grasses végétales ou animales sont capables de former des savons par l'action d'un alcali caustique. Berthollet, le premier, chercha à découvrir la théorie de la saponification; il croyait que les corps gras étaient acides et pouvaient, pour cette raison, s'unir aux bases.

---

(1) Cette formule, prise dans Thénard, n'est plus en rapport avec celles de l'acide stéarique et margarique prises dans Liebig. Ces trois compositions auraient sans doute besoin d'être vérifiées.

Scheele, dans la préparation du savon à base de plomb (emplâtre simple), observa la formation d'un corps particulier, la *glycérine*. Plus tard M. Chevreul démontra que les graisses ne sont pas acides, que les acides sont un produit de la saponification, et que pendant la réaction il ne se produit ni acide carbonique ni acide acétique, mais que les éléments du corps gras, qui n'entrent pas dans la composition des acides gras, s'unissent pour donner naissance au *principe doux des huiles* ou glycérine. D'après les analyses de MM. Pelouse et Liébig, la stéarine pure correspondrait à 2 équivalents d'acide stéarique, 1 équivalent de glycérine et 2 équivalents d'eau. D'un autre côté M. Pelouse a pu obtenir un nouvel acide, *sulfo-glycérique*, pareillement formé de 2 équivalents d'acide sulfurique, 1 équivalent de glycérine et 2 équivalents d'eau; d'où il suit que la stéarine ne serait qu'un stéarate de glycérine hydraté. Dans cette manière de voir, la stéarine serait un sel qui, mis en contact avec une base puissante, serait décomposé; son acide se combinerait avec la nouvelle base, tandis que la glycérine serait éliminée. Telle serait la manière simple d'expliquer la théorie de la saponification, qui a aujourd'hui un grand nombre de partisans. La margarine, l'oléine, etc., seraient pareillement des sels à base de glycérine, se décomposant de la même manière sous l'influence des alcalis caustiques.

Il n'y a que trois savons solubles : ce sont ceux de potasse, de soude et d'ammoniaque; tous les autres sont complétement insolubles. Aussi arrive-t-il que lorsque l'on met une dissolution de savon de potasse ou de soude en contact avec une eau chargée d'un sel dont la base peut former un savon insoluble, de chaux par exemple, il y a décomposition, formation de savon insoluble, et l'eau est alors impropre au savonnage; c'est ce qui arrive à Paris pour les eaux de puits, qui sont chargées de sulfate de chaux.

Savons solides ou *à base de soude*. — Pour les préparer on choisit les corps gras qui se saponifient le mieux, tels que les huiles d'olive, de ricin, d'amandes douces, ou le suif, la graisse, le beurre, etc. Mais c'est surtout l'huile d'olive qui en France sert à faire le savon.

L'opération, dans les détails de laquelle nous ne pouvons entrer, consiste : 1° à faire une lessive, dite *des savonniers*, en décomposant par la chaux vive le carbonate de soude dissous dans l'eau; 2° à chauffer cette lessive avec le corps gras pour le transformer en acides margarique et oléique, qui en s'unissant à la soude constituent le savon.

Lorsque l'on emploie du suif ou de la graisse, on obtient un savon formé de stéarate et d'oléate, et qui est connu sous le nom de *savon animal*. Au contraire si l'on n'emploie que les huiles végétales, on obtient des savons formés de margarate et d'oléate. Le *savon médicinal* ou *amygdalin* est un savon de soude fait avec l'huile d'amandes douces.

On connaît dans le commerce des *savons blancs* et des *savons marbrés*. Les premiers sont obtenus de la même manière que les seconds, si ce n'est qu'on délaie le savon formé, comme nous l'avons indiqué, dans des lessives faibles, en ménageant la chaleur, de manière à laisser se déposer un savon *alumino-ferrugineux* noirâtre qui provient de ce que la soude employée n'est jamais pure. Au contraire, dans le savon marbré on fait en sorte que le savon alumino-ferrugineux y soit mélangé sous forme de veines plus ou moins prononcées.

Voici la composition de ces deux savons :

	Savon blanc.	marbré.
Soude.	4,6	6,0
Acides gras.	50,2	64,0
Eau.	45,2	30,0
	100,0	100,0

D'où il suit que le savon blanc contient beaucoup plus d'eau que le savon marbré. Il est donc plus économique d'acheter le savon marbré.

Le savon à base de soude est solide, onctueux au toucher, d'une densité plus grande que celle de l'eau, d'une saveur légèrement alcaline. Exposé au feu, il fond, se boursoufle, puis se décompose. A l'air il se dessèche peu à peu entièrement ; il est soluble dans l'eau. La dissolution est sur-le-champ décomposée par la plupart des acides, qui, s'emparant de la base, mettent en liberté les acides gras insolubles. L'alcool le dissout aussi très-facilement. La dissolution concentrée donne par l'évaporation un savon dur transparent qu'on nomme *savon de toilette*.

Savons mous ou *à base de potasse*. — On les connaît encore dans le commerce sous le nom de *savons verts*. On les prépare en saponifiant par la potasse caustique les huiles de graines, auxquelles quelquefois on ajoute une certaine quantité de suif. La seule différence qu'il y ait dans la conduite de cette opération consiste à opérer la combinaison de l'huile avec la potasse sans que le savon formé cesse d'être en dissolution dans la lessive ; dans la fabrication du savon dur, au contraire, il est nécessaire de séparer le savon de la lessive, avant même que la saturation de l'huile ne soit achevée.

L'analyse y a démontré :

Potasse.	9,5
Acides gras.	44,0
Eau.	46,5
	100,0

Ce savon est plus alcalin que celui à base de soude. Il est d'une couleur verte, qui lui est donnée au moyen de l'indigo, d'une consistance d'onguent, et d'une transparence plus ou moins grande.

Chauffé en dissolution avec une certaine quantité de sel marin, il se sépare du savon dur provenant de la double décomposition qui s'établit dans le mélange. C'est même le procédé que l'on emploie dans certains pays pour se procurer le savon de soude.

Savon insoluble, à base d'oxyde de plomb (emplâtre simple). On l'obtient en faisant chauffer ensemble parties égales d'huile d'olive, d'axonge et de litharge, et ayant soin de remuer constamment le mélange : il est formé de stéarate, de margarate et d'oléate de plomb.

Le savon est très-employé en médecine. Pour l'intérieur, on ne se sert que du savon médicinal ; en dissolution il peut être employé comme antidote dans les cas d'empoisonnement par les acides. Il est usité dans les engorgements abdominaux, particulièrement du foie et de la rate. On le préconise contre l'hypochondrie, l'ictère, les suites de fièvres intermittentes, les concrétions, les calculs biliaires. Desbois le regarde comme un préservatif certain de la goutte. A l'extérieur, on se sert du savon ordinaire sous forme d'emplâtre ou en solution pour bains, lotions, lavement, comme résolutif ; en dissolution dans l'alcool ou l'éther contre les rhumatismes. Enfin on en fait des suppositoires.

CHAPITRE IV.

DES ALCALIS VÉGÉTAUX.

On nomme *alcalis végétaux, bases salifiables organiques, alcaloïdes*, des matières organiques capables de s'unir aux acides et de former des sels parfaitement caractérisés. C'est aux chimistes français Derosne, Séguin, Pelletier, Caventou, Robiquet, etc., que revient l'honneur de leur découverte ; mais c'est Sertuerner, chimiste allemand, qui le premier osa nommer alcali la *morphine*, que Séguin et Derosne avaient découvert et dont ils avaient décrit la plupart des propriétés.

Tous les alcalis végétaux sont composés de carbone, d'hydrogène, d'oxygène et d'azote ; cependant la mélamine n'est pas oxygénée. Le carbone est de beaucoup le principe le plus abondant. En effet, la cinchonine en renferme plus de soixante-dix-huit centièmes et demi, et la solanine, qui en contient le moins, en renferme plus de soixante-deux centièmes et demi. Toutes les bases naturelles contiennent de l'azote, auquel elles paraissent devoir leur alcalinité ; c'est ce qui résulte de cette observation que l'équivalent de chacune des bases naturelles connues renferme un équivalent d'azote : aussi Robiquet, Matteucci et quelques autres avaient-ils pensé que leur alcalinité était due à une petite quantité d'ammoniaque.

Les alcalis végétaux sont solides, excepté la cicutine, qui est liquide ; ils sont blancs, inodores. Cependant la cicutine et la nicotine sont odorantes ; leur densité est plus grande que celle de l'eau. Beaucoup sont capables de cristalliser. Exposés au feu dans une cornue, ils fondent, quelques-uns se volatilisent, les autres se décomposent et, en raison de l'azote qu'ils contiennent, donnent des produits ammoniacaux, etc. A l'air ils brûlent à la manière des résines.

Ils sont peu ou point solubles dans l'eau; au contraire l'alcool les dissout très-bien : il en est de même de l'éther pour beaucoup d'entre eux et des huiles volatiles pour quelques-uns.

L'acide azotique concentré les décompose tous, et à chaud il les transforme en acide oxalique. L'acide sulfurique concentré les décompose pareillement. Mais lorsque ces deux acides sont étendus, ils s'y combinent et forment des sels dont les propriétés sont souvent caractéristiques.

Comme il peut être utile de distinguer ces bases entre elles, nous allons donner ici un résumé des caractères qu'elles présentent.

1° La *quinquine*, dissoute à l'état de sel et traitée par le chlore liquide, prend, par l'addition de l'ammoniaque en léger excès, une belle teinte vert émeraude, qui vire au blanc ou au violet si on la sature peu à peu par un acide étendu.

2° La *cinchonine*, dans les mêmes circonstances, prend une couleur rougeâtre un peu orangée.

3° La *strychnine pure*, dans les mêmes circonstances, devient d'un blanc laiteux, sans changer d'aspect.

4° La *morphine*, traitée par le sesqui-chlorure de fer, donne une très-belle couleur bleue.

5° La *brucine* prend une teinte violette plus ou moins prononcée par le protochlorure d'étain.

6° La *vératrine* devient d'un rouge violet très-beau par l'action de l'acide sulfurique.

7° L'*aricine*, traitée par l'acide azotique concentré, prend une couleur verte très-intense.

M. Henry a donné un moyen général d'obtenir les alcalis végétaux : il est fondé sur la propriété qu'a le tannin de les précipiter tous, quand on ne l'emploie pas en excès.

On prend la poudre de la substance, son suc ou son extrait; on les traite par l'eau tiède acidulée par l'acide sulfurique; on filtre, et après le refroidissement, on neutralise presque entièrement la liqueur par la potasse, la soude ou l'ammoniaque. Dans cet état on y verse une infusion concentrée de noix de galle ou d'écorce de chêne jusqu'à cessation de précipité. On recueille le précipité, on le lave à l'eau froide, on l'égoutte, on l'exprime de manière à le réduire en pâte; alors on le mêle exactement avec un léger excès de chaux éteinte pulvérisée, qui y produit une coloration verte ou bleuâtre qui devient brun-rougeâtre. On sèche le magma qui en résulte, on le réduit en poudre, et la poudre est elle-même traitée par l'alcool ou l'éther, qui dissout l'alcali et laisse le tannate calcaire. On filtre et on abandonne la liqueur à une évaporation spontanée pour faire cristalliser l'alcali, s'il en est capable. Souvent il est plus avantageux de le combiner à un acide, de le décolorer au charbon, de le faire cristalliser et de le décomposer enfin par la soude, la potasse, ou l'ammoniaque.

Art. Iᵉʳ. DES ALCALIS DE L'OPIUM.

L'opium, suc épaissi, obtenu par incision des têtes du *papaver somni-ferum*, a été le sujet des recherches d'un grand nombre de chimistes, parmi lesquels il faut citer Derosne, Seguin, Sertuerner, Robiquet, Pelletier, etc. De toutes leurs recherches réunies, il résulte que l'opium est formé de *morphine*, *codéine*, *narcotine*, *méconine*, *thébaïne* ou *paramorphine*, *narcéine*, *acide méconique*, *acide brun extractif*, *résine particulière*, *huile grasse*, *arabine*, *bassorine*, *caoutchouc et ligneux*.

DE LA MORPHINE.

$$C^{35}H^{20}O^6Az = \overset{\cdots}{M} \ (1).$$

La morphine est blanche, cristallisable en pyramides à 4 faces, contenant 2 équivalents d'eau, inodore, d'une saveur amère. Chauffée à 120° elle perd son eau, devient opaque, puis se fond à une température plus élevée en un liquide jaune qui se prend par le refroidissement en masse transparente, incolore et rayonnée. Elle est insoluble dans l'eau froide, très-peu soluble dans l'eau bouillante. L'alcool anhydre froid en dissout la quarantième partie de son poids et l'alcool bouillant la trentième partie. La dissolution rougit le curcuma et verdit le sirop de violettes. Elle est très-peu soluble dans l'éther et beaucoup plus dans les huiles fixes et volatiles. Les alcalis caustiques la dissolvent, l'acide nitrique la dissout et la colore en rouge de sang, qui devient orange, puis jaune. Les persels de fer ajoutés à sa dissolution concentrée la colorent en bleu. Selon Pelletier, il se fait du sulfate de morphine et un sel nouveau (morphite de fer). L'acide iodique est décomposé par la morphine, d'où résulte de l'iode libre, que l'amidon en gelée peut facilement accuser par sa coloration bleue.

La morphine existe dans les têtes de pavots à l'état de méconate. Pour l'obtenir on a tour à tour proposé différents procédés ; mais celui qui paraît le plus suivi a été indiqué par Robertson et perfectionné par M. Grégory et Robiquet : il permet d'obtenir à la fois et la morphine et la codéine. Dans ce procédé on épuise l'opium par l'eau froide pour en faire un extrait qu'on redissout dans l'eau ; la liqueur filtrée est évaporée en consistance de sirop, et tandis que la liqueur bout, on y ajoute une solution de chlorure de calcium pur marquant 30° Baumé (125 gram. pour chaque kilog. d'opium). On mêle la liqueur encore chaude avec de l'eau froide, qui détermine la précipitation de beaucoup de méconate et de

---

(1) Ce signe ··· est celui que j'ai toujours employé, placé sur l'initiale du nom de l'alcali végétal pour former son symbole. Comme cette manière de noter peut être utile, je la conserve dans cet ouvrage. J'ai donné pour les alcalis végétaux la préférence aux formules indiquées par M. Regnault.

sulfate de chaux, de matière colorante, de résine, etc. On évapore les liqueurs; il se forme un nouveau dépôt que l'on sépare, et on évapore en consistance de sirop. Au bout de quelques jours, elle se trouve prise en masse cristalline formée de chlorhydrate de morphine et codéine.

Ces deux sels sont exprimés et redissous dans l'eau tiède; on filtre, on ajoute à la liqueur un peu de chlorure de calcium; on évapore en consistance de sirop, et l'on fait cristalliser de nouveau. On redissout le sel dans l'eau légèrement acidulée, et l'on fait évaporer et cristalliser.

On redissout dans l'eau le sel obtenu, on le sature par un peu de craie et on y ajoute du charbon animal; on laisse le tout en contact pendant vingt-quatre heures; alors on filtre. On ajoute à la liqueur quelques gouttes d'acide qui la décolore et favorise la cristallisation; on concentre et l'on obtient des cristaux très-blancs que l'on sèche à l'étuve : c'est un hydrochlorate double de morphine et de codéine.

Enfin on redissout le sel dans l'eau, on fait bouillir la dissolution, et l'on y ajoute de l'ammoniaque qui en précipite la morphine, que l'on recueille, que l'on fait dissoudre dans l'alcool et cristalliser.

Sels de morphine. — La morphine est une des bases végétales les plus puissantes. 100 parties de morphine équivalent à une base contenant 2,78 d'oxygène. Les sels de morphine cristallisent presque tous; leur saveur est amère; ils sont précipités par les carbonates alcalins, l'infusion de noix de galles et en brun par l'iodure de potassium ioduré. Le précipité se convertit en belles paillettes pourprées (Bouchardat). Les alcalis caustiques les précipitent; mais un excès d'alcali redissout le précipité; ce précipité, floconneux d'abord, devient spontanément cristallin. L'acide iodique, l'acide nitrique et les persels de fer agissent sur eux comme sur la morphine.

Sulfates. — On connait deux sulfates de morphine : le sulfate neutre $\bar{M}.SO^3$ et le bisulfate $\bar{M}.2SO^3$.

Sulfate neutre ($\bar{M},SO^3 + 6HO$). Blanc, cristallisé en aiguilles soyeuses, divergentes, souvent ramifiées; soluble dans environ deux fois son poids d'eau; chauffé à 120°, il perd les deux tiers de son eau de cristallisation, l'autre à une température capable de décomposer le sel. On l'obtient en dissolvant la morphine dans l'eau acidulée par l'acide sulfurique, décolorant par le charbon animal, filtrant, évaporant et faisant cristalliser. 100 parties de sulfate correspondent à 80 parties de morphine cristallisée.

Bisulfate. — On l'obtient en ajoutant au sel neutre autant d'acide qu'il en contient déjà. Si l'on en ajoutait un excès, on pourrait l'enlever par l'éther, qui ne dissout pas le bisulfate.

Chlorhydrate ($\bar{M},HCl$). Blanc, en aiguilles ou cristaux penniformes; moins soluble dans l'eau froide que le sulfate, très-soluble dans l'eau bouillante, tellement que la liqueur se prend en masse par le refroidissement. On l'obtient comme le précédent en se servant d'acide hydrochlorique au lieu d'acide sulfurique. 100 parties de ce sel représentent 90 parties de morphine cristallisée.

Acétate. — Ce sel est très-difficile à obtenir à l'état neutre. Aussitôt que l'on cherche, même par une évaporation spontanée, à l'obtenir à l'état solide, il se transforme en un mélange d'acétate neutre, d'acétate acide et de morphine. Suivant M. Dublanc, une dissolution alcoolique d'acétate de morphine donne les mêmes résultats. Il en résulte que l'acétate solide est toujours incomplètement soluble dans l'eau. On est obligé, au moment de le dissoudre, d'y ajouter quelques gouttes d'acide acétique. On prépare ce sel en dissolvant la morphine dans un excès d'acide acétique à 3° et évaporant à siccité à une douce chaleur.

C'est à la morphine que l'opium doit ses principales propriétés ; elle en a, suivant M. Magendie, tous les avantages sans en avoir les inconvénients. La morphine ou ses sels, administrée à l'intérieur, sont de très-puissants narcotiques.

DE LA CODÉINE.

$$C^{35}H^{20}O^5Az = \overline{Cd}.$$

La codéine a été découverte en 1833 par Robiquet. Elle est blanche, cristallisée en prismes rhomboïdaux droits, contenant 2 équivalents d'eau ; sa formule est donc $\overline{Cd}+2HO$. Elle fond vers 150° et ne se volatilise pas. Elle est soluble dans l'eau : 100 parties d'eau à 45° en dissolvent 1 partie, 26 ; 3 parties, 7 à 43°, et 5 parties, 88 à 100°. Celle que l'eau bouillante ne peut dissoudre se déshydrate, fond et forme une sorte d'huile au fond du vase. Elle est soluble dans l'alcool, plus à chaud qu'à froid. L'éther est son meilleur dissolvant, ce qui la distingue de la morphine. Ces dissolutions manifestent une alcalinité sensible. Elles sont précipitées par la teinture de noix de galle. Elle se combine très-bien avec les acides, et parmi les sels qui en résultent, l'azotate surtout cristallise avec une très-grande facilité.

Les alcalis ne la dissolvent pas, et traitée par les persels de fer, les acides iodique et nitrique, elle ne présente aucune des réactions que nous avons signalées pour la morphine.

Elle se combine très-bien aux acides : sa capacité de saturation est à peu près la même que celle de la morphine. Parmi les sels qui en résultent, l'azotate surtout cristallise avec une très-grande facilité. Ses sels diffèrent de ceux de la morphine, en ce que les alcalis ne redissolvent pas le précipité formé et en ce que les persels de fer et l'acide iodique sont sans action sur eux.

On l'obtient par le procédé de Grégory, que nous avons indiqué pour la préparation de la morphine. On le retrouve dans la liqueur de laquelle la morphine a été précipitée par l'ammoniaque. En la concentrant on obtient des cristaux de chlorhydrate de codéine et d'ammoniaque ; on les redissout pour les faire cristalliser de nouveau. Cette fois le chlorhydrate de codéine, mêlé d'un peu de morphine, cristallise en houppes soyeuses. En le triturant avec une solution de potasse caustique, on décompose le sel et l'on dissout en même temps la morphine. La codéine se précipite en une masse visqueuse qui perd sa transparence, augmente de volume et devient pulvérulente. En la lavant à l'eau froide, la séchant, la dissolvant dans l'éther, mêlé d'un peu d'eau, on obtient par évaporation de beaux cristaux de codéine.

L'action de la codéine sur l'économie animale paraît être bien différente de celle de la morphine. En effet, à la dose de 2 à 3 décigrammes, l'azotate de codéine accélère le pouls, puis produit une excitation analogue à celle des boissons enivrantes, accompagnée d'une démangeaison générale et au bout de quelques heures une dépression désagréable, des nausées, et parfois des vomissements (W. Grégory). A plus petite dose, 5 centigrammes, selon Barbier, la codéine provoque le sommeil sans fatigue et sans troubler les fonctions digestives, ce qui peut la rendre utile pour combattre la gastralgie. Suivant M. Magendie, les sels de codéine sont plus actifs que la codéine elle-même ; mais son action est plus persistante.

DE LA NARCOTINE.

$$C^{44}H^{23}O^{13}Az = N.$$

La narcotine, découverte en 1803 par Derosne, est blanche, cristallisée en prismes, inodore, insipide, sans action sur le tournesol et le sirop de violettes. Elle fond à 170° et se solidifie à 130 ; alors elle perd 3 à 4 centièmes de son poids, probablement de l'eau de cristallisation. Refroidie lentement, sa surface présente plusieurs centres de cristallisation qui vont en augmentant de volume. Elle est insoluble dans l'eau froide, très-peu dans l'eau bouillante. L'alcool froid en dissout la centième partie de son poids, l'alcool chaud beaucoup plus. L'éther, les huiles volatiles la dissolvent aussi très-bien.

La narcotine ne se combine bien qu'aux acides minéraux puissants, tels que l'acide sulfurique, chlorhyrique ; les sels qui en résultent sont stables, mais l'acide acétique qui la dissout bien la laisse se précipiter aussitôt que l'on évapore la liqueur. Les persels de fer et l'acide iodique sont sans action sur elle.

On obtient la narcotine en faisant bouillir le marc d'opium épuisé par l'eau avec de l'acide acétique à 2 ou 3 degrés ; on filtre la liqueur et on la précipite par l'ammoniaque. On la reprend par de l'alcool fort bouillant, on décolore par le charbon, on filtre bouillant, et par le refroidissement la narcotine se dépose cristallisée.

Cette substance n'est pas usitée en médecine. M. Magendie pense qu'elle est la matière excitante de l'opium ; M. Bally, au contraire, pense qu'elle est sans action. Cette dernière opinion est d'accord avec les expériences de M. Bouchardat sur les animaux inférieurs.

Art. II. DES ALCALIS DES QUINQUINAS.

L'analyse des quinquinas, commencée par M. Duncan, ensuite par le docteur Gomès et M. Laubert, qui y trouvèrent la cinchonine, et continuée par MM. Pelletier et Caventou, démontre que les quinquinas sont formés des principes suivants :

	Quina gris,	jaune,	rouge.
Quinate de quinine............	»	»	»
— cinchonine...........	»	»	»
Rouge cinchonique soluble....	»	»	»
— — insoluble..	»	»	»
Matière colorante jaune........	»	»	»
— grasse verte...........	»	»	»
Quinate de chaux.............	»	»	0
Amidon.....................	»	»	»
Gomme.	»	»	0
Ligneux....................	»	»	»

On voit par ce tableau que les trois espèces de quinquinas du commerce contiennent les mêmes principes, à l'exception seulement du quinquina rouge, dans lequel l'analyse ne démontre pas de quinate de chaux et de gomme.

L'analyse y a toutefois démontré cette différence, savoir : que le quinquina jaune contenait plus de quinine que de cinchonine, le quinquina gris plus de cinchonine que de quinine, et le quinquina rouge à peu près autant de l'un que de l'autre.

Indépendamment des deux alcalis quinine et cinchonine que nous avons signalés, nous devons indiquer ici l'*aricine*, que MM. Pelletier et Corriol ont trouvée dans une écorce venant d'Arica et ayant quelques rapports avec la quinine et la cinchonine. En effet, Berzélius, guidé par des idées théoriques et en changeant quelques nombres à la composition de ces trois alcalis, arrive à les considérer comme dérivant d'un radical commun $C^{20}H^{10}OAz$. D'un autre côté on peut, avec M. Couerbe, en tirer les formules suivantes :

$$C^{20}H^{10}Az + HO \text{ hydrate du radical} = \text{cinchonine.}$$
$$C^{20}H^{10}Az + 2HO \text{ bihydrate du radical} = \text{quinine.}$$
$$C^{20}H^{10}Az + O + 2HO \text{ bihydrate d'oxyde du radical} = \text{aricine.}$$

Enfin en corrigeant un peu le chiffre qui représente l'hydrogène de la cinchonine. on aurait les formules suivantes :

$$C^{20}H^{12}Az + O = \text{cinchonine.}$$
$$C^{20}H^{12}Az + O^2 = \text{quinine.}$$
$$C^{20}H^{12}Az + O^3 = \text{aricine}$$

D'où il résulterait que la cinchonine serait un protoxyde du radical $C^{20}H^{12}Az$, la quinine un bi-oxyde et l'aricine un tritoxyde du même radical.

Nous allons maintenant faire l'histoire de la quinine, de la cinchonine et de leurs sels les plus employés en médecine.

DE LA QUININE.

$$C^{40}H^{24}O^4Az = \overset{\dots}{Q}.$$

Cette base alcaline a été découverte par MM. Pelletier et Caventou. Elle est blanche, inodore, très-amère, difficilement cristallisable en aiguilles ou houppes soyeuses qui contiennent 1 équivalent d'eau $= \overset{\dots}{Q}$ $+$ HO. Le plus ordinairement elle est sous forme d'une masse résineuse. Elle est presque insoluble dans l'eau ; l'éther la dissout assez bien et l'alcool beaucoup mieux Les huiles grasses et volatiles la dissolvent aussi. La dissolution alcoolique verdit le sirop de violettes.

Par l'action du feu, elle perd toute l'eau qu'elle peut contenir, se fond en un liquide transparent se prenant par le refroidissement en une masse translucide, résiniforme, électrique par le frottement. C'est un alcali végétal énergique ; aussi forme-t-elle avec presque tous les acides des sels parfaitement caractérisés.

Pour obtenir la quinine , on dissout dans l'eau le sulfate de quinine, et on le décompose par l'ammoniaque liquide. La quinine se précipite en flocons blancs caséiformes, que l'on recueille sur un filtre. On la lave et on la fait sécher. Pour la faire cristalliser , on la dissout dans l'alcool à 40°, et on abandonne la dissolution à une évaporation spontanée.

Sels de quinine. — Tous les sels de quinine cristallisent facilement ; ils ont un aspect nacré , une saveur très-amère. La plupart sont solubles dans l'eau , l'alcool et l'éther. Les dissolutions sont précipitées par les oxalates, les tartrates et par le tannin. Une liqueur qui contiendrait moins de 1/2000 de quinine serait précipitée par le tannin.

Sulfates. — On connaît deux sulfates de quinine , un sulfate neutre $\overset{\dots}{Q},SO^3$, et un sulfate bibasique , qui est celui que l'on emploie en médecine.

Sulfate bibasique ($\overset{\dots}{Q}^2,SO^3 + 16HO$). Il est blanc , cristallisé en aiguilles fines ou en petites houppes soyeuses, d'une saveur amère, s'effleurit à l'air en perdant 12 équivalents d'eau de cristallisation. Chauffé à 100°, il devient phosphorescent, perd 14 équivalents d'eau, et à une température élevée il prend une couleur rouge caractéristique et se décompose. Ce sel est peu soluble dans l'eau froide ; au contraire, l'eau bouillante en dissout un trentième de son poids. Il est très-soluble dans l'alcool , surtout à chaud.

Pour l'obtenir on suit ordinairement le procédé de M. Henry fils.

On fait bouillir le quinquina jaune en poudre dans l'eau acidulée par l'acide sulfurique ou chlorhydrique. On passe, et quand les liqueurs sont refroidies on les neutralise par de la chaux vive en agitant convenablement. Le précipité qui se forme, riche en quinine et en cinchonine, est lavé à l'eau froide, égoutté et séché. Alors on le pulvérise, et on le traite à chaud par de l'alcool à 36° et à plusieurs reprises, afin de l'épuiser. Les liqueurs réunies, on les acidule avec de l'acide sulfurique affaibli, afin de neutraliser les alcalis ; on distille et on laisse refroidir l'appareil. Le résidu est formé par une masse cristalline que l'on égoutte pour séparer une eau noire qui la baigne. On la reprend par l'eau, on la traite par le charbon animal, on filtre bouillant, et par le refroidissement le sulfate bibasique cristallise.

Ce sulfate de quinine, peu soluble dans l'eau, est le plus souvent dissous à l'aide d'un peu d'acide sulfurique affaibli ou d'eau de Rabel : il en résulte que c'est réellement le sulfate neutre que l'on emploie le plus souvent.

Le Codex parle de quelques autres sels de quinine dont nous devons nous occuper.

Chlorhydrate ($\bar{Q}$,HCl). Blanc, cristallisé en aiguilles nacrées, plus soluble que le sous-sulfate ; fusible au-dessus de 100°. On le prépare de la même manière que le sulfate, en acidulant avec l'acide chlorhydrique les liqueurs alcooliques, ou bien par voie de double décomposition, en décomposant le sulfate de quinine par le chlorure de baryum, filtrant, évaporant et faisant cristalliser.

Azotate ($\bar{Q}$,Az²O⁵). On le prépare comme le précédent. On remarque qu'à un certain point de concentration, il se sépare sous forme de gouttelettes oléagineuses, anhydres, que le refroidissement fige comme de la cire, qui absorbent peu à peu de l'eau sans se dissoudre et donnent naissance à des prismes rhomboïdaux très-courts que l'on ne peut cliver.

Ferrocyanate. — Jaune, cristallisé en petites aiguilles réunies en masses, d'une saveur amère, très-peu soluble dans l'eau, très-soluble dans l'alcool, efflorescent. On l'obtient en faisant bouillir 2 parties de sulfate de quinine basique cristallisé et 1 partie de ferrocyanate de potasse dissous dans l'eau distillée. On laisse refroidir la liqueur ; une masse d'apparence résineuse (ferrocyanate de quinine) s'en sépare qui se sèche par le refroidissement ; pour le faire cristalliser on le dissout dans l'alcool, et on soumet la dissolution à une évaporation spontanée.

Ce sel est au même état de saturation que le sulfate de quinine ; c'est-à-dire que c'est un sel bi-basique.

Valérianate. — Cristallisé tantôt en hexaèdres ou en octaèdres, tantôt en masses soyeuses assez légères ; dans le premier cas ses cristaux sont durs et pesants. Son odeur rappelle celle de l'acide qui le forme ; sa saveur est amère e franche, rappelant celle du quinquina, très-soluble dans l'eau, plus soluble encore dans l'alcool et l'huile d'olive, décomposable par les acides minéraux et beaucoup d'acides organiques. Exposé à une chaleur de 90°, il perd 4 équiv. d'eau, se ramollit et fond à la manière des résines. Déshydraté, il est insoluble dans l'eau, mais toujours très-soluble dans l'alcool; à une température plus élevée il ne perd plus d'eau; mais il s'en dégage de l'acide valérianique monohydraté.

Ce sel a été d'abord préconisé par le prince Louis-Lucien Bonaparte, puis employé en France par M. Devay. On l'obtient en dissolvant la quinine dans l'alcool et saturant par un léger excès d'acide valérianique. On étend de deux fois son volume d'eau, on agite et on évapore à l'étuve à une température au-dessous de 50°; alors le valérianate se dépose sous forme de cristaux présentant les variations que nous avons indiquées.

De tous les fébrifuges connus il n'en est pas de plus certains que la quinine et ses sels pour combattre les fièvres intermittentes. Ils ont sur le quinquina d'incontestables avantages : d'abord en ce que pris en plus petite quantité, ils sont moins capables de purger ou de faire vomir, ce qui rend leur effet fébrifuge nul; ensuite parce que l'on est beaucoup plus sûr de la quantité de principe actif que l'on administre, les quinquinas ayant une composition extrêmement variable.

A dose trop élevée, il paraît que le sulfate de quinine peut causer des accidents mortels; mais à faible dose c'est un des plus précieux médicaments et qui agit avec une très-grande énergie. Il est absorbé, et j'ai constaté le premier, en 1835, qu'il était passé dans les urines d'un malade du service de M. Piorry, qui en prenait de fortes doses.

DE LA CINCHONINE.

$$C^{40}H^{23}O^2Az = \text{C}$$

La cinchonine est blanche, cristallisant facilement en prismes quadrilatères terminés par des facettes obliques, anhydres. Elle est inodore, d'une saveur amère, longue à se développer à cause de son peu de solubilité; chauffée elle se décompose dès qu'elle fond et se volatilise en partie. Elle est peu soluble dans l'eau bouillante. Son meilleur dissolvant est l'alcool; l'éther, les huiles fixes et volatiles ne la dissolvent qu'en très-petite quantité. La dissolution alcoolique ramène au bleu le tournesol rougi par un acide. C'est une base organique assez puissante qui s'unit bien aux acides.

On l'obtient avec le sulfate de cinchonine par un procédé analogue à celui qui sert pour obtenir la quinine.

Sels de cinchonine. — La cinchonine forme avec la plupart des acides des sels neutres et acides. Ces sels sont, comme ceux de quinine, amers, décomposés et précipités par les alcalis, le tannin, les oxalates, les tartrates solubles, etc.

Sulfates. — On connaît deux sulfates qui correspondent aux sulfates de quinine : le sulfate neutre, C,SO^3, et le sulfate bibasique, $\text{C}^2\text{,SO}^3 + 4\text{HO}$. Ce dernier est celui que l'on trouve dans quelques pharmacies.

Sulfate bibasique. — Blanc, cristallisé en prismes rhomboïdaux, courts, terminés par un biseau, d'une saveur amère. Exposé à une température plus élevée que 100° il fond comme la cire ; à 120° il perd son eau de cristallisation. Il est plus soluble que le sulfate de quinine bibasique : 54 parties d'eau froide en dissolvent 1 partie ; l'alcool à 32° en dissout plus d'un sixième de son poids.

On l'obtient exactement de la même manière que le sulfate bibasique de quinine, en prenant de préférence le quinquina gris. On le retrouve aussi dans les dernières eaux-mères du sulfate de quinine.

Ce sel est peu usité en médecine ; cependant il devrait l'être plus souvent, car il paraît, d'après les observations du docteur Bally, qu'à la dose de 3 à 4 décigrammes par jour il arrête les fièvres aiguës et périodiques, et qu'il est moins irritant que le sulfate de quinine.

Art. III. DES ALCALIS DES STRYCHNÉES.

On doit à la famille des strychnées trois produits : la noix vomique, la fève Saint-Ignace et le bois de couleuvre, qui sont de violents poisons et qui doivent leurs propriétés à la *strychnine* et à la *brucine*, alcalis végétaux que MM. Pelletier et Caventou ont découverts en 1818. Le bois de couleuvre renferme plus de brucine que de strychnine ; la fève Saint-Ignace, au contraire, contient plus de strychnine que de brucine, et la noix vomique contient les deux alcalis en quantité plus égales. Ces alcalis s'y trouvent à l'état de sel combiné avec un acide mal étudié, *igasurique*, ou avec l'acide lactique. Le strychnos tieuté ou upas tieuté contient de la strychnine. L'écorce de fausse angusture, attribuée au *brucea anti-dysenterica*, mais qui appartient au *strychnos nux vomica*, contient de la brucine seulement.

DE LA STRYCHNINE.

$$C^{42}H^{22}O^4Az = \overline{S}.$$

La strychnine, découverte par MM. Pelletier et Caventou, est blanche, cristallisant en octaèdres ou en prismes blancs quadrilatères ordinairement très-petits, d'une saveur tellement amère que l'eau qui en contient 1/600000 a une amertume sensible. Elle est infiniment peu soluble dans l'eau ; à 10° elle en dissout moins de 1/6000 ; l'eau bouillante 1/2500. L'éther n'en dissout que des traces ; mais l'alcool et les huiles volatiles la dissolvent très-bien ; cependant l'alcool anhydre ne la dissout pas. L'acide nitrique ne la colore en rouge que lorsqu'elle contient de la brucine.

La strychnine est l'un des alcalis végétaux les plus énergiques ; elle précipite la plupart des bases alcalines organiques de leurs combinaisons.

Le procédé le plus suivi pour obtenir la strychnine est celui qu'a proposé M. Corriol, auquel on a fait quelques modifications. On ramollit la noix vomique en la faisant bouillir dans l'eau. On la passe au moulin pou la diviser, puis on la fait bouillir de nouveau dans la même eau pendant deux heures ; on passe. On épuise la noix vomique par une deuxième et même une troisième ébullition dans l'eau. Les liqueurs réunies, on les fait évaporer jusqu'en consistance de sirop ; on y ajoute alors de l'alcool pour en précipiter la matière mucilagineuse, on filtre, on distille l'alcool, et le résidu de la distillation est évaporé en consistance d'extrait. Celui-ci est redissous dans l'eau froide, qui abandonne un peu de matière grasse. La liqueur est alors traitée à chaud par un excès de lait de chaux qui précipite la strychnine et la brucine. On recueille sur un filtre le précipité, on l'exprime, on le sèche et on le traite par de l'alcool fort et bouillant à plusieurs reprises. On distille les liqueurs, et le résidu est formé par la strychnine et la brucine unies à de la matière colorante. En traitant la masse par de l'alcool à 20°, on dissout la brucine et la matière colorante, tandis que la strychnine reste sous forme de poudre. On peut la faire cristalliser en la dissolvant dans l'alcool et abandonnant la dissolution à une évaporation spontanée.

Sels de strychnine. — La strychnine comme base organique puissante s'unit bien aux acides : il en résulte des sels caractérisés par une saveur excessivement amère. La plupart sont solubles et cristallisables ; les alcalis, le tannin ou l'infusion de noix de galle précipitent leurs dissolutions. Elles ne sont pas au contraire précipitées par les oxalates et les tartrates solubles.

Sulfate de strychnine. — Blanc cristallisé en petits cubes diaphanes quand il est neutre, ou en aiguilles déliées s'il est acide. Exposé à l'air il perd un peu de sa transparence. Chauffé à environ 100°, il devient opaque ; chauffé plus fort il fond, puis perd trois pour cent de son poids. Il est formé de 85,6 de strychnine et 15,4 d'acide sulfurique.

On le prépare en dissolvant la strychnine dans l'acide sulfurique étendu jusqu'à saturation, filtrant, évaporant et faisant cristalliser.

La strychnine et ses combinaisons salines sont les plus violents poisons que l'on connaisse : 2 à 3 centigrammes suffisent pour tuer un chien de forte taille. La strychnine a été conseillée dans toutes les paralysies, générales ou partielles. Dans les paralysies, suites d'apoplexie, on ne doit l'administrer qu'à une époque éloignée de l'hémorrhagie cérébrale. Elle a encore été conseillée dans les cas d'amaurose et d'épilepsie, dans la chorée, dans les débilités générales avec tendance au repos, etc. Enfin on la considère comme très-utile pour combattre les gastralgies.

DE LA BRUCINE.

$$C^{46}H^{26}O^8Az = \overline{B}.$$

Cet alcali végétal a été découvert par MM. Pelletier et Caventou dans l'écorce de fausse angusture et dans la noix vomique. Elle est blanche, cristallisant en prismes obliques à 4 pans, à bases parallélogrammes ;

quand elle provient d'une dissolution alcoolique saturée , elle affecte la forme de masses feuilletées, d'un blanc nacré, ressemblant à l'acide borique. Elle a une saveur très-amère, avec une certaine âcreté persistante. Elle est soluble dans 850 parties d'eau froide et dans 500 d'eau bouillante. Elle s'unit à l'eau, car ses cristaux sont formés par un équivalent de brucine et 6 équivalents d'eau $= \mathrm{\ddot{B}} + 6HO$. Cette affinité pour l'eau est très-remarquable : en effet, quand elle vient d'être précipitée de ses dissolutions salines par la potasse ou la soude, elle ne présente tout d'abord qu'une masse molle, poisseuse et colorée en jaune par une matière qui l'accompagne avec opiniâtreté dans ses sels ; au bout de quelque temps elle durcit et s'hydrate en même temps que la matière colorante se dissout. Elle est insoluble dans l'éther et les huiles grasses ; les huiles volatiles la dissolvent un peu ; l'alcool la dissout au contraire très-facilement.

Chauffée un peu au-dessus de 100°, elle fond , perd l'eau qu'elle contient et se prend par le refroidissement en une matière qui ressemble à la cire, laquelle, divisée et mise en contact avec l'eau, reprend son eau de cristallisation en quelques jours. L'acide nitrique la colore en rouge nacarat, qui passe ensuite au jaune. La même couleur se développe aussi par l'action de la pile sur la base pure ou à l'état de sel et se montre au pôle positif. Le nitrate jaune passe au violet par le protochlorure d'étain.

La brucine se prépare ordinairement en même temps que la strychnine. Dans cette préparation (voyez STRYCHNINE), l'alcool faible, qui s'est chargé de la brucine et de la matière colorante, est très-propre à fournir la brucine : pour cela on l'évapore en consistance sirupeuse ; on laisse refroidir, et on sature les liqueurs par l'acide sulfurique étendu en ajoutant un petit excès d'acide. On abandonne le tout pendant deux ou trois jours, au bout desquels on trouve une masse cristalline de sulfate de brucine baignant dans une eau-mère noire que l'on sépare à l'aide de la presse. Le sulfate impur est redissous dans l'eau , décoloré par le charbon et décomposé par l'ammoniaque, qui précipite la brucine.

Sels de brucine. — La brucine se combine bien aux acides et forme des sels neutres et des sur-sels. Tous sont solubles et cristallisent bien, à l'exception de l'azotate et du phosphate, qui ont besoin d'un excès d'acide et de l'acétate, qui est incristallisable. Leur saveur est amère. Leurs dissolutions sont troublées par le tannin et la noix de galle. La morphine et la strychnine les décomposent.

Sulfate ($\mathrm{\ddot{B}}, SO^3 + 4HO$). Blanc, cristallisé en longues aiguilles quadrilatères, efflorescent ; dans un air chaud il perd la moitié de son eau de cristallisation. Il est très-soluble dans l'eau et peu soluble dans l'alcool. On le prépare comme le sulfate de strychnine.

La brucine ou ses sels exercent sur l'économie animale une action analogue à celle de la strychnine, mais avec moins d'intensité. Selon M. Magendie, le rapport serait comme 1 : 12, et selon M. Andral, comme 1 : 24. On les emploie dans les mêmes circonstances. M. Magendie a obtenu de bons effets de la brucine dans deux cas d'atrophie, l'un du bras et l'autre de la jambe.

CHAPITRE V.

DES SUBSTANCES DONT LA COMPOSITION PEUT ÊTRE REPRÉSENTÉE PAR DU CARBONE ET DE L'EAU.

Ces substances, dans lesquelles l'hydrogène et l'oxygène sont dans les proportions convenables pour faire de l'eau, sont toutes solides, plus pesantes que l'eau, inodores, insipides, sans action sur les réactifs colorés, inaltérables à l'air sec, insolubles dans l'alcool anhydre, décomposables par l'acide azotique qui les transforme en acide oxalique ou mucique ; telles sont : les *gommes*, ou mieux l'*arabine*, la *cérasine*, la *bassorine*, qui les composent, la *lactine*, la *pectine*, les diverses espèces de *sucre*, l'*amidon*, la *dextrine*, le *ligneux*, etc.

Art. Iᵉʳ. DES GOMMES.

Les gommes ont pour caractères généraux d'être incristallisables, de donner un acide particulier, *mucique*, quand on les traite par l'acide azotique ; de ne point fournir de sucre de raisin par l'action de l'acide sulfurique. On peut les diviser en *gomme arabique*, comprenant les gommes arabique et du Sénégal ; en gomme *cérasique*, ou gomme du pays, et en gomme *bassorique*, qui comprendrait la gomme adraganthe et la gomme de Bassora. Enfin peut-être conviendrait-il de nommer gomme *pectique* cette matière mucilagineuse que l'on trouve dans certaines graines, dans les racines, dans les fruits, qui se transforme si facilement en acide pectique et qui ont pour caractère de former avec l'eau de véritables gelées.

Gomme arabique. — Cette espèce de gomme est presque entièrement constituée par un principe que M. Chevreul nomme *arabine* ($C^{12}H^{11}O^{11}$), ayant les propriétés suivantes. Elle est transparente, friable et à cassure vitreuse lorsqu'elle a été desséchée ; capable de se ramollir et de se tirer en fils lorsqu'elle est chauffée à 150 ou 200°. Très-soluble dans l'eau ; la dissolution ne passe plus à travers les filtres dès qu'elle contient 17,75 pour 100 d'arabine. La dissolution conservée à l'air devient acide. Elle est incristallisable, insoluble dans l'alcool et l'éther. Enfin elle n'éprouve pas la fermentation alcoolique.

Cette espèce de gomme comprend la gomme *arabique vraie* ou *turique* et la gomme du *Sénégal*.

La gomme turique, produite par les *acacia arabica* et *vera*, est en petites larmes blanches et transparentes, qui se fendillent à l'air; l'eau la dissout en toute proportion. Cette gomme, qui nous vient d'Arabie, est aujourd'hui assez rare; on lui substitue la gomme du Sénégal. Elle possède toutes les propriétés que nous avons indiquées pour l'arabine. Elle est formée de 79,40 d'arabine, 17,60 d'eau et de quelques centièmes de matières salines et terreuses.

La gomme du Sénégal, très-abondante dans le commerce de France, est fournie par l'*acacia sénégal*. Elle est en larmes sèches, arrondies, ovales ou vermiculées, dures, non friables, un peu opaques, ridées à l'extérieur, à cassure vitreuse, lisse, transparente à l'intérieur, d'une couleur jaune. Elle est un peu sucrée au goût.

Elle est composée de 81,40 d'arabine, de 16,10 d'eau et de 2 à 3 de matières salines. Ses autres propriétés sont les mêmes que celles de la gomme turique.

Gomme cérasique ou *de France*. — Cette gomme est produite particulièrement par les arbres de la famille des rosacées, le cerisier, le prunier, l'abricotier, l'amandier, etc. Elle se présente en masses agglutinées, jaunâtres ou rougeâtres, transparentes, impures, plus dures, plus tenaces que la gomme précédente et plus difficiles à pulvériser. Mise en contact avec l'eau, elle ne s'y dissout qu'incomplétement, se gonfle et y forme un mucilage épais.

Elle est formée de 52,10 d'arabine, 34,90 de cérasine, 12,00 d'eau, 1 de matières salines. La *cérasine* a l'apparence de la gomme, mais elle est plus dure. Elle est insoluble dans l'eau; cependant elle s'y gonfle, forme une gelée transparente, insipide et inodore, et quand on la fait bouillir longtemps elle finit par se convertir en arabine. Ces deux substances, qui ont même composition, sont isomériques, ce qui explique cette transformation. C'est à elle que la gomme cérasique doit la propriété qui la distingue de la gomme arabique.

Gomme bassorique. — Cette sorte de gomme doit ses propriétés à la *bassorine*, substance demi-transparente, solide, incolore, insipide, inodore, incristallisable, difficile à pulvériser. Elle est insoluble dans l'eau froide ou bouillante, mais elle s'y gonfle considérablement. Elle est également insoluble dans l'alcool. Elle n'éprouve pas la fermentation alcoolique. Traitée par 10 fois son poids d'acide azotique, elle donne 23 pour 100 d'acide mucique, quantité que ne donne ni l'arabine ni la cérasine.

La *gomme adraganthe* est une variété de la *gomme bassorique*; elle est produite par l'exsudation naturelle de certains arbrisseaux de la famille des légumineuses, les *astragalus verus*, *gummifer*, *creticus*, etc. Cette gomme se présente sous forme de lanières flexueuses, contournées, vermiculaires, blanches, opaques, ayant l'aspect de la corne.

Selon M. Guérin, elle est formée d'arabine et de bassorine. Sa composition, rapportée par Thénard, donne pour 100 parties 53,30 d'arabine, 33,30 de bassorine et d'amidon, de 11,10 d'eau et 2 à 3 de matières salines.

La *gomme de Bassora* contient beaucoup plus de bassorine ; elle est pour cette raison beaucoup moins soluble que la gomme adraganthe : elle se gonfle prodigieusement et forme un mucilage très-épais. L'eau bouillante n'en dissout qu'une très-petite quantité. Elle est composée de bassorine 64,3, arabine 11,20, eau 21,89, matières salines 5 à 6.

Gomme pectique. — A cette espèce se rapporte la *pectine* ou *gelée végétale*. On la prépare en ajoutant au jus du fruit récemment exprimé (groseilles, framboises, etc.) une assez grande quantité d'alcool : le dépôt formé est recueilli, pressé graduellement, lavé avec de l'alcool et séché.

La pectine est alors en fragments demi-transparents, membraneux, ressemblant à la colle de poisson, insipide, inodore et sans action sur le tournesol. Plongée dans l'eau, elle se gonfle considérablement comme la bassorine et forme un mucilage ayant l'aspect de l'empois. Les acides ne lui font rien éprouver ; mais la plus petite quantité d'oxyde alcalin la transforme tout à coup en acide pectique, qui présente des propriétés remarquables (voyez **ACIDE PECTIQUE**) et avec lequel elle est isomère.

Tous ces caractères nous paraissent suffisants pour motiver sa place parmi les gommes, en en faisant toutefois une espèce particulière sous le nom de gomme pectique.

L'étude plus avancée des matières mucilagineuses contenues dans les racines mucilagineuses, ainsi que dans certaines semences de lin, de coings, de psyllium par exemple, permettront sans doute de les classer parmi les variétés de gomme pectique.

Art. II. DU SUCRE.

$$C^{12} H^9 O^9 + 2HO \text{ (Péligot).}$$

On donne le nom de sucre à des substances douées d'une saveur douce et sucrée, facilement solubles dans l'eau et capables de se transformer, sous l'influence d'un ferment, en alcool et en acide carbonique. On en connaît trois espèces différentes : 1° le sucre de canne, 2° le sucre de raisin, 3° le sucre incristallisable.

Sucre de canne. — Il est solide, blanc, cristallisable en prismes obliques à quatre pans, d'une saveur douce, agréable, caractéristique, d'une densité de 1,6065. Il est lumineux par frottement dans l'obscurité. Ses cristaux, assez faciles à obtenir, sont formés de 1 équivalent de sucre et de 2 équivalents d'eau qu'ils ne perdent qu'en s'unissant aux bases. Exposé au feu il se fond, se colore, se *caramélise*, se décompose en se boursouflant et répandant une odeur *sui generis*. Il est inaltérable à l'air. Dissous dans le tiers de son poids d'eau, il forme un liquide (sirop) qui se conserve bien dans des vases bouchés. Dissous dans une plus grande quantité d'eau, il s'aigrit promptement et se couvre de moisissures. Cette dissolution exposée pendant quelques temps à une chaleur de 90 à 110° se colore et se transforme en sucre incristallisable. Il est à peu près insoluble dans l'alcool anhydre.

Le sucre par rapport à certaines bases peut être considéré comme un acide : en effet, le sucre s'unit à la chaux, la baryte, la potasse, la soude, etc., en donnant lieu à des sels incristallisables amers, astringents, lesquels traités par un acide s'emparent de la base, tandis que le sucre retrouve ses propriétés premières. Traité à chaud par l'acide sulfurique affaibli, le sucre en dissolution se transforme en sucre de raisin. L'acide azotique dans les mêmes circonstances le transforme en acides oxalhydrique ou saccharique et oxalique, et non en acide mucique.

Le sucre à l'aide de la chaleur réduit les dissolutions de perchlorure d'or, d'azotates de mercure et d'argent, de sulfate de cuivre, etc.

Le sucre existe dans les tiges des plantes du genre *arundo*, dans l'érable, la betterave, le navet, etc.

Extraction. — Dans les Indes orientales et occidentales, ainsi que dans l'Amérique, c'est de la canne à sucre *arundo saccharifera* que l'on extrait le sucre. Quand les cannes sont mûres on en extrait le suc à l'aide de cylindres de fonte. On y ajoute de suite sur 800 parties de suc l'hydrate de chaux qui provient d'une partie de chaux. On chauffe jusqu'à 60°. Bientôt il se forme une écume cohérente formée de chaux de parenchyme et d'albumine. Le liquide tiré à clair est ensuite évaporé à grande ébullition, en ayant soin d'écumer jusqu'à ce qu'on en prenant une goutte entre le pouce et l'index et les écartant brusquement, il en résulte un filet qui se rompt près du pouce et remonte vers l'index en formant un crochet. On le verse alors dans un réservoir, où il se refroidit en partie ; de là on le verse dans des cuviers dont le fond est percé de trous que l'on tient fermés. Au bout de vingt-quatre heures on l'agite avec un mouveron afin de favoriser la cristallisation déjà commencée et qui se termine en six heures; alors on débouche les trous afin de laisser le sirop s'écouler. Le sucre est ensuite exposé à l'air pour le sécher, puis renfermé dans des tonneaux bien secs ; il constitue le *sucre brut* ou *cassonade*, qu'on nomme aussi *moscouade* ; le sirop cuit de nouveau fournit de nouvelles quantités de sucre. Enfin il arrive un moment où il refuse de cristalliser : il constitue dans cet état la *mélasse*, laquelle fermentée fournit par la distillation le *rhum* ou *tafia*.

En France, surtout dans nos départements du Nord, où la betterave est cultivée en grand, on en retire le sucre par le procédé suivant. On râpe la betterave, et on en exprime le suc à l'aide d'une presse hydraulique très-puissante. Le suc est aussitôt chauffé à 80° avec une certaine quantité de chaux en bouillie claire ; on remue, et quand il est à 100° on le laisse s'éclaircir. Alors on tire la liqueur à clair, et on l'évapore aussi rapidement que possible jusqu'à ce qu'elle ait atteint 27°

bouillant. Arrivé à ce point, on la passe au *filtre Dumont*, c'est-à-dire à travers une couche épaisse de charbon en grains mouillé afin de le décolorer. Enfin on cuit le sirop et on le verse dans un *rafraîchissoir* ; arrivé à la température de 40° on le coule dans des formes à sucre humectées, que l'on tient bouchées. Au bout de quelques jours la cristallisation est achevée ; on fait écouler le sirop et sécher le sucre, qui constitue dans cet état une belle cassonade.

Raffinage. — Le sucre de canne ou de betterave, obtenu ainsi que nous venons de le dire, est soumis à un nouveau traitement qui a pour but de le purifier et d'en faire du *sucre en pains* : c'est le raffinage. Pour l'exécuter, on dissout la cassonade dans l'eau pure si elle est belle, dans de l'eau de chaux si elle ne l'est pas ; on chauffe jusqu'à 65°. On y ajoute alors du sang, on pousse à l'ébullition et l'on arrête brusquement le feu. Au bout de peu de temps il s'est formé une écume abondante qui surnage ; on tire à clair le sirop par un robinet qui existe au fond de la bassine, et on le fait passer à travers des caisses pleines de charbon en grains mouillé, nommées *filtres Dumont*. Le sirop s'y décolore et devient très-limpide. On le fait passer à l'aide de pompes dans de grandes bassines très-plates à bascules, où par un feu vif il est proptement concentré ; dix minutes suffisent ordinairement pour le cuire. Lorsqu'il est suffisamment concentré on le verse dans un grand rafraîchissoir. Afin de le faire cristalliser en petits grains, on a soin de le *mouver* jusqu'à ce qu'il soit arrivé à 50° ; alors on le fait rendre dans des formes coniques en terre, mouillées, percées d'un trou à leur sommet et bouchées, et on continue de mouver de temps en temps. Lorsque le refroidissement est complet, on débouche les trous des formes afin d'en faire écouler le sirop. C'est alors que l'on procède au *clairçage* ou au *terrage*. La première opération consiste à battre et à unir légèrement la base du pain, puis à verser dessus du sirop de sucre blanc fait à froid : celui-ci en s'écoulant entraîne le sirop coloré et laisse le sucre dans un état de blancheur plus grand. Le terrage est une opération qui a le même but et qui se pratique de la même manière ; seulement on recouvre la base du cône de sucre d'une couche de sucre en poudre, et on la recouvre de terre blanche argileuse délayée dans l'eau. On fait ainsi jusqu'à quatre terrages, ce qui exige ordinairement trente-deux jours.

Lorsque le clairçage ou le terrage est opéré, on enlève les pains de leurs moules et on les sèche à l'étuve.

L'analyse du sucre a donné à MM. Gay-Lussac et Thénard la composition suivante : carbone 42,47, hydrogène 6,90, oxygène 50,63, ce qui donne pour la formule du sucre cristallisé, $C^{12}H^{11}O^{11}$. Mais le sucre cristallisé contient 1 équiv. d'eau ; la formule devient donc $C^{12}H^{10}O^{10} + HO$ et celle du sucre anhydre $C^{12}H^{10}O^{10}$. Or cette dernière formule, se décomposant dans cette équation $C^{12}H^{10}O^{10} = 4CO^2 + 2 (C^4H^4 + HO)$, prouve que le sucre peut être regardé comme du bicarbonate d'éther ou de bicarbure d'hydrogène hydraté. La formule donnée en tête ne diffère de celle-ci que par une proportion d'eau en plus que l'on suppose toute formée, ce qui revient tout à fait au même.

Sucre de raisin (glucose) ($C^{12}H^{14}O^{14}$). C'est le sucre qui se rencontre dans presque tous les fruits : il est extrêmement probable que sa nature est intimement liée à la présence, dans ces fruits, des acides organiques que l'on y rencontre toujours. C'est surtout du raisin qu'on l'a plus fréquemment retiré, ce qui lui a valu son nom.

Le sucre de raisin se présente ordinairement sous forme de petits grains blancs et hydratés, groupés de manière à avoir la forme de choux-fleurs. Cependant il peut cristalliser en prismes rhomboïdaux, durs et croquant sous la dent, ce qui a lieu en abandonnant à une évaporation spontanée sa dissolution alcoolique. Il a une saveur faiblement sucrée, précédée d'une sensation de fraîcheur marquée. Aussi sucre-t-il moins que le sucre de canne : 1 partie de sucre de canne équivaut à 2 parties et demie de sucre de raisin.

Chauffé à 60° il se ramollit, devient pâteux, puis sirupeux, et perd à 100° 9,8 pour 100 d'eau. Il est moins soluble que le sucre de canne : l'eau froide n'en dissout que 23,5 centièmes ; l'eau bouillante le dissout en toutes proportions. Il est insoluble dans l'alcool anhydre ; mais il se dissout bien dans l'alcool ordinaire. Il est transformé en acide oxalhydrique ou saccharique et acide oxalique par l'acide azotique. L'acide sulfurique, qui charbonne le sucre de canne, le dissout sans le colorer.

Il a moins d'affinité pour les bases que le sucre de canne ; cependant il peut s'y combiner et perdre sa saveur sucrée.

Préparation. — On le prépare en saturant les acides du suc de raisin par un excès de craie ou de marbre en poudre. La liqueur saturée, on la clarifie avec du sang ou des blancs d'œufs et on la passe sur le *filtre Dumont*. Le sirop décoloré est concentré jusqu'à 35° bouillant. On le laisse refroidir, et au bout de quelques jours le sucre est pris en masse cristalline. Celle-ci est égouttée, lavée à l'eau froide et fortement exprimée. C'est le sucre de raisin.

Le même sucre peut s'obtenir d'une manière économique par le procédé de Kirkoff, procédé par lequel l'amidon, le ligneux peuvent être transformés en sucre. On le prépare en faisant bouillir pendant trente-six heures 1 partie de fécule de pomme de terre avec 4 parties d'eau contenant 1|100 à 1|10 d'acide sulfurique, en ayant soin de remplacer l'eau qui s'évapore. Après ce temps, on sature avec de la craie, on filtre, on évapore en consistance sirupeuse et l'on fait cristalliser.

La transformation de l'amidon en sucre est un phénomène chimique très-remarquable. L'acide sulfurique paraît n'agir que par son contact ; il suit de là que l'amidon et l'eau fournissent seuls les éléments du sucre. D'après de Saussure, 100 parties d'amidon donnent 110 de sucre par la fixation d'une certaine quantité d'eau. Le phénomène serait, selon Bouchardat, beaucoup plus complexe, car pendant la saccharification il se produirait toujours une matière brune et de l'acide végéto-sulfurique. Ces observations expliqueraient assez bien la perte qu'on observe, car d'après le calcul, 100 parties de fécule devraient fournir 122,03 parties de sucre cristallisé.

Lorsque l'on traite l'empois d'amidon par de la *diastase* ou de l'extrait d'orge germée, il ne tarde pas à se fluidifier, et au bout de quelques heures il est entièrement transformé en sucre de raisin. Une température de 70 à 75° est nécessaire pour assurer la saccharification. C'est encore ici par *catalyse* que se fait la transformation, l'amidon en sucre de raisin.

Enfin en traitant le ligneux, les chiffons de linge, ou le papier coupé par de l'acide sulfurique concentré ou mieux avec de l'acide sulfurique contenant un cinquième d'eau, on obtient encore du sucre de raisin. Au bout de vingt-quatre heures d'action on dissout la masse poisseuse qui en résulte, on la fait bouillir dix heures ; on neutralise par la craie, on filtre, on évapore et on fait cristalliser comme plus haut.

L'analyse de ce sucre a fourni à MM.

	PROUT.	SAUSSURE.
Carbone	36,36	36,71
Hydrogène	7,09	6,78
Oxygène	56,56	56,51

Ce qui donne $C^6H^7O^7$ ou en doublant, $C^{12}H^{14}O^{14}$. En admettant qu'il contient 1 équivalent d'eau, sa formule devient $C^{12}H^{12}O^{12}$, et peut être alors représenté par du bicarbonate d'alcool ou du bicarbure d'hydrogène bihydrate, suivant cette équation $C^{12}H^{12}O^{12} = C^4O^8 + C^8H^8 + 4HO$. Ce sont en effet les produits qui se forment par la fermentation du sucre sous l'influence du ferment de bière.

C'est à cette sorte de sucre que se rapportent les sucres connus sous le nom de *sucre de miel, sucre de diabétés.*

Sucre incristallisable. — Il est toujours produit par l'action simultanée de l'eau et du feu sur le sucre cristallisable ; car il n'existe ni dans la canne, ni dans l'érable, ni dans la betterave. C'est lui qui constitue les mélasses.

Enfin il existe encore un *sucre de champignons*, selon Liëbig, que Wiggers aurait obtenu en traitant par l'eau l'extrait alcoolique de seigle ergoté, et un *sucre insipide*, selon Thénard et Bouchardat, qui ne serait qu'une variété du sucre de diabétés et qui reprendrait sa saveur sucrée quand on le fait bouillir avec une certaine quantité d'eau contenant 1/10 d'acide sulfurique.

Art. III. DE L'AMIDON.

$$C^{12}H^{10}O^{10}.$$

On donne le nom de *fécule amylacée* ou *amidon* à une substance très-généralement répandue dans les végétaux et qui a pour caractère d'être blanche, brillante, pulvérulente, insipide, inodore, inaltérable à l'air, sans action sur le tournesol ou le sirop de violettes, et de prendre par l'action de l'iode une couleur bleue qui varie d'intensité suivant la quantité d'iode.

Examiné au microscope, il se présente sous la forme de grains globuleux plus ou moins irréguliers. Chaque globule est formé d'une enveloppe ou sac dans laquelle se trouve une matière différente de l'enveloppe. Le volume de chaque grain varie beaucoup entre celui du grain de fécule qui est de 1,6 de millimètre de diamètre et celui du millet qui n'a que 1/400 de millimètre.

Chauffé à environ 200° à l'air, il perd une petite quantité d'eau, se colore légèrement et devient soluble dans l'eau de manière à produire un liquide mucilagineux : c'est le *léiocome* du commerce. Chauffé brusquement en vase clos à la même température, il se fond en une masse diaphane et homogène à cause de l'eau qu'il contient et devient soluble.

L'eau froide est sans action sur l'amidon, à moins qu'il n'ait été broyé à la molette; alors il forme empois avec peu d'eau ou se dissout avec beaucoup : 1 partie d'amidon mise en contact avec 12 à 15 parties d'eau bouillante donne lieu à de l'empois assez consistant. Cet empois mis en contact avec de l'orge germé ou de la diastase se fluidifie et se trouve converti d'abord en une matière nommée *dextrine*, puis en sucre de raisin. L'alcool, l'éther, les huiles fixes et volatiles sont sans action sur lui.

Nous avons dit que l'iode lui communiquait une couleur bleue variable; mais il est une particularité de cet *iodure d'amidon* que nous devons signaler. En effet, lorsque l'on chauffe la solution de cet iodure jusqu'à 89 à 90°, elle se décolore complétement et reprend ensuite sa couleur par le refroidissement. Si la solution était portée à l'ébullition, la couleur ne reviendrait plus.

Broyé avec une dissolution concentrée de potasse ou de soude, il forme un composé gélatineux, transparent, soluble dans l'eau, duquel les acides, en s'emparant de la base, régénèrent l'amidon.

L'acide azotique affaibli le dissout à froid et le transforme à chaud en acide oxalhydrique et oxalique.

L'acide sulfurique concentré charbonne l'amidon en s'échauffant. Il peut cependant former avec lui un composé cristallisable. Étendu d'une certaine quantité d'eau, il peut, à l'aide de l'ébullition, transformer l'amidon d'abord en *dextrine* et bientôt après en sucre de raisin. (Voyez SUCRE.) Il paraît, d'après M. Couverchel, que beaucoup d'acides minéraux et organiques agissent de la même manière.

L'amidon se prépare de différentes manières, suivant la plante ou la partie de la plante qui le contient.

Fécule de pommes de terre. — Pour l'extraire, on lave et on râpe les pommes de terre ; la pulpe est placée sur un tamis, et on l'arrose ou la remuant jusqu'à ce que le liquide passe clair. On laisse déposer la fécule, on décante, on lave à plusieurs reprises et on la fait sécher. Cette fécule a une apparence cristalline caractéristique. Les grains sont plus gros que ceux de l'amidon du blé.

Fécule de blé (amidon). — Pour l'obtenir, le procédé le plus simple consiste à faire macérer le blé dans l'eau jusqu'à ce qu'il soit gonflé et suffisamment ramolli pour donner par expression entre les doigts un suc blanc, laiteux. Alors on l'enferme dans des sacs de grosse toile, on le malaxe sous l'eau, en le comprimant entre deux meules, jusqu'à ce que le liquide en sorte clair. On passe le tout à travers un tamis très-fin, on laisse déposer, on décante, on lave à plusieurs reprises ; enfin on fait sécher sur des briques ou sur une aire faite en plâtre, qui absorbent promptement l'humidité et hâtent beaucoup la dessication.

On peut encore l'obtenir en prenant les farines avariées, les délayant dans l'eau et les faisant fermenter à l'aide du gluten et du sucre qu'elles contiennent. Bientôt il s'est formé assez d'acide acétique pour que le gluten puisse se dissoudre. Le liquide qui surnage l'amidon et appelé *eau sûre des amidonniers* est enlevé au bout de quinze à trente jours. On lave le dépôt, on le passe à travers un tamis qui retient le son le plus grossier ; on laisse déposer de nouveau après avoir agité toute la masse. Le dépôt bien formé, on enlève les premières couches formées de son et d'amidon, et les dernières constituent l'amidon, qu'on lave et qu'on fait sécher comme ci-dessus. Cette fécule est sous forme de globules tous sphériques, d'une grandeur très-variable.

C'est par des moyens analogues aux précédents que l'on se procure les fécules connues sous les noms d'*arowroot*, de *manioc* ou *tapioka*, de *sagou*, etc.

Usages. — L'amidon est la base de notre alimentation; il sert à faire le sucre de fécule. Celui de blé est particulièrement employé dans les fabriques d'indiennes pour épaissir les mordants, mêlé avec la fécule de pomme de terre pour donner plus de fermeté et de lustre aux toiles de coton, de chanvre et de lin. A l'état d'empois, il sert à donner au linge et aux dentelles cet apprêt que tout le monde connaît.

En médecine il est rarement employé ; cependant certaines fécules sont usitées comme adoucissantes et pectorales ; tels sont celles de manioc ou tapioka, l'arowroot, la fécule de pomme de terre. On en fait des potages restaurants. On emploie en médecine la fécule de pomme de terre pour faire des cataplasmes adoucissants et l'amidon en lavements pour arrêter les diarrhées.

Dextrine. — Blanche, insipide, inodore, transparente sous forme de plaques minces, friables, à cassure vitreuse quand elle est bien sèche; inaltérable à l'air ; soluble dans l'eau, qu'elle rend mucilagineuse ; insoluble dans l'alcool et l'éther ; ne bleuissant pas par l'action de l'iode. Elle est transformée en sucre de raisin par l'action de l'acide sulfurique étendu ou de la diastase.

On l'obtient facilement en traitant l'empois d'amidon par l'extrait d'orge germée. Le mélange à une température de 60 à 65° perd bientôt sa consistance et devient visqueux; dès que l'iode ne le colore plus, on ajoute de l'alcool qui précipite la dextrine sous forme de matière glutineuse blanche, d'une apparence soyeuse et nacrée. On la lave à plusieurs reprises dans l'alcool, qui la transforme en une poudre presque impalpable; enfin on la sèche à l'étuve. On pourrait, si l'on voulait l'avoir plus blanche, la décolorer par le charbon. C'est à la dextrine que la bière doit sa consistance visqueuse.

La dextrine est très-souvent employée pour faire les appareils inamovibles dans le pansement des fractures.

Diastase. — Lorsque l'on fait germer l'orge, qu'on la réduit en bouillie avec une certaine quantité d'eau, qu'on passe la liqueur, et que dans le liquide obtenu on verse de l'alcool ce qu'il en faut pour détruire la viscosité du liquide, il se précipite une substance azotée coagulable par une température de 75°, qui n'est autre que la diastase, que l'on purifie en la redissolvant dans l'eau et la précipitant de nouveau par l'alcool.

Elle est solide, blanche, amorphe, soluble dans l'eau et l'alcool faible, insoluble dans l'alcool fort. Nous connaissons son action sur l'amidon; il est inutile d'y revenir. Ajoutons qu'elle est sans action sur la gomme, le sucre, l'inuline, le ligneux, l'albumine, le gluten, etc.

Art. IV. DU LIGNEUX.

$C^{36}H^{22}O^{22}$.

Le ligneux est une substance très-abondante dans les végétaux et dans toutes les parties de végétaux; il constitue essentiellement la fibre proprement dite; toutes les espèces de bois en contiennent 96 à 98 centièmes mêlés à des matières extractives et à quelques sels.

Les expériences récentes de MM. Payen et Schleiden font reconnaître dans le bois deux principes distincts : la *cellulose*, qui forme les parois des cellules, et la *lignine* ou ligneux, qui remplit les cavités formés par ces cellules ou s'incruste sur leurs parois en couches d'inégale épaisseur. La lignine est soluble dans l'acide nitrique, la cellulose ne l'est pas. Depuis, M. Schmidt a retrouvé la cellulose dans certains animaux de la classe des tuniciers, les ascidies.

Le ligneux est solide, d'un blanc sale, que le chlore transforme en blanc de neige, opaque, insipide, inodore, plus pesant que l'eau. Insoluble dans l'eau, l'alcool, l'éther, les huiles fixes et volatiles. Décomposé dans une cornue, il donne tous les produits de la décomposition des substances végétales et un corps connu sous le nom d'*esprit de bois*.

Nous avons vu que l'acide sulfurique pouvait le transformer d'abord en dextrine, puis en sucre de raisin. Il se produit en même temps un acide observé par M. Braconnot et nommé par lui acide *végéto-sulfurique*.

L'acide azotique produit des phénomènes analogues, pourvu que l'on suspende l'action au moment où les gaz commencent à se dégager. Plus tard le ligneux se transformerait en acide oxalique. Si l'on prend de l'acide nitrique à un atome d'eau, ou l'acide ordinaire mêlé de partie égale d'acide sulfurique, et que l'on y plonge le ligneux (coton, linge, papier, etc.), au bout de quelques instants la matière retirée, lavée profondément et séchée, sans avoir changé d'aspect physique, a cependant acquis des propriétés très-remarquables. En effet, elle constitue une matière énergiquement explosible que l'on connaît aujourd'hui sous le nom de *pyroxyle* ou *poudre-coton*.

Le ligneux ne se dissout ni dans la potasse ni dans la soude ; mais lorsqu'on le fait chauffer convenablement avec de l'hydrate de potasse, il brunit et se transforme en *acide ulmique*, qui s'unit à la potasse et que les acides séparent ; enfin en continuant le contact on le transforme en acide oxalique et probablement en acide acétique.

On prépare le ligneux pur en traitant la fibre végétale ou le squelette des plantes par l'eau chaude, l'alcool, l'éther, les alcalis étendus et les acides dilués.

CHAPITRE VI.

DES SUBSTANCES NEUTRES DONT LA COMPOSITION PEUT ÊTRE REPRÉSENTÉE PAR DU CARBONE, DE L'EAU ET DE L'HYDROGÈNE.

A ce chapitre appartiennent les corps suivants : *mannite, glycérine, saponine, salicine, picrotoxine, olivile, colombine*, etc. Nous n'examinerons ici que la salicine, qui présente quelque importance chimique et médicale.

DE LA SALICINE.

$$C^{42}H^{25}O^{16} + 6HO.$$

Cette substance, découverte par M. Leroux, est blanche, en cristaux aiguillés, très-ténus, prismatiques et nacrés ou en lames délicates, transparentes ; inodore, inaltérable à l'air, d'une saveur très-amère, sans action sur les couleurs végétales. Elle fond à 120° sans perdre d'eau et se prend par le refroidissement en une masse cristalline ; à une plus haute température elle devient jaune, résineuse, produit des vapeurs qui brûlent avec une flamme très-blanche et laisse pour résidu un charbon spongieux qui brûle sans résidu.

Elle est très-soluble dans l'eau : 5, 6 parties dans l'eau froide, et en toutes proportions dans l'eau bouillante. Elle est également soluble dans l'alcool; mais l'éther, les huiles grasses et l'essence de térébenthine ne la dissolvent pas.

Les dissolutions alcalines bouillantes et l'acide acétique sont sans action sur elles; mais certains acides la décomposent: l'acide sulfurique concentré la dissout et la transforme en une matière rouge, *rutiline*, qui colore l'acide en rouge; l'acide nitrique forme avec elle de l'acide *carbazotique* et de l'acide benzoïque; l'acide chlorhydrique la résinifie. Les acides sulfurique ou chlorhydrique bouillant la transforment en une matière insoluble qui a l'apparence d'une résine et nommée *salirétine*. Il se forme en même temps du sucre de raisin que l'on retrouve dans les liqueurs.

Distillée avec un mélange d'acide sulfurique et de bichromate de potasse, la salicine se transforme en acides carbonique, formique, *salicyleux* ou *hydrure de salicyle* et en matière résineuse.

Les acétates de plomb, la gélatine, l'infusion de noix de galle, ne la précipitent pas dans sa dissolution.

La salicine se trouve dans plusieurs espèces de saules, dans le tremble ordinaire (*populus tremula*). On l'obtient en traitant la décoction d'écorce de tremble par un léger excès d'acétate de plomb tribasique. On filtre et on précipite l'excès de plomb par l'acide sulfurique; on concentre la liqueur de nouveau filtrée, on décolore par le noir animal, on filtre encore bouillant, et par le refroidissement la salicine cristallise.

La salicine est employée en médecine comme fébrifuge.

CHAPITRE VII.

DES SUBSTANCES RICHES EN CARBONE ET EN HYDROGÈNE.

Ces substances, facilement inflammables, forment cinq groupes bien distincts que nous devons examiner; ce sont: les éthers, les corps gras, les huiles volatiles, les résines, et des corps particuliers formés par la combinaison d'un métalloïde avec le radical supposé de l'acide formique: on peut les désigner sous le nom de *métalloïdoformes*. Nous allons les passer successivement en revue.

Art. 1ᵉʳ. DES ÉTHERS.

On nomme *éther* des corps en général très-volatils, d'une odeur très-suave ou plutôt pénétrante, résultant de l'action des acides sur l'alcool. On peut les considérer comme des combinaisons ternaires, formées d'hydrogène, de carbone et d'oxygène, ou bien comme de véritables sels dans lesquels un certain nombre d'éléments feraient fonction de base, tandis que les autres feraient fonction d'acide. Cette manière de voir donnerait elle-même lieu à deux théories: dans la première, 1 équivalent de bicarbure d'hydrogène, C^4H^4, se combinerait à 1 équivalent d'un autre corps et constituerait l'éther ; dans la seconde, on suppose l'existence d'un radical non encore isolé, que l'on nommerait *éthyle*, C^4H^5, lequel en se combinant avec 1 équivalent d'oxygène constituerait un oxyde d'éthyle qui ne serait autre que l'éther sulfurique ordinaire : cet oxyde en se combinant avec les oxacides ou les hydracides formerait des sels obéissant aux lois ordinaires de ces sortes de composés.

Les chimistes français reconnaissent trois genres d'éther: 1° ceux qui sont formés de 1 équivalent de bicarbure d'hydrogène, C^4H^4, et de 1 quivalent d'eau : ce genre comprend l'oxyde d'éthyle ou éther hydrique ; 2° ceux qui sont formés de volumes égaux du même bicarbure et d'un hydracide : tels sont les éthers chlorhydrique, bromhydrique, qui deviennent dans la théorie de l'éthyle chlorure et bromure d'éthyle, etc.; 3° ceux enfin qui sont formés d'éther hydrique et d'un acide oxygéné, tels que les éthers acétique , nitreux , etc. Dans ceux-ci l'éther est un véritable oxyde , qui se trouve combiné avec l'acide pour constituer un acétate, un nitrate d'oxyde d'éthyle.

Nous allons faire l'histoire chimique de trois espèces d'éthers pris dans chaque genre et qui seront en même temps les plus usités, ce sont l'éther sulfurique , l'éther chlorhydrique et l'éther acétique.

Éther sulfurique (oxyde d'éthyle, éther hydrique, bicarbure d'hydrogène hydraté , éther) (C^4H^5,O). Liquide , incolore, d'une odeur forte, pénétrante *sui generis* , d'une saveur chaude, piquante, puis fraîche , très-limpide, très-fluide, d'une densité de 0,71192 à 24°77 (Gay-Lussac), très-volatil, neutre aux papiers réactifs. Il bout à 35°66, sous la pression ordinaire de $0^m,76$, et se décompose à une chaleur rouge en bicarbure d'hydrogène, en gaz des marais et en *aldéhyde*. Exposé à un froid de —31° il commence à cristalliser, et à — 44° il est sous forme d'une masse solide blanche, cristalline. Il produit en s'évaporant un froid qui fait descendre le thermomètre à un grand nombre de degrés sous 0. Sa vapeur mêlée au gaz oxygène donne lieu à un mélange détonant par l'étincelle électrique ou par le contact d'un corps enflammé. L'éther dissout 1/80 de soufre et 1/37 de phosphore. Il dissout très-bien l'iode et le brôme ; mais peu de temps après l'éther est décomposé, et il en résulte des acides iodhydrique et bromhydrique, ainsi que d'autres produits qui n'ont pas été examinés. C'est le dissolvant par excellence de plusieurs résines , de beaucoup de corps gras, dés huiles essentielles et de quelques alcalis végétaux.

Traité par l'acide sulfurique froid , il se décompose et forme des acides *éthionique* et *iséthionique* , du sulfate d'éther , du sulfate acide d'éther et de l'huile de vin légère, lesquels se décomposent par la chaleur en acides acétique et formique , oxyde de carbone , gaz acide sulfureux et bicarbure d'hydrogène. L'acide nitrique le convertit , à chaud, en aldéhyde et en acides formique , oxalique et carbonique. L'acide chlorhydrique forme avec l'éther du chlorure d'éthyle.

Traités par l'hydrate de soude ou de potasse, au bout de peu de temps il est transformé en acétate et formiate alcalin.

L'eau dissout un dixième de son poids d'éther, et de son côté l'éther dissout une petite quantité d'eau. L'alcool et l'éther s'unissent en toutes proportions.

L'éther se prépare de la manière suivante. On fait un mélange de 4 parties d'alcool à 36° et de 2 parties d'acide sulfurique à 66°. Ce mélange doit être fait dans une terrine ou une cruche en grès, parce que la température qui se développe ferait briser le verre de la cornue où l'opération doit être conduite. On doit de préférence verser l'acide dans l'alcool, et non l'alcool dans l'acide, pour éviter la perte d'une assez forte proportion d'alcool provenant de l'action de l'acide en excès sur l'alcool. Le mélange est ensuite introduit dans une cornue, A (fig. 25), placée dans

Fig. 25.

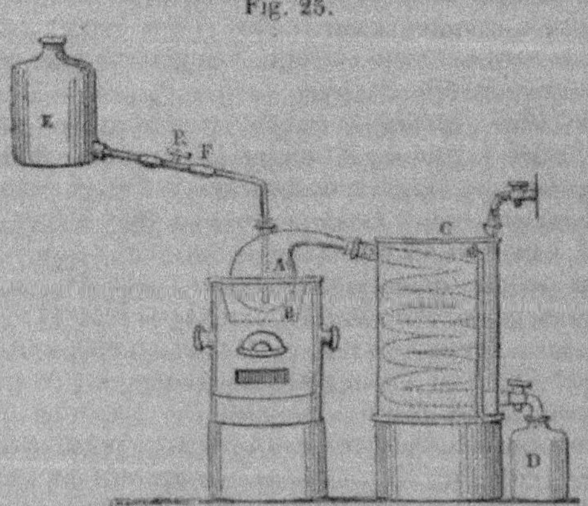

le bain de sable B. On chauffe de manière à porter promptement le liquide à l'ébullition. Bientôt des vapeurs d'éther se forment qui viennent se condenser dans le réfrigérent C et de là se rendent dans le flacon D. A mesure que l'éther se forme, l'acide devient de plus en plus prédominant dans la cornue, de sorte qu'il ne tarderait pas à décomposer les dernières portions d'éther qui pourraient se former. Afin d'empêcher cette action, on fait arriver lentement un petit courant d'alcool contenu dans le flacon E, à l'aide du robinet F, qui plonge au fond de la cornue, et l'on a soin pendant l'opération de maintenir le liquide de la cornue toujours au même niveau et de manière aussi à ce que l'ébullition ne soit pas interrompue, précautions qu'il est facile d'obtenir en réglant le courant d'alcool par le robinet R. On peut continuer l'opération pendant plusieurs jours sans renouveler le mélange, car le même acide peut servir presque indéfiniment à la transformation de l'alcool en éther et en eau.

Lorsque l'on a obtenu la quantité d'éther que l'on désire, on le soumet à une rectification indispensable, car il contient de l'eau, de l'alcool, de l'acide sulfureux et de l'huile douce de vin (sulfate d'éther). Cependant par le procédé que nous indiquons, il ne se fait que très-peu d'huile douce de vin. Dans tous les cas, on traite l'éther par la potasse caustique à la chaux, 15 grammes par litre ; on agite à plusieurs reprises, et au bout de vingt-quatre heures on sépare l'éther de la solution alcaline, puis on le distille de nouveau à la cornue ou à l'alambic selon la quantité d'éther que l'on veut rectifier. Pendant la distillation, on a soin de fractionner les produits ; on met de côté ceux qui marquent 56°, et on rectifie les autres par une nouvelle distillation.

La théorie de cette opération peut être conçue des deux manières suivantes. Suivant Mitscherlich, qui a vu que de l'alcool absolu, passant à travers un mélange d'eau et d'acide sulfurique bouillant à 140°, disparaît et est remplacé par de l'eau et de l'éther qui représentent l'alcool, l'acide sulfurique n'agirait que par contact ; c'est-à-dire que sa simple présence déterminerait à la température de 140° le dédoublement de l'alcool en eau et éther. M. Liébig et beaucoup d'autres chimistes admettent une théorie plus compliquée que l'on peut résumer ainsi. Aussitôt que l'on mêle l'acide sulfurique à l'alcool, il y a combinaison et formation d'acide *sulfovinique* (sulfate acide d'oxyde d'éthyle). Cet acide se forme et se maintient jusqu'à la température de 127° ; à partir de ce moment et surtout à 140°, il se décompose en eau et en éther.

Ajoutons que les acides phosphorique, arsénique, fluoborique agissent sur l'alcool de la même manière que l'acide sulfurique et donnent lieu à de l'eau et de l'éther en tout semblable à celui dont nous venons de tracer l'histoire.

L'éther est très-employé en chimie, surtout dans les analyses organiques, et dans les arts pour ramollir le caoutchouc. En médecine, il est employé fréquemment comme antispasmodique. Administré à faible dose, il produit un sentiment de chaleur qui se transmet rapidement de l'estomac aux autres parties du corps. Il est sans effet manifeste sur l'appareil circulatoire ; mais il réagit passagèrement sur le système nerveux. À forte dose, il irrite l'estomac, produit des éblouissements, des étourdissements et une sorte d'ivresse passagère. Quand on le respire, il procure des symptômes semblables ; il peut même, en le respirant assez longtemps, déterminer une ivresse profonde, durant laquelle l'insensibilité est complète. Cette propriété l'a rendu utile pour pratiquer de grandes opérations chirurgicales pendant lesquelles les malades *éthérisés* ne ressentent aucune douleur.

On l'emploie dans la plupart des affections nerveuses, surtout celles qui ont pour siége l'estomac ; dans les vomissements spasmodiques, les coliques nerveuses, l'hystérie et toutes les névroses.

Éther chlorhydrique (chlorure d'éthyle) (C^4H^5,Cl). Liquide, incolore, d'une odeur aromatique et pénétrante, d'une saveur sensiblement sucrée, sans action sur le tournesol et le sirop de violettes, d'une densité de

0,874 à 5°; celle de sa vapeur == 2,219. Il brûle avec une flamme très-lumineuse, bordée de vert, en dégageant des vapeurs d'acide chlorhydrique. Il bout à 11°, et sa vapeur, chauffée au rouge dans un tube de porcelaine rougi, se décompose en bicarbure d'hydrogène et en acide chlorhydrique ; l'eau en dissout 1/50 de son volume ; l'alcool le dissout beaucoup mieux.

On l'obtient en chauffant un mélange d'alcool et d'acide chlorhydrique dans la cornue A de l'appareil fig. 26. Les produits volatils sont dirigés

Fig. 26.

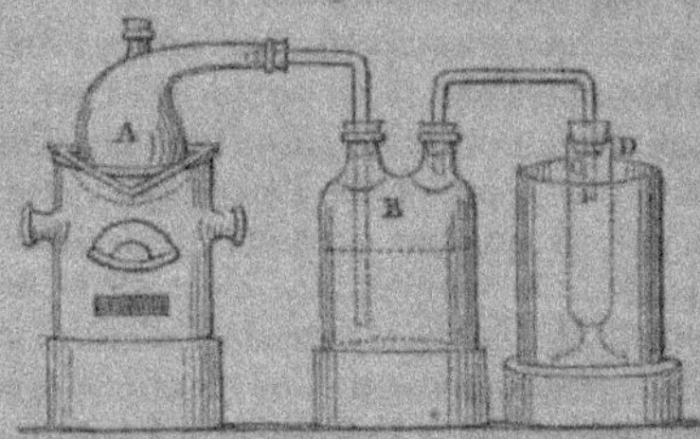

dans le flacon B contenant de l'eau à 20 ou 25°, laquelle retient les produits étrangers ; tandis que l'éther, plus volatil, vient se condenser dans l'éprouvette C, plongée dans un mélange réfrigérant D.

Il est employé aux mêmes usages que l'éther sulfurique. On l'a recommandé dans les affections catarrhales. Comme sa volatilité le rendrait très-incommode à employer, on est dans l'habitude de le mélanger avec son poids d'alcool : il constitue alors *l'éther chlorhydrique alcoolisé.*

Éther azoteux (éther azotique, éther hypo-azoteux, azotite d'oxyde d'éthyle) (C4H5O,AzO3). Liquide blanc jaunâtre, d'une odeur aromatique de pommes de reinette fort agréable, d'une saveur âcre et brûlante ; d'une densité de 0,886 à 4° sans action sur le tournesol. Il bout à 21°; aussi versé sur la main entre-t-il sur-le-champ en ébullition en produisant un très-grand froid. Il est très-inflammable et brûle sans résidu en donnant une flamme blanche. Cet éther est peu stable ; il se décompose peu à peu de lui-même, surtout à l'air, en acide azoteux et en acides aldéhidique, acétique et formique.

Agité avec l'eau, une petite partie se dissout, une autre se vaporise, une troisième se décompose en donnant lieu à un dégagement de bi-oxyde d'azote, et la liqueur devient acide tout à coup, probablement parce qu'il s'est fait des acides aldéhidique, acétique et formique.

Il se dissout en toutes proportions dans l'alcool et l'éther.

Pour préparer cet éther on se sert de l'appareil représenté figure 27. On introduit dans la cornue A un mélange de parties égales d'alcool et d'acide azotique de manière à ce que le liquide ne s'élève qu'au tiers de la panse de la cornue. On place dessous quelques charbons incandescents jusqu'à ce que l'on aperçoive quelques petites bulles partir du fond de la cornue et venir crever à la surface du liquide; alors on retire promptement le feu, car l'action de l'acide sur l'alcool suffit pour entretenir l'ébullition, et souvent même on est obligé de ralentir la réaction par un courant d'eau froide. L'opération est terminée lorsque en l'aban-

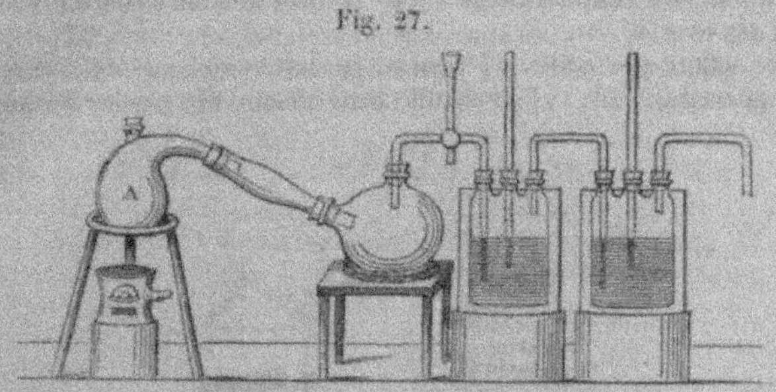

Fig. 27.

donnant à elle-même la liqueur cesse de bouillir. Les produits volatils vont se condenser partie dans le ballon vide et partie dans les trois ou quatre flacons contenant une dissolution saturée de sel marin et entourés d'un mélange réfrigérant. On réunit ces produits, on les distille de nouveau dans une cornue, et la liqueur reçue dans un récipient entouré de glace est ensuite traitée dans un flacon par de la chaux en poudre destinée à absorber les acides azotique et acétique qu'il pourrait contenir.

Cette opération n'est accompagnée que d'un faible dégagement de gaz : d'acide carbonique et de bi-oxyde d'azote au commencement et de protoxyde d'azote plus tard; à part ces faibles produits, l'équation suivante peut rendre compte de la réaction :

$$2\,(C^4H^4,2HO) + AzO^5 = (C^4H^3O,HO) + 3(HO) + (C^4H^5O,AzO^5).$$

D'où il suit qu'il se forme de l'aldéhyde, de l'eau et de l'éther azoteux.

Cet éther possède des propriétés analogues à celles de l'éther sulfurique; on l'emploie dans le même cas et aussi comme diurétique. L'étourdissement qu'il produit quand on le respire le rendrait sans doute très-propre à produire le phénomène *d'éthérisation* dont nous avons parlé à l'article éther sulfurique. Il a été vanté dans les maladies du foie; mais il est peu employé sans doute à cause de son altérabilité. On le mêle souvent à l'alcool pour le rendre plus facile à conserver; dans cet état il constitue la *liqueur anodine nitreuse*, ou *éther nitreux alcoolisé*.

Éther acétique (acétate d'oxyde d'éthyle) $(C^4H^5O,\bar{A})$. Cet éther, découvert par Lauraguais, est liquide, incolore, d'une odeur suave d'éther sulfurique et d'acide acétique, d'une saveur agréable et brûlante, d'une densité de 0,866 à 7°; à l'état de pureté il entre en ébullition à 74°; il est très-inflammable et brûle avec une lumière d'un blanc jaunâtre.

Il est sans action sur le tournesol ; il se conserve sans altération lorsqu'il est pur. Il se dissout dans 7 parties d'eau et en toutes proportions dans l'alcool et l'éther.

On peut le préparer de plusieurs manières ; mais le procédé de M. Thénard est le plus ordinairement suivi. Il consiste à faire agir sur 100 parties d'alcool à 36° un mélange d'acide acétique concentré, 63 parties, et d'acide sulfurique à 66°, 17 parties. On fait le mélange dans la cornue de l'appareil fig. 28, et l'on chauffe pour obtenir 125 parties de liqueur.

Fig. 28.

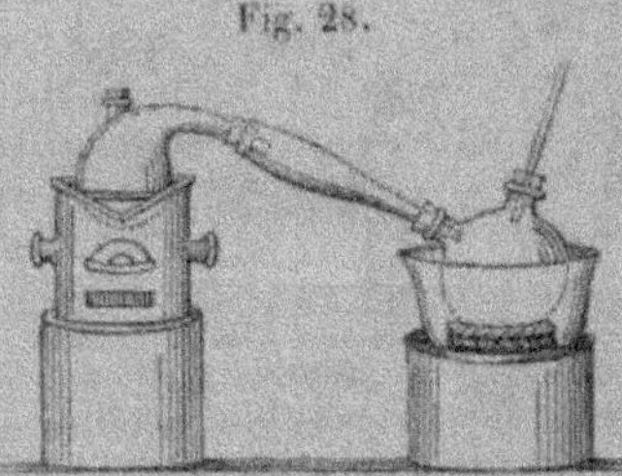

L'éther ainsi obtenu contient de l'acide acétique et de l'alcool. On le traite, dans un flacon, par du carbonate de potasse qui sature l'acide ; puis on le distille de nouveau pour obtenir 100 parties d'éther. On a alors l'éther acétique médicinal, marquant 23° à l'aréomètre de Baumé. Il contient encore de l'alcool que l'eau ne peut enlever. Pour l'obtenir privé d'alcool, on le met digérer à froid sur du chlorure de calcium, lequel forme avec l'alcool une dissolution alcoolique qui se sépare de l'éther.

La théorie de cette opération est très-simple : elle est la même que celle de l'éther sulfurique, puisque l'acide sulfurique en réagissant sur l'alcool forme de l'éther sulfurique, lequel combiné avec l'acide acétique constitue l'éther acétique.

Cet éther est particulièrement employé à l'extérieur dans les mêmes cas que l'éther sulfurique. On l'a conseillé en frictions dans les affections rhumatismales et névralgiques.

Art. II. DES MÉTALLOÏDOFORMES.

Sous cette dénomination nous réunissons des corps provenant de la décomposition de l'alcool par un métalloïde, chlore, brôme, iode, soufre, avec le concours d'un alcali. Leur composition peut être représentée par la combinaison d'un équivalent d'un radical supposé (C^2H), appelé *formyle*, et de trois équivalents de métalloïde. L'acide formique aurait une composition analogue, puisqu'il serait formé d'un équivalent de formyle et de trois équivalents d'oxygène. On connaît aujourd'hui quatre métalloïdoformes : ce sont le chloroforme, le brômoforme, l'iodoforme et le sulfoforme, découvert il y a peu de temps par Bouchardat. Il est probable que les progrès de la chimie viendront compléter cette série de corps. Le chloroforme et l'iodoforme étant seuls usités, nous passerons les autres sous silence.

Chloroforme (perchlorure de formyle, Liébig) (C^2HCh^3), découvert par MM. Soubeiran et Liébig. Ce corps est liquide, incolore, transparent comme de l'eau, d'une odeur éthérée, agréable; d'une saveur douçâtre, d'une densité de 1,480 à 18°. Il bout à 61° et donne une vapeur non inflammable dont la densité = 4,11. Il est à peine soluble dans l'eau; au contraire il se dissout facilement dans l'alcool et l'éther.

Le soufre, le phosphore, l'iode s'y dissolvent sans l'altérer. C'est le meilleur dissolvant du caoutchout que l'on connaisse (Cloëz). Chauffé avec une dissolution de potasse caustique, il se transforme en chlorure et en formiate de potasse :

$$C^2HCl^3 + 4KO = 3KCl + C^2HO^3,HO.$$

On le prépare en distillant ensemble de l'alcool et de l'hypochlorite de chaux dissous dans l'eau. Le produit obtenu est formé d'eau qui surnage et de chloroforme. On sépare l'eau, et le chloroforme est ensuite agité avec de l'acide sulfurique concentré et redistillé sur de la baryte en poudre fine.

Des expériences faites par M. N. Guillot tendent à faire regarder ce corps comme antispasmodique, que sa composition analogue aux éthers devait déjà indiquer. L'usage le plus fréquent que l'on en fait aujourd'hui est pour pratiquer l'*éthérisation*. On a reconnu en effet que le chloroforme présentait sur l'éther des avantages incontestables, tels que promptitude d'action, facilité d'emploi, etc.

Iodoforme (periodure de formyle, Liébig) (C^2HI^3). Ce corps, découvert par Sérullas, est solide, cristallisant en lames jaunes, brillantes; d'une odeur pénétrante particulière, rappelant l'odeur du safran; d'une saveur sucrée et aromatique. Exposé à une chaleur de 100°, il se volatilise sans décomposition; à 120° il se décompose en donnant des vapeurs violettes d'iode, de l'acide iodhydrique et du carbone. Il est insoluble dans l'alcool et dans l'éther. Le chlorure de phosphore le transforme en un liquide rouge foncé, renfermant du chlore, de l'iode et du formyle (Liébig).

Le procédé le plus simple pour l'obtenir consiste à verser une dissolution alcoolique de potasse dans une dissolution alcoolique d'iode jusqu'à décoloration complète, mais sans excès d'alcali. On évapore à une douce chaleur, et l'iodoforme cristallise peu à peu. Les liqueurs contiennent de l'iodure de potassium que l'on peut recueillir en les évaporant.

Quelques essais tentés par le docteur Bouchardat font penser qu'il peut être très-utile pour combattre les accidents scrofuleux et s'opposer aux progrès du cancer.

Art. III. DES CORPS GRAS NEUTRES.

Les corps gras constituent une série de substances très-nombreuses. Ils sont formés de carbone, d'hydrogène et d'oxygène. Quelques-uns renferment en outre de l'azote, du soufre et du phosphore ; au contraire il en est d'autres qui ne sont composés que de carbone et d'hydrogène. Ils sont pour la plupart formés de principes gras particuliers, *margarine* ou *stéarine* tenues en dissolution dans l'*oléine*. C'est la prédominance de de l'un des principes sur l'autre qui détermine la consistance du corps gras.

Chacun de ces principes peut être considéré comme résultant de la combinaison d'un acide gras avec un oxyde organique hydraté, *hydrate d'oxyde de glycéryle*, plus connus sous le nom de *principe doux des huiles* ou *glycérine* ($C^6H^7O^5 + HO$).

Ce qui caractérise essentiellement les corps gras, c'est d'être tous liquides à une température peu élevée, onctueux au toucher, inodores. Ceux qui ont une faible odeur la doivent, selon M. Chevreul, à un acide volatil ; d'être insipides ou presque sans saveur, de pénétrer le papier et les étoffes, qu'ils rendent diaphanes, et de faire ainsi une tache que l'action de l'air ne fait plus disparaître. Ils sont très-combustibles et insolubles dans l'eau. L'éther est leur meilleur dissolvant.

Exposés à l'air, les corps gras s'altèrent en absorbant son oxygène. Les uns s'épaississent et finissent par se dessécher en une matière flexible et transparente qui ne tache plus le papier sur lequel on l'applique : on les dit huiles ou graisses *siccatives;* d'autres s'épaississent sans se dessécher, perdent de leur combustibilité et prennent une odeur *rance* que tout le monde connaît : ce sont les huiles ou graisses *non siccatives*. La cause de cette tendance à la rancidité est attribuée à la présence des matières étrangères dans les graisses ; car ni la stéarine, ni la margarine, ni l'oléine ne rancissent lorsqu'elles sont suffisamment pures.

Exposés à une chaleur capable de les maintenir en ébullition, ils se décomposent en fournissant des gaz inflammables, de l'acide carbonique et une vapeur, qui irrite vivement les yeux et les organes respiratoires, appelée par Berzelius *acroléine*. En outre la glycérine, qui n'est point volatile, s'altère, tandis que les acides gras rendus libres accompagnent toujours les produits de la décomposition.

Traités par l'acide sulfurique en petite quantité, ils sont décomposés à la manière des sels ; l'acide forme avec l'oxyde de glycéryle une nouvelle combinaison, *acide sulfoglycérique*, tandis que les acides gras sont rendus libres. L'acide sulfurique en grande quantité forme, avec la plupart, des composés solubles dans l'eau que l'on a désignés sous le nom de *savons acides*, et il se forme dans certaines circonstances des acides *sulfoléique* et *sulfomargarique*.

Traités par les alcalis caustiques ou l'oxyde de plomb, beaucoup de corps gras sont décomposés et transformés en *savons* que nous avons déjà étudiés (voir page 203). Tous les corps gras néaumoins ne sont pas décomposables par les oxydes dont nous venons de parler. On peut donc les diviser en corps gras *saponifiables* et corps gras *non saponifiables*.

Dans le langage ordinaire, on désigne sous le nom de *graisses* les corps gras qui restent solides à la température ordinaire ; au contraire le nom d'*huiles* est réservé à tous les corps gras qui sont liquides à la même température. Mais ces distinctions sont réellement sans importance.

Les graisses se trouvent dans le tissu cellulaire des animaux. Le tissu adipeux qui les contient est formé de petits granules dont la forme et les dimensions varient beaucoup. On retire les graisses de ce tissu en le divisant, le lavant à l'eau froide et le faisant fondre à une douce chaleur.

Les huiles se rencontrent dans les graines d'un grand nombre de plantes, en particulier de la famille des rosacées, des solancées, des papavéracées, des crucifères, etc., rarement dans le péricarpe (olives) et dans les racines (*cyperus esculentus*). On extrait les huiles en pilant et exprimant fortement à froid ou quelquefois à chaud les parties des plantes qui les contiennent.

Nous allons maintenant passer en revue les principaux corps gras en commençant par l'étude des substances immédiates qui entrent dans la composition de ces corps.

SECTION PREMIÈRE.

Des principes immédiats des corps gras.

On connaît aujourd'hui un grand nombre de ces corps gras : tels sont la *stéarine*, la *margarine*, l'*oléine*, la *butyrine*, la *cétine*, la *phocénine*, l'*hircine*, la *cérine*, la *myricine*, la *cholestérine*, l'*ambréine*, la *castorine*, l'*éthal*, la *céraine*, etc., etc. Les cinq premiers seuls seront l'objet de notre examen.

Stéarine (stéarate acide d'oxyde de glycéryle, Liébig). Ce corps existe dans presque toutes les graisses animales, mais particulièrement dans le suif, dont il est la base. Il est en lamelles blanches nacrées, sans odeur ni saveur et douce au toucher, sans action sur les couleurs blanches végétales. Elle fond à 62° en un liquide incolore qui par le refroidissement se perd en masse demi-transparente, sans texture cristalline et facile à réduire en poudre. Chauffée dans une cornue, elle se décompose en donnant de l'oxyde de glycéryle et un mélange d'acide margarique et de *margarone* (Liébig). La stéarine est insoluble dans l'eau, soluble dans 6 à 7 parties d'alcool bouillant, d'où elle se précipite sous forme de flocons blancs par le refroidissement plus soluble encore dans l'éther.

Traitée par les alcalis, un nouveau stéarate prend naissance, et l'hydrate d'oxyde de glycéryle est mis à nu.

Le procédé le plus simple pour l'obtenir consiste à faire fondre à une douce chaleur du suif de mouton purifié, à y ajouter huit à dix fois son volume d'éther et à laisser refroidir. La masse cristalline qui en résulte est exprimée, puis lavée à l'éther.

Margarine (margarate d'oxyde de glycéryle). On la trouve dans l'huile d'olives et la graisse humaine mélangée avec l'oléine. Elle est solide, blanche, cristallisée en aiguilles déliées, douces au toucher. Selon M. Lecanu, il existerait deux variétés de margarine, l'une qui fondrait à + 47° et qui, saponifié, donnerait un acide fusible à 66°, et l'autre qui serait fusible à + 28° et donnerait par la saponification un acide fusible à + 59°. D'un autre côté, la margarine obtenue par M. Chevreul, en dissolvant la graisse humaine dans l'alcool bouillant et purifiant par de nouvelles cristallisations les cristaux d'un blanc mat qui s'étaient déposés par le refroidissement, offrait un point de fusion encore différent ; d'où il résulte qu'il reste encore bien des recherches à faire pour connaître la véritable nature des substances confondues sous le nom de *margarine*.

Oléine (oléate d'oxyde de glycérine). Elle forme la plus grande partie des huiles grasses et se trouve encore dans la plupart des graisses. Sa composition n'est pas encore parfaitement connue.

L'oléine est liquide, incolore, inodore, insipide, sans action sur le tournesol. Exposée à un froid de 6 à 7°, elle se prend en masse cristalline ; à la distillation sèche, elle se décompose et donne de l'acide oléique, des produits de la décomposition de l'acide oléique et de la glycérine ; exposée à l'air, elle en absorbe l'oxygène en s'épaississant et dégageant de l'acide carbonique.

MM. Pelouze et Boudet pensent qu'il existe deux variétés d'oléine : l'une que l'acide hypo-azotique solidifierait et transformerait en *élaïdine* et acide éolaïdique : c'est l'oléine des huiles non siccatives ; tandis que l'autre n'éprouverait aucune altération dans les mêmes circonstances : telle est l'oléine des huiles siccatives. Traitée par les alcalis et quelques autres acides, elle est transformée en un oléate nouveau et en glycérine. Les peroxides la transforment en oléate et en acides carbonique et formique.

Pour obtenir l'oléine pure, il faut, d'après Kerwyk, faire bouillir 1 partie de lessive de soude caustique avec 2 parties d'huile d'olives pure en agitant de temps en temps. Au bout de vingt-quatre heures, on traite le savon obtenu par de l'alcool faible qui dissout le savon, tandis que l'oléine vient surnager. On la sépare, on la traite de nouveau par l'alcool, et on la met en contact avec du chlorure de calcium.

Butyrine. — Cette substance se trouve dans le beurre unie à l'oléine, à la stéarine et à un peu d'acide butyrique. La butyrine saponifiée par les alcalis se transformant en acides butyrique, caprique, caproïque, il est vraisemblable que la butyrine est une matière complexe qui aurait besoin d'être examinée de nouveau.

Si l'on chauffe un mélange d'acide butyrique de glycérine et d'acide sulfurique concentré et qu'on y ajoute ensuite une grande quantité d'eau, aussitôt on voit apparaître une huile légèrement jaunâtre, insoluble dans l'eau, soluble dans l'alcool concentré et l'éther, et qui traitée par les alcalis caustiques se saponifie en se transformant seulement en acide butyrique et en glycérine; d'où il suit qu'elle serait différente de la butyrine de M. Chevreul et serait peut-être la vraie butyrine. Dans ce cas, la butyrine serait un butyrate d'oxyde de glycéryle.

Cétine (margarate et oléate d'oxyde de cétyle). M. Chevreul nomme ainsi la matière cristallisable qui constitue la majeure partie du *blanc de baleine* ou *spermacéti*. La cétine est blanche, douce au toucher, fragile, inodore, insipide, sans action sur le tournesol, fusible à 49°.

Chauffée dans une cornue, elle se décompose en partie en donnant des acides oléique et margarique, de la cétine non altérée, des gaz inflammables, une huile particulière et une matière brune.

100 parties d'alcool bouillant en dissolvent 2 parties 1/2; la dissolution, par le refroidissement, dépose la cétine en paillettes nacrées.

Chauffée avec une solution concentrée de potasse ou de soude caustique, elle se saponifie, forme des margarate et oléate alcalins et donne, au lieu de glycérine, un corps particulier qui y joue le même rôle et que l'on connaît sous le nom d'*éthal* (hydrate d'oxyde de cétyle). Il résulte de cette action des alcalis sur la cétine que cette substance n'est probablement qu'une combinaison ou qu'un mélange de deux principes et qu'elle appelle de nouvelles recherches. Quoi qu'il en soit, on peut l'obtenir en traitant le blanc de baleine par l'alcool bouillant, qu'on laisse refroidir. La cétine se dépose en lames cristallines que l'on purifie par une nouvelle cristallisation.

SECTION II.

Des corps gras non siccatifs.

Nous avons vu que les corps gras de cette section exposés à l'air s'altèrent en absorbant son oxygène, s'épaississent, rancissent, mais restent grasses, onctueuses et ne se dessèchent pas comme un vernis. Nous les diviserons en corps gras végétaux et en corps gras animaux.

A. Des corps gras végétaux.

Ces corps ont une consistance extrêmement variable : les uns sont assez liquides, les autres coulent lentement, d'autres ont la consistance de miel, d'autres enfin sont au moins aussi durs que le suif. On donne généralement à ces derniers le nom de *beurres* : tels sont les beurres de muscade, de cacao, etc. Traités par l'acide hypo-azotique, la plupart se solidifient et se transforment, les uns en *élaïdine* (huiles d'olive, d'amandes, de noisettes, d'acajou, etc.), d'autres en *palmine* (huile de ricin).

Huile d'olive. — Cette huile se trouve dans le péricarpe du fruit de l'olivier (*olea europea*). Elle est liquide, jaune ou jaune verdâtre, un peu odorante, se solidifiant en partie, à quelques degrés sous zéro, en une masse butyreuse dans laquelle on remarque des cristallisations radiées.

L'huile d'olive, en raison de son prix élevé, est souvent falsifiée avec de l'huile d'œillette ou de faîne. On reconnaît la fraude au moyen de l'acide hypoazotique, qui solidifie complétement l'huile d'olive et laisse liquide l'huile d'œillette ou de faîne.

On connaît plusieurs variétés d'huile d'olive. La première, que l'on obtient en exprimant à froid les olives les plus mûres et non fermentées, c'est la meilleure ; elle est légèrement verdâtre, d'une odeur et d'une saveur agréables. On la connaît sous le nom *d'huile vierge.* On en obtient une seconde en délayant la pulpe d'olives dans l'eau bouillante après en avoir retiré l'huile vierge et les soumettant à la presse. Elle est toujours jaune et rancit facilement.

Enfin on tire parti des olives altérées en les entassant dans des cuviers et les laissant fermenter avant de les exprimer. On obtient ainsi une huile de mauvaise qualité, contenant beaucoup de parenchyme et de matières mucilagineuses, ainsi que des matières étrangères qui en troublent la transparence. L'huile d'olive est employée comme aliment. Elle sert à faire les savons durs, à graisser les mécanismes d'horlogerie. En pharmacie, elle entre dans la préparation des emplâtres, du cérat, des huiles médicinales, etc.

Huile d'amandes douces. — Cette huile, contenue dans les semences de l'amandier (*amygdalus communis*), est liquide, d'un blanc verdâtre, d'une odeur et d'une saveur d'amandes, rancissant assez facilement. Exposée à un froid de — 20 ou 24°, elle dépose le quart de son poids d'une margarine fusible à 6 ou 7°. On l'obtient par expression à froid des amandes, criblées, privées de la poussière qui les recouvre et réduites en poudre par le moulin.

On peut encore la retirer des amandes amères, pourvu toutefois qu'on ait le soin de les prendre bien sèches et de ne pas les humecter ; sans cela de l'essence d'amandes amères prendrait naissance sous l'influence de l'eau et se dissolvant dans l'huile fixe la rendrait d'un emploi dangereux.

C'est l'huile que le plus souvent en médecine on emploie pour l'usage interne. Elle est émolliente à petites doses et laxative à la dose de 30 à 60 grammes. Elle est souvent employée dans les affections inflammatoires des organes pulmonaires et du canal digestif. Elle sert en pharmacie à faire les potions huileuses, le savon médicinal, etc.; elle entre dans la composition des loochs, des émulsions, etc.

Huiles de navette et de colza (huile à brûler). — Ces deux huiles sont retirées des semences du *brassica napus* (navette) et du *brassica campestris.* Elles ont une odeur de plante crucifère, une couleur jaune et une assez grande viscosité ; elles se saponifient bien. On les obtient en broyant

la graine, la mêlant avec de l'eau, la faisant chauffer et la soumettant à
l'action de la presse. L'huile obtenue contient de la matière colorante qui
la rend d'une combustion difficile. Pour la purifier, on la traite par de
l'acide sulfurique. Cet acide, qui la colore à l'instant même en vert foncé
ou en brun, contracte avec la matière colorante une combinaison chimique insoluble qui se sépare de l'huile au bout d'un temps plus ou
moins long. On favorise cette séparation, d'après Cognau, en faisant arriver dans l'huile de la vapeur d'eau jusqu'à ce qu'elle soit arrivée à 100°.
Alors en abandonnant le mélange à lui-même pendant trois ou quatre
jours, on le trouve divisé en trois parties : la partie inférieure est formée
d'eau chargée d'acide sulfurique ; au-dessus on trouve une couche d'huile
impure formée surtout par la matière colorante combinée à une partie
de l'acide sulfurique ; enfin une troisième couche d'huile épurée surnage
les deux autres.

Les huiles de navette et de colza sont employées dans l'éclairage et
dans la fabrication des savons, surtout des savons verts.

Huile de ricin (huile de palma-christi, de castor). — Cette huile, contenue dans les semences du ricin (*ricinus communis*), diffère beaucoup
des autres huiles tant par ses propriétés physiques que par ses propriétés
chimiques. Elle est blanche, jaunâtre, très-épaisse, visqueuse, plus pesante que les autres huiles, d'une odeur à peu près nulle, d'une saveur
douce, puis âcre, se concrétant lentement par le froid. Elle est soluble
en toutes proportions dans l'alcool et l'éther.

Cette huile rancit promptement et prend alors un goût âcre, mordi-
cant, persistant, qu'elle doit à des acides particuliers, les mêmes qui se
produisent pendant sa saponification. Suivant MM. Bussy et Lecanu,
elle donne à la distillation : 1° un peu de gaz qui se dégage ainsi qu'un
peu d'eau et d'acide acétique ; 2° une huile volatile incolore cristallisant
par le refroidissement ; 3° des acides *élaïodique* liquide et *ricinique*
solide, tous deux d'une âcreté excessive ; 4° une matière solide d'un
blanc jaunâtre, boursouflée, pleine de cavité, qui reste dans la cornue
et qui représente en poids les 2/3 de l'huile.

Traitée par les dissolutions de potasse ou de soude caustique, elle se
saponifie très-facilement, et des acides *ricinique, élaïodique* et *marga-
ritique* prennent naissance qui se combinent à la base pour former le
savon, tandis que de la glycérine se sépare.

Si l'on distille l'huile de ricin mélangée avec de l'acide azotique, il
passe à la distillation un liquide aqueux, contenant de l'acide hypo-azotique et un nouvel acide découvert par Tilley et nommé par lui *acide
œnanthylique*. Nous avons vu plus haut que l'acide hypo-azotique la so-
lidifiait et la transformait en *palmine*.

On l'extrait en pilant les semences et les soumettant à une forte pression. On peut encore l'obtenir en faisant bouillir dans l'eau bouillante
les semences pilées et en enlevant l'huile qui vient surnager. Mais ce
dernier procédé est moins bon que le premier, parce que la chaleur y

développe les acides gras dont nous avons parlé et la rend âcre au goût.

L'huile de ricin récente est un des meilleurs purgatifs ; pour cette raison elle est très-fréquemment employée. Elle est aussi considérée comme vermifuge ; on la recommande dans les constipations, la dysenterie, les hernies étranglées, etc., lorsque l'on craint d'irriter la muqueuse gastro-intestinale. Il faut rejeter de l'usage médical celle qui, par l'action de la chaleur ou du temps, contient des acides âcres qui la rendent d'un emploi dangereux.

Huile de fougère. — Lorsque l'on traite les rhizomes ou les bourgeons de fougère mâle (*aspidium filix mas*) par l'éther, celui-ci laisse après sa volatilisation une huile épaisse, vert brunâtre, d'une saveur âcre et d'une odeur rance particulière ; exposée à 0° elle prend la consistance du beurre.

Cette huile paraît être un spécifique contre le ver solitaire (botryocéphale à anneaux courts) ; il réussit beaucoup moins souvent à chasser le tœnia armé.

Huile d'œufs. — Jaune foncé, épaisse, d'une odeur et d'une saveur douces et agréables, se concrétant facilement même à la température ordinaire. Elle rancit facilement et se décolore en même temps. On la retire des jaunes d'œufs en la chauffant d'abord avec précaution pour en chasser l'eau, jusqu'à ce que l'huile commence à se séparer. On les soumet alors à la pression, et l'huile est ensuite filtrée à travers une étamine.

Beurre de cacao. — Solide, blanc, cassant, fusible par la chaleur de la main, d'une odeur et d'une saveur agréable de cacao, d'une densité de 0,91, ne rancit que très-difficilement ; soluble dans l'éther, l'essence de térébenthine est très-peu dans l'alcool. Il est formé en grande partie par une matière cristalline fusible à 29°, qui paraît n'être autre chose qu'une combinaison de stéarine et d'oléine.

On l'extrait des semences de cacao (*theobroma cacao*) en les mondant de leurs enveloppes, les réduisant en pâte dans un mortier chauffé, y ajoutant alors 1/6° d'eau bouillante que l'on mélange avec soin et exprimant dans une toile entre deux plaques chauffées.

Il est employé en médecine comme adoucissant dans les phlegmasies des organes digestifs, urinaires et respiratoires. On le dit utile dans le cas de cancer de l'estomac ; mais il est plus fréquemment employé à l'extérieur, sur les fissures des mamelons, des lèvres, et sur les tumeurs hémorroïdales.

Beurre de muscade. — C'est la matière grasse que l'on obtient en soumettant les muscades, fruits du *myristica moschata*, à la presse entre deux plaques chauffées. Elle se trouve dans le commerce en pains carrés, d'un jaune marbré, cassante, d'une odeur et d'une saveur de muscade. L'alcool en dissout une huile essentielle ainsi qu'une huile grasse et laisse environ 25 à 30 centièmes d'une graisse solide et blanche, laquelle, soluble dans l'éther, se dépose sous forme cristalline et nacrée.

Elle fond à 34° et se transforme en savon quand on la fond avec de la potasse caustique. Le savon est formé par un acide particulier (*myristique*), qui se dépose de sa dissolution alcoolique en feuillets larges, brillants et fusibles à 50°. MM. Pelouze et Boudet pensent que la matière cristalline du beurre de muscade n'est que de la margarine pure.

Beurre ou *huile de palme*. — Ce corps gras, retiré du fruit d'un palmier nommé *elais guianensis*, est d'une consistance d'onguent, jaune rougeâtre, d'une odeur et d'une saveur qui rappellent la violette, fusible à une faible chaleur. En vieillissant, son point de fusion s'élève de 27° à 36°. L'huile de palme rancit promptement, blanchit et se décompose, car l'eau en extrait de la glycérine, tandis que les acides margarique et oléique se retrouvent dans l'huile.

Lorsqu'on l'exprime pour en séparer l'huile liquide et qu'on la traite par l'alcool bouillant, on obtient pour résidu les sept huitièmes d'une graisse solide que l'alcool ne dissout pas. Celle-ci, soluble dans l'éther, peut cristalliser et former alors une graisse solide que l'on nomme *palmitine* ou palmitate d'oxyde de glycéryle, fusible à 50°, dont l'acide (*palmitique*) fond à 60° et donne, par la saponification, du palmitate de potasse, de la glycérine sans trace de stéarate et d'oléate.

Cire. — Cette substance, très-répandue dans la nature, fait partie, selon Proust, de la fécule verte de beaucoup de plantes, du pollen ; on la trouve à la surface d'un grand nombre de fruits, ainsi que des feuilles d'un grand nombre d'arbres, sous forme de vernis. Les *myrica, gale, cerifera* et quelques autres en contiennent des quantités assez grandes. Enfin c'est elle qui émulsionne le suc de l'arbre de la vache (MM. Boussingault et Mariano de Rivero) (1). Toutes ces cires ne sont probablement pas identiques ; car : 1° la cire des abeilles paraît véritablement être un produit animal ; c'est au moins ce qui résulte des expériences de M. Huber, qui n'ayant nourri ces animaux qu'avec du sucre, les a vus néanmoins en produire beaucoup, expériences qui ont été pleinement confirmées par les recherches de MM. Dumas et Milne Edwards ; 2° la cire du chou n'est pas, suivant M. Chevreul, saponifiable par les alcalis ; 3° la cire d'abeilles est formée de cérine et de myricine sans margarine (Hess), tandis que la cire du *myrica cerifera* donne, par la saponification, des acides stéarique, margarique et oléique, ainsi que de la glycérine. Il serait donc utile que toutes ces cires devinssent le sujet des recherches de quelque chimiste qui nous apprendrait à connaître mieux la nature de ces différents corps gras. Quoi qu'il en soit, il n'y a que la cire d'abeilles qui ait été l'objet de recherches un peu suivies ; c'est donc à elle que se rapportera tout ce que nous allons dire.

La cire est solide, cassante, blanche, insipide, à peu près inodore,

---

(1) Suivant M. Marchand, ce suc ne contiendrait pas de cire, mais deux résines d'une composition analogue à celle de l'essence de camphre et un principe assez semblable au caoutchouc.

d'une densité de 0,96, fusible à 62° lorsqu'elle n'a pas été blanchie, et à 70° lorsque pour la blanchir elle a été exposée à l'air et à la lumière.

Elle est insoluble dans l'eau. Traitée par l'alcool bouillant, une partie se dissout, c'est la *cérine*; une autre reste indissoute qui est constituée en grande partie par de la *myricine*. La cire est donc un mélange de cérine et de myricine, dans la proportion de 70 parties de la première substance et de 30 parties de l'autre.

Les huiles grasses et volatiles la dissolvent parfaitement.

La cire blanche a fourni à la distillation une matière incolore, solide et dure, une huile liquide tenant en suspension des feuillets cristallins et un résidu noir élastique, coriace, qui, chauffé davantage, se décompose en huile volatile et en charbon. Pendant l'opération, il se dégage de l'acide carbonique; mais il ne se forme ni acide sébacique ni acroléine.

Elle est la base des cérats et entre dans la préparation de plusieurs onguents et emplâtres; elle sert à faire des bougies. A l'intérieur, on l'a employée contre la dysenterie. Selon Pœrner, elle est un excellent remède contre les maladies des intestins avec excoriation et diarrhée opiniâtre.

B. *Corps gras animaux.*

La consistance de ces graisses varie beaucoup depuis celle de l'huile de poisson, qui est tout à fait liquide, jusqu'à celle du blanc de baleine, qui est solide.

Les graisses sont très-abondantes chez beaucoup d'animaux; elles se retrouvent sous la peau, aux environs des reins, dans la duplicature de l'épiploon, etc., engagées dans le tissu cellulaire, et constituant le tissu adipeux. Elles s'obtiennent en éliminant d'abord les membranes, les vaisseaux lymphatiques, etc.; on divise ensuite le tissu, on le lave et on le fait fondre avec une certaine quantité d'eau. Lorsque la graisse est fondue et que toute l'eau est évaporée, on la passe à travers une toile; on la laisse refroidir en repos afin d'en séparer le dépôt qui se fait toujours.

Graisse de porc (saindoux, axonge). — Blanche, molle, d'une odeur et d'une saveur douces, sans action sur le tournesol, fusible à 27°, saponifiable par les alcalis en stéarate, margarate et oléate. Elle rancit facilement. Elle est formée de 62 parties de graisse liquide et 38 parties de graisse solide.

Elle est employée comme aliment. Elle est la base des pommades et des onguents.

Suif. — On trouve cette substance autour des reins et près des viscères mobiles du bœuf, du mouton, du bouc et du cerf. Il est insipide et d'une odeur particulière due à une huile que M. Chevreul a nommé *hircine*, laquelle, saponifiée, se transforme en *acide hircique*. Le suif est formé des trois quarts d'une graisse solide qui rancit et jaunit peu à peu à l'air.

Il est formé de stéarine, de margarine, d'oléine et d'hircine. Cette dernière substance, que l'on trouve dans les suifs de bouc et de mouton, n'existe peut-être pas dans celui de bœuf.

Les alcalis le transforment en savon stéarique, margarique et oléique.

Il sert à faire du savon, de la chandelle, etc.

Beurre. — Ce corps gras ne se trouve que dans le lait des animaux. Il s'en sépare aisément par le battage immédiat ; cependant on est dans l'habitude d'abandonner le lait à lui-même pendant ving-quatre heures. On recueille la crème qui s'est formée, et on la bat dans une barate jusqu'à ce que le beurre s'en soit séparé sous forme de grumeaux plus ou moins volumineux ; alors on en sépare le lait de beurre, on le lave à grande eau jusqu'à ce qu'il ne la blanchisse plus. Malgré les lavages, le beurre retient toujours une petite quantité de matière caséeuse et de sérum auxquels il doit la propriété de rancir promptement ; mais lorsqu'on le fait fondre, il devient limpide, laisse déposer la matière caséeuse sous forme de flocons et peut alors se conserver beaucoup plus longtemps.

Tout le monde connaît les propriétés physiques du beurre. On sait que sa consistance est molle à la température de l'été, que sa couleur varie du jaune au blanc, que sa saveur est plus ou moins agréable, son odeur légèrement aromatique, due à la *butyrine* ou à l'acide butyrique qui l'accompagne toujours.

Suivant M. Chevreul, le beurre se compose d'un corps gras, cristallisable (margarine), d'oléine, de butyrine, d'acide butyrique et probablement de caprine et de caproïne. En effet, lorsqu'on le traite par les alcalis, il se développe, indépendamment des acides butyrique et oléique, des acides caprique et caproïque.

Blanc de baleine (sperma ceti). — Solide, blanc, doux au toucher, cassant, inodore, insipide, sans action sur le tournesol, fusible à 44°, d'une densité de 0,940.

Il est formé, d'après M. Chevreul, de beaucoup de cétine imprégnée d'une huile incolore ou jaunâtre, fluide à 18° et soluble dans l'alcool froid.

Le blanc de baleine se trouve dans les vastes cavités de la tête du cachalot (*physeter macrocephalus*) et de quelques autres poissons (*tursio microps et orthodon, delphinus edentulus*). Il s'y trouve en dissolution dans une huile liquide, dont on le sépare au moyen d'un sac de laine. On l'exprime fortement, puis on le fait bouillir avec une lessive alcaline ; on le lave et on le fond.

Elle entre dans la composition de quelques pommades, de quelques cérats, etc.

Huile de foie de morue ou de raie. — Brune, épaisse, d'une odeur désagréable de poisson, d'une densité de 0,928. M. Mardère, qui l'a analysée, l'a trouvé formée d'acide oléique, d'acide margarique, de glycérine, de gélatine, de deux résines et de matière colorante. MM. Hopfer et Hausmann y ont trouvé une faible proportion d'iode. Enfin MM. Girardin et Preisser en ont extrait de l'iodure de potassium.

Ces deux huiles ont la plus grande analogie ; cependant on préfère l'huile de foie de raie. Pour l'obtenir, on prend le foie de morue (*gadus merlucius*) ou de raie (*raja pastinaca*), et on les place dans des vessies que l'on expose au soleil ; bientôt l'huile surnage, on l'enlève, et l'on expose de nouveau le résidu à l'action du soleil jusqu'à ce que le foie ne rende plus rien ; alors on l'exprime pour retirer une huile moins pure que l'on emploie même de préférence en France.

Cette huile, très-employée en Allemagne, jouit de propriétés excitantes très-prononcées : on l'a vantée contre le rachitisme, les tumeurs blanches, la carie des os, suite d'un vice scrofuleux, etc. ; elle est employée contre le rhumatisme articulaire, contre les ascarides et pour dissoudre les taies de la cornée. La présence de l'iode ou de l'iodure alcalin rend compte des propriétés de cette huile.

SECTION III.

Des corps gras siccatifs.

Ces corps gras sont presque tous très-liquides et moins gras au toucher que les corps gras non siccatifs. Leur propriété siccative varie beaucoup ; l'huile de lin, l'huile de noix et de chènevis la possèdent à un très-haut degré. Cette propriété les rend très-propres à la fabrication des peintures, des vernis gras et de l'encre d'imprimerie. La manière dont elles absorbent l'oxygène de l'air est telle, qu'un tissu poreux, papier, étoffe, copeaux même, imbibé de l'une de ces huiles, s'échauffe assez quelquefois pour prendre feu. On remarque que plus elles sont pures, plus leur propriété d'attirer l'oxygène de l'air est grande. En effet, la matière mucilagineuse ou albumineuse, en enveloppant les particules d'huile, en ralentit l'oxydation ; mais peu à peu les matières étrangères s'altérant, l'action de l'air est plus immédiate, et dès lors l'oxydation s'accomplit rapidement. Voilà pourquoi de Saussure a remarqué que l'huile de noix n'a fixé dans l'espace de huit mois que trois fois son volume d'oxygène, tandis que les dix jours suivants elle en a absorbé soixante fois son volume.

On est dans l'habitude d'ajouter de la litharge aux huiles pour qu'elles se dessèchent plus promptement. On avait cru que c'était parce que cet oxyde leur fournissait de l'oxygène ou parce qu'il les saponifiait ; mais il paraît que rien de cela n'arrive, et que l'effet de la litharge est purement mécanique, qu'elle n'agit qu'en s'emparant de matières étrangères contenues dans les huiles.

Traités par l'acide hypo-azotique, ces corps ne donnent pas d'élaïdine comme les corps gras non siccatifs. Du reste, ils se saponifient très-bien en formant des acides margarique et oléique et de la glycérine.

Huile d'œillette (huile blanche). — Retirée par expression des semences du *papaver somniferum*. Elle est d'un blanc jaunâtre, peu visqueuse, inodore, d'une saveur agréable d'amandes, liquides à 0°, miscible en toutes proportion avec l'éther, soluble dans 25 parties d'alcool froid et dans 6 parties d'alcool bouillant. Traitée par le chlorure de chaux sec ou dissous, elle s'épaissit, devient visqueuse et gluante et perd sa fluidité. Ce caractère la distingue de l'huile d'olive.

De toutes les huiles siccatives, c'est la plus suave ; aussi sert-elle comme aliment. Elle sert en peinture pour délayer les couleurs ; on s'en sert aussi dans l'éclairage. En médecine elle peut servir à préparer les lavements huileux et les liniments.

Huile de lin. — D'un blanc verdâtre, d'une odeur particulière ; elle se congèle de — 16° à — 20° en donnant une masse jaune et onctueuse ; se dissout dans 40 parties d'alcool froid, dans 5 parties d'alcool bouillant et dans un peu plus de son poids d'éther. Quand on la fait bouillir long-temps, elle donne un résidu noir, élastique, analogue au caoutchouc, insoluble dans l'eau, l'alcool, l'éther, les huiles grasses et volatiles, et très-difficilement saponifiable.

On l'obtient des semences de lin, *linum usitatissimum*, en les torréfiant pour détruire le mucilage qui enveloppe l'huile, les broyant au moulin, les chauffant et les exprimant.

Elle sert dans la peinture commune, dans la confection des vernis gras, de l'encre d'imprimerie, etc.; en médecine on l'emploie tout au plus en lavements.

Huile de croton (huile de croton tiglium, de tilly). — Jaune ou brunâtre, d'une odeur forte, rappelant celle de la résine de jalap, d'une saveur rance, puis âcre, persistante, ayant la consistance de l'huile d'œillette, se congelant à + 5°, solide à 0°, soluble dans l'alcool. Sa composition paraît être assez complexe, car outre les principes d'une huile brunâtre, elle renferme un acide volatil (crotonique) et une matière résineuse auxquels l'huile doit sa propriété purgative.

On l'extrait des semences du tilly, croton tiglium, suivant M. Soubeiran, en les broyant à l'aide d'un moulin, sans les monder ; puis on les place dans une toile de coutil, et on les exprime entre deux plaques chauffées ; on laisse déposer l'huile, puis on la filtre. Le résidu est broyé de nouveau et traité par de l'alcool à une température de 50 à 60° ; on exprime une seconde fois, et la liqueur distillée au bain-marie donne une nouvelle quantité d'huile que l'on fait déposer, que l'on filtre et que l'on mêle à la première huile déjà obtenue par simple expression.

L'huile de croton possède des propriétés purgatives à un très-haut degré ; aussi son emploi exige-t-il de grandes précautions. Bien administrée, elle purge presque sans coliques et sans altérer la santé des personnes qui la prennent. Elle est assez fréquemment employée dans les constipations opiniâtres, dans l'apoplexie, la paraplégie, etc., chez les personnes bilieuses et hypocondriaques ; on l'emploie surtout dans les hydropisies séreuses récentes. On l'a préconisée dans les cas de rhumatisme chronique, de tumeurs des articulations et pour expulser le tœnia : enfin on l'a vantée comme un moyen de combattre efficacement la colique saturnine.

Huile d'épurge. — D'un jaune clair, très-fluide, d'une saveur âcre, insoluble dans l'alcool. On la retire par expression des semences d'épurge (*euphorbia lathyris*). On peut encore se servir de l'intermède de l'alcool ou de l'éther; mais l'huile que l'on obtient est plus épaisse, plus colorée, plus active et produit des nausées et des coliques. Elle agit comme l'huile de croton; seulement, suivant M. Bally, elle est huit ou dix fois moins active.

Art. IV. DES HUILES ESSENTIELLES.

On désigne sous le nom d'*huiles essentielles, essences,* ou *huiles volatiles,* des liquides volatils peu solubles dans l'eau, ayant l'aspect de l'huile lorsqu'elles surnagent ce liquide et auxquels la plupart des matières végétales doivent leur odeur. Elles sont âcres, caustiques, très-odorantes, sans viscosité, volatiles, inflammables et non saponifiables, ce qui les distingue des huiles fixes, qui sont au contraire douces, inodores, visqueuses, décomposables par la distillation, insolubles dans l'eau et saponifiables.

Les essences sont le plus souvent incolores, et lorsqu'elles ont une légère couleur, elles la doivent sans doute à une matière étrangère. Elles sont très-inflammables, brûlent en répandant une fumée noire et épaisse. Quoique volatiles, elles n'entrent cependant en ébullition qu'à une température plus élevée que celle de l'eau bouillante. Exposées à l'air, elles en absorbent l'oxygène, se colorent, en général s'épaississent et dégagent de l'hydrogène et de l'acide carbonique (Saussure); alors elles se rapprochent beaucoup des résines.

L'odeur des huiles volatiles paraît liée avec l'action que l'air exerce sur elles, car on a observé que leur odeur est d'autant plus forte qu'elles s'oxydent plus promptement. Par exemple, si l'on distille dans le vide ou dans un courant d'acide carbonique et sur de la chaux vive des huiles hydrocarbonées, on obtient une essence tellement inodore, qu'il est impossible de distinguer l'essence de térébenthine de l'essence de citron; mais au bout de quelque temps, lorsqu'elles ont subi de nouveau l'action de l'air, elles reprennent l'odeur qui les caractérise. Certaines huiles, en même temps qu'elles se résinifient, fournissent, suivant Bizio, de l'acide acétique, d'autres s'acidifient presque complétement : telles sont les essences d'amandes amères, de canelle et de cumin. Leur densité varie beaucoup, à ce point qu'on les a divisées en essences *plus pesantes* et en essences *plus légères* que l'eau.

L'eau peut non-seulement dissoudre les huiles volatiles, ce qui constitue les eaux distillées, mais encore entrer en combinaison avec elles et former des hydrates (Blanchet et Sell). L'éther les dissout très-bien et l'alcool d'autant mieux qu'il est plus concentré ; elles se dissolvent également dans les huiles grasses.

Pendant la résinification des huiles essentielles, l'oxygène dans beaucoup de cas forme avec l'hydrogène de l'essence, une certaine quantité d'eau, d'où il suit que la résine serait toujours moins hydrogénée que l'essence primitive.

Le chlore agit sur les huiles volatiles de la même manière que l'oxygène, en formant des combinaisons de chlore et de matière organique et de l'acide chlorhydrique au lieu d'eau. Telle est aussi la manière dont l'iode se comporte avec elles.

Le gaz ammoniac est absorbé par elles d'une manière souvent remarquable, surtout par celles qui sont plus pesantes que l'eau. Il en résulte quelquefois des combinaisons définies , cristallisables ; telles sont celles de moutarde et de canelle.

L'acide nitrique agit sur les essences en les résinifiant ; quelques-unes d'entre elles s'échauffent au point de s'enflammer quand on les met en contact avec cet acide concentré ou mêlé avec l'acide sulfurique. Etendu, il en acidifie quelques autres : par exemple celles d'anis et de térébenthine donnent des acides *anisique* et *térébique* ; enfin il en est qui fournissent de l'acide oxalique.

La plupart des huiles essentielles absorbent une grande quantité de gaz chlorhydrique ; quelques-unes forment alors une combinaison cristalline qui possède quelques-unes des propriétés du camphre et que pour cette raison on a nommée *camphre artificiel*. C'est ce qui a lieu pour les essences de térébenthine, de citron, de copahu.

Les bases alcalines se combinent avec quelques huiles volatiles, celles par exemple de girofle , de piment ; pour les autres on remarque que la combinaison se fait d'autant mieux que l'essence approche plus de l'état de résine. On donne quelquefois à ces combinaisons le nom de *saconules*. La combinaison de soude et d'essence de térébenthine est connue sous le nom de *savon de Starkey*.

Presque toutes les huiles essentielles sont composées de deux principes, l'un solide nommé *stéaroptène* , l'autre liquide désigné sous le nom d'*éléoptène*, et qui varient bien certainement dans les différentes essences. Élémentairement, elles sont formées les unes de carbone et d'hydrogène, les autres des mêmes éléments et d'oxygène ; enfin quelques-unes renferment du soufre et de l'azote. On peut donc les diviser en huiles *hydrocarbonées* , *oxygénées* et *sulfurées*. C'est l'ordre que nous nous proposons de suivre.

Un grand nombre d'essences se trouvent toutes formées dans les plantes : telles sont les essences d'orange, de citron, etc. ; il en est quelques-unes qui n'y préexistent pas, mais qui prennent naissance aussitôt que les parties végétales qui peuvent les former sont mises au contact de l'eau ; c'est ce qui arrive pour les essences d'amandes et de moutarde ; il est probable que beaucoup d'autres essences sont dans le même cas. Enfin il existe des huiles volatiles qui proviennent de certaines réactions chimiques : c'est ainsi que l'essence de fleurs de reines des prés (*spirea ulmaria*) est produite par la salicine soumise à une action oxygénante; c'est encore ainsi que la fécule ou la sciure de bois distillées avec un mélange d'acide sulfurique et de peroxyde de manganèse donnent de véritables huiles volatiles, indépendamment des acides formique et carbonique.

Extraction. — On extrait les huiles volatiles par plusieurs procédés :

1° Pour certaines essences fugaces qui ne sont pas contenues dans des vaisseaux particuliers, qui se trouvent répandues à la surface des plantes et se volatilisent promptement, telles que celles de violettes, de jasmin, de hyacinthe, tubéreuse, etc., on est obligé d'employer une pratique particulière : on dispose des couches alternatives de drap ou de coton ouaté imprégné d'huile grasse pure et inodore et des fleurs dont on veut extraire l'essence; on exprime, on renouvelle les fleurs et la compression afin de saturer d'essence le coton huileux ; ensuite on distille le coton ou le drap avec une certaine quantité d'eau.

2° Lorsque les essences sont contenues dans des réservoirs particuliers, l'expression seule peut suffire. C'est ce qui a lieu pour le zeste des fruits des aurantiacées. On râpe la partie jaune du fruit, on la place dans un sac de crin, et on la soumet à la presse. L'huile s'écoule, entraînant de l'eau et tenant en suspension des matières étrangères que l'on sépare par le repos et la filtration. Cette huile, plus suave que celle que l'on prépare par la distillation, contient des mucilages, de la matière colorante, etc.

3° Le procédé à l'aide duquel on extrait la plus grande partie des huiles essentielles consiste à distiller dans un alambic (fig. 15) la plante ou la partie de la plante qui contient l'essence, avec une quantité d'eau assez grande pour bien la baigner. Les vapeurs d'eau et d'essence viennent se condenser dans le serpentin et de là se rendent dans un récipient d'une forme particulière, connu sous le nom de *récipient florentin* (fig. 29) et dont la forme permet à l'eau privée d'essence de sortir par

Fig. 29.

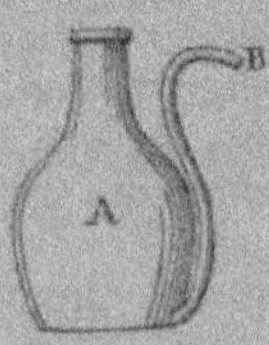

le bec B, tandis que l'essence non dissoute reste à la surface du liquide contenu en A.

Ce procédé est celui que l'on suit pour l'extraction des huiles volatiles plus légères que l'eau.

4° Lorsque l'on veut extraire les huiles plus pesantes que l'eau, on suit la même méthode ; seulement, pour elles, on est dans l'habitude d'élever le point d'ébullition de l'eau en y ajoutant 5 centièmes de sel marin, ces huiles ayant en général un point d'ébullition plus élevé que celui des huiles plus légères. Le produit de la distillation est pareillement reçu dans le récipient florentin ; mais alors les huiles se précipitent au fond au lieu de surnager le liquide.

Usages. — Les essences sont employées comme aromates, quelques-unes pour dissoudre les résines ou pour enlever les taches de graisse de dessus les étoffes. En médecine elles sont quelquefois employées. En général ce sont des irritants énergiques, qui peuvent, à des doses élevées, causer une céphalalgie intense et de graves inflammations. A faibles doses, on les emploie comme diffusibles, sudorifiques, stomachiques, antispasmodiques, carminatives, vermifuges ou emménagogues, etc. Appliquées à l'extérieur, elles agissent à la manière des excitants énergiques et sont quelquefois rubéfiantes.

§ Iᵉʳ. *Essences hydrocarbonées.*

Les essences que nous examinons dans cette section sont complétement dépourvues d'oxygène et paraissent être des carbures d'hydrogène. Elles sont en assez grand nombre; mais nous n'aurons à examiner que les essences de térébenthine, de citron et de copahu, parce qu'elles sont les seules qui soient un peu employées.

Essence de térébenthine ($C^{20}H^{16}$). — Incolore, très-fluide, d'une odeur forte et désagréable, d'une saveur âcre et brûlante, d'une densité de 0,86, parfaitement neutre lorsqu'elle a été purifiée. Elle bout à 156° et donne une vapeur dont la densité $=$ 4,764. Exposée à l'air, elle en absorbe l'oxygène et se résinifie en même temps qu'il se forme une matière cristalline particulière, fusible à 150°, volatile sans décomposition à 150°, soluble dans l'alcool, l'éther, les huiles grasses et volatiles. C'est le *camphre de térébenthine* de MM. Blanchet et Sell, lequel, selon ces chimistes, ne serait qu'un hydrate d'essence à 2 équiv. d'eau, ou à 6 équiv. selon MM. Dumas et Péligot.

L'alcool et l'éther dissolvent très-bien l'essence de térébenthine. Les huiles fixes s'unissent avec elle en toutes proportions.

Le chlore agit sur cette essence en s'emparant de 4 équivalents d'hydrogène et en y substituant autant d'équivalents de chlore ; il en résulte un composé que M. Deville a nommé *chlorocamphène.*

Traitée par l'acide chlorhydrique, elle en absorbe près du tiers et forme deux composés : l'un liquide, nommé par MM. Soubeiran et Capitaine *chlorhydrate de peucylène* et par M. Deville *bichlorhydrate de térébène* ; l'autre, solide et cristallisé, nommé *camphre artificiel* ou *chlorhydrate de camphène* $C^{10}H^{16}HCl.$

Le camphre artificiel distillé avec deux ou trois fois son poids de chaux vive donne une huile qui, purifiée par distillation sur un alliage de potassium et d'antimoine, a été nommée par M. Dumas *camphène* ou *camphogène*, parce qu'il représente le camphre naturel moins de l'oxygène. D'un autre côté, MM. Soubeiran et Capitaine nomment *térébène*, Blanchet et Sell *dadyle*, Deville *camphilène*, une huile obtenue en décomposant par la chaux rougie dans un tube de porcelaine la vapeur du camphre artificiel.

Tous ces noms s'appliquent-ils à la même substance? C'est probable. Mais alors la même huile aurait été examinée, par les divers chimistes que nous avons cités, dans un état de pureté plus ou moins grand, car le camphène de M. Dumas et le liquide des autres chimistes n'ont pas le même point d'ébullition.

Les acides bromhydrique et iodhydrique, en se combinant à l'essence de térébenthine, donnent lieu à la formation de composés analogues.

Les acides sulfurique et azotique colorent en brun l'essence de térébenthine en l'échauffant, et même un mélange des deux acides l'enflamme ; chauffée avec l'acide azotique seul, on obtient une résine particulière nommée *acide térébique* par Bromeis. L'acide sulfurique, selon M. Deville, transformerait cette essence en deux produits isomères, le *térébène* et le *colophène*.

L'essence de térébenthine est particulièrement retirée par la distillation de la térébenthine de Bordeaux, fournie par le *pinus maritima*. Celle du commerce renfermant toujours une quantité de résine quelquefois très-grande, on est obligé de la purifier en la distillant de nouveau avec de l'eau et en la rectifiant sur du chlorure de calcium afin de la dessécher.

L'essence de térébenthine est employée dans la peinture et dans la préparation des vernis. En médecine, sa grande âcreté la fait ranger parmi les médicaments actifs ; elle agit particulièrement sur les membranes muqueuses, et d'une manière toute spéciale sur l'appareil sécréteur des urines auxquelles elle communique une odeur de violettes.

On l'a vantée dans la bronchite aiguë et chronique, dans le catarrhe de la vessie et du vagin, dans la fièvre puerpérale pour combattre la salivation mercurielle et l'empoisonnement par l'acide prussique et par l'opium. C'est surtout contre la sciatique et plusieurs autres névralgies, ainsi que pour détruire les constipations opiniâtres, que cette essence a été employée avec succès.

Essence de citron ($C^{10}H^8$). — Limpide, incolore, très-fluide, d'une odeur agréable de citron, d'une densité variable. En effet, celle du commerce soumise à la distillation donne d'abord une essence qui distille à 165° et possède une densité de 0,48, tandis que les dernières portions n'ont leur point d'ébullition qu'à 175° et au-dessus, et leur densité est plus forte que 0,85 (Liébig). La densité de sa vapeur est, suivant MM. Soubeiran et Capitaine, égale à 4,81—4,87. L'essence de citron récente n'a aucune action sur le tournesol.

Un volume d'essence de citron absorbe 286 fois son volume de gaz chlorhydrique, ou près de la moitié de son poids, et se trouve changée en une pâte composée de cristaux lamelleux, nacrées blanc : *camphre artificiel* analogue à celui de l'essence de térébenthine, mais contenant deux fois autant d'acide chlorhydrique. Il est formé de 65,5 d'une huile isomère avec l'essence de citron, que M. Dumas nomme *citrène* et MM. Blanchet et Sell *citronyle*, et de 34,5 d'acide chlorhydrique = $C^{10}H^8HCl$). Ces cristaux sont mélangés avec une faible proportion d'un camphre liquide formé d'acide chlorhydrique et d'une autre huile isomère avec le citrène, *citrilène* de MM. Soubeiran et Capitaine, *citryle* de MM. Blanchet et Sell.

On obtient l'essence de citron par le deuxième des procédés que nous avons décrits page 152, en se servant du zeste de citron (*citrus medica*) ; seulement, quoique plus suave, elle est impure et tache les étoffes sur lesquelles on la verse. Elle est jaune et d'une densité de 0,8517. On la purifie en la distillant avec de l'eau.

L'essence de citron est employée comme aromate et pour enlever les taches de corps gras de dessus les étoffes.

Essence de Portugal ou *d'oranges* et de *cédrat*. — Très-analogues à l'essence de citron, leur composition est la même ; elles n'en diffèrent que par l'odeur.

Essence de copahu.—Limpide, blanche, d'une odeur et d'une saveur désagréables, de baume de copahu. Récente, sa densité est de 0,91, que l'action de l'air élève à 0,96. Elle bout à 245°, se dissout en toutes proportions dans l'éther et l'alcool anhydre ; l'alcool à 90 centièmes n'en dissout que le quart de son poids. Le chlore et l'acide sulfurique agissent sur elle comme sur l'essence de térébenthine. Elle absorbe le gaz chlorhydrique et donne un camphre solide, analogue au camphre de citron ($C^{10}H^8HCl$), et un camphre liquide analogue au chlorhydrate de citrilène.

On retire l'essence de copahu de la résine liquide (baume de copahu), qui découle par incision des *copaifera officinalis*, *guianensis*, *cordifolia*, etc., en la distillant avec l'eau ou même seule. Obtenue par distillation elle est beaucoup plus pure que par le procédé suivant, dû à M. Ader ; mais celui-ci a l'avantage de ne pas exiger l'emploi d'un alambic qui en reste longtemps fortement imprégné. Il consiste à agiter vivement le baume de copahu avec son volume d'alcool à 0,836, à y mêler de la lessive de savonniers et à laisser reposer afin d'en séparer l'essence qui ne tarde pas à surnager le liquide.

L'essence de copahu est employée dans le cas où le baume de copahu lui-même est prescrit.

§ II. *Essences oxigénées.*

Le nombre de ces essences est très-considérable, car c'est à ce groupe que se rapportent les essences des laurinées, des composées, des labiées, des ombellifères, etc. Nous n'examinerons que les essences d'amandes amères, de cannelle, de girofle, d'anis, de menthe, de rose et le camphre, qui est une véritable huile essentielle.

Essence d'amandes amères (hydrure de Benzoïle) ($C^{14}H^5O^2 + H$). L'essence d'amandes amères est jaune, d'une saveur âcre, brûlante, d'une odeur pénétrante et agréable d'acide cyanhydrique. Elle est formée d'hydrure de Benzoïle, d'eau, de matières colorantes, d'acide cyanhydrique et, lorsqu'elle a eu le contact de l'air, d'acide Benzoïque. En la traitant par l'hydrate de potasse, par une dissolution de chlorure de fer, agitant, distillant et rectifiant l'huile obtenue sur de la chaux vive en poudre, dans un appareil bien sec, on obtient l'*hydrure de Benzoïle* composé, auquel se rapporte la formule énoncée plus haut. Ce corps se présente sous la forme d'un liquide oléagineux, incolore, d'une saveur brûlante, aromatique, d'une odeur peu différente de la précédente, d'une densité de 1,043, bouillant à 130°, produisant alors une vapeur qui ne se décompose pas en traversant un tube incandescent, mais qui s'enflamme aisément à l'air libre en brûlant, avec une flamme très-blanche et fuligineuse.

L'hydrure de Benzoïle exposé à l'air en absorbe l'oxigène et passe à l'état d'acide Benzoïque hydraté :

$$C^{14}H^5O^2,H + 2O = C^{14}H^5O^5 + HO.$$

Le chlore et le brôme le convertissent en chlorure et brômure de Benzoïle et acide chlorhydrique et brômhydrique. Si la réaction s'opère en présence de l'eau, il se forme en même temps de l'acide benzoïque.

Chauffé avec l'hydrate de potasse, l'hydrure de Benzoïle se transforme en acide benzoïque qui se combine à l'alcali, et il se dégage de l'hydrogène :

$$C^{14}H^5O^2,H + KO,HO = C^{14}H^5O^5,KO + 2H.$$

Traité par l'acide azotique chaud, il est transformé en acide benzoïque. Chauffé doucement avec de l'ammoniaque liquide, il forme un composé particulier nommé *hydrobenzamide*. Mélangé avec une dissolution alcoolique de cyanure de potassium, au bout de ving-quatre heures il est pris en une masse cristalline qui n'est formée que de *benzoïne*. La solution alcoolique de sulfure de sodium agit de la même manière.

L'huile essentielle d'amandes amères ne préexiste pas dans les amandes. Elle est toujours le résultat de l'action de l'eau sur les principes constituants de la semence. Les expériences de MM. Robiquet, Boutron-Charlard, Liébig et Wœhler ont parfaitement fait connaître la clef de cette réaction, et l'on sait aujourd'hui que les amandes amères contiennent une substance cristalline très-soluble dans l'eau et l'alcool bouillant, à laquelle MM. Robiquet et Boutron, qui l'ont découverte, ont donné le nom d'*amygdaline* : elle est insoluble dans l'éther. Traité par l'acide nitrique concentré, elle donne de l'acide benzoïque ; elle est azotée et se

CONDITIONS DE LA SOUSCRIPTION.

LE RÉPERTOIRE DES ÉTUDES MÉDICALES formera 60 livraisons;
— le prix de la livraison, composée de 8 feuilles in–8° (128 pages), est
de 1 fr. 25 c. pour Paris (40 c. en sus par la poste).

Chaque volume sera de 4 livraisons.

L'ouvrage est divisé en 7 parties, savoir :

1° PHYSIQUE ET CHIMIE MÉDICALES, HISTOIRE NATURELLE MÉDICALE
    (1er examen), 2 vol.

2° ANATOMIE, PHYSIOLOGIE (2e examen), 2 vol.

3° MÉDECINE, CHIRURGIE, SPÉCIALITÉS (3° et 5° examens), 6 vol.

4° OBSTÉTRIQUE, 1 vol.

5° ART VÉTÉRINAIRE, 1 vol.

6° PHARMACIE, MATIÈRE MÉDICALE (4° examen), 1 vol.

7° HYGIÈNE, MÉDECINE LÉGALE (4° examen), 2 vol.

L'ouvrage complet se vend 5 fr. le volume, avec les planches.

On peut souscrire pour l'ouvrage entier, ou pour une des parties
séparées.

Les ouvrages pris séparément se paieront 1 fr. 50 c. la livraison
(pour Paris), et les planches à part.

4 planches seront comptées pour une livraison.

Les livraisons qui dépasseraient le nombre de *soixante* seront données
gratis aux souscripteurs à la Collection complète.

Nous avons choisi de préférence pour l'ouvrage un papier collé, comme
propre à recevoir des notes.

Il paraîtra régulièrement une livraison tous les dix jours

Imprimerie LANGE LÉVY et Comp., 29, rue du Croissant.